Über Grundlagen der Analytischen Psychologie

C.G. Jung

Über Grundlagen der Analytischen Psychologie

Die Tavistock Lectures 1935

Patmos Verlag

EDITION C.G. JUNG

Dieses Buch enthält Originaltexte aus den 1930er-Jahren und verwendet teils diskriminierende Sprache, die heute verletzend wirken kann. Diese Begriffe und Perspektiven spiegeln die Vorurteile ihrer Entstehungszeit wider. Wir drucken die Texte unverändert, um historische Quellen authentisch zu zeigen und eine kritische Auseinandersetzung zu ermöglichen.

MIX
Papier | Fördert gute Waldnutzung
FSC® C014496
FSC www.fsc.org

Die Verlagsgruppe Patmos ist sich ihrer Verantwortung gegenüber unserer Umwelt bewusst. Wir folgen dem Prinzip der Nachhaltigkeit und streben den Einklang von wirtschaftlicher Entwicklung, sozialer Sicherheit und Erhaltung unserer natürlichen Lebensgrundlagen an. Näheres zur Nachhaltigkeitsstrategie der Verlagsgruppe Patmos auf unserer Website www.verlagsgruppe-patmos.de/nachhaltig-gut-leben

Übereinstimmend mit der EU-Verordnung zur allgemeinen Produktsicherheit (GPSR) stellen wir sicher, dass unsere Produkte die Sicherheitsstandards erfüllen. Näheres dazu auf unserer Website www.verlagsgruppe-patmos.de/produktsicherheit. Bei Fragen zur Produktsicherheit wenden Sie sich bitte an produktsicherheit@verlagsgruppe-patmos.de

Verlagsgruppe Patmos in der Schwabenverlag AG, Senefelderstr. 12, 73760 Ostfildern
www.patmos.de
Dieser Band besteht auf fünf Vorlesungen, gehalten 1935 in der Tavistock-Klinik, London, veröffentlicht in: Gesammelte Werke (GW) 18/I, §§ 1–415.
Der Text wurde auf die reformierte deutsche Rechtschreibung umgestellt.

Umschlagestaltung: Finken & Bumiller, Stuttgart
Gestaltung, Satz und Repro: Schwabenverlag AG, Ostfildern
Druck: GGP Media GmbH, Pößneck
Hergestellt in Deutschland
ISBN 978-3-8436-1648-5

Inhalt

Vorbemerkung zur ursprünglichen Ausgabe

Diese Wiedergabe von Professor Jungs Vorlesungen am Institute of Medical Psychology erfolgt unter dem Patronat des Analytical Psychology Club, London.

Jungs Ausführungen sind im Prinzip wörtlich wiedergegeben. Um mögliche Missverständnisse auszuschließen, schien es uns jedoch ratsam, den Aufbau einiger Sätze etwas abzuändern. Wir hoffen, durch diese geringfügigen Änderungen den ganz persönlichen Reiz der Vorlesungen nicht beeinträchtigt zu haben.

In einigen Fällen waren die Namen der Diskussionsteilnehmer nicht mehr festzustellen, und auch denen, deren Namen uns bekannt waren, konnte die Formulierung ihrer Fragen nicht mehr vorgelegt werden. Hierfür sowie für allfällige Irrtümer in der Wiedergabe der Fragen bitten wir um Entschuldigung.

Wir danken dem Institute of Medical Psychology nicht nur für die Erlaubnis, diese Vorlesungen zu veröffentlichen, sondern auch dafür, dass es unsere Arbeit in jeder Hinsicht unterstützte. Besonderer Dank sei Fräulein Toni Wolff für ihre Hilfe ausgesprochen. Vor allem aber möchten wir Herrn Professor Jung herzlich dafür danken, dass er uns für die Beantwortung einiger schwieriger Fragen und für die Durchsicht der Niederschrift in ihrer endgültigen Form zur Verfügung gestanden hat.

London, Oktober 1935 Mary Barker, Margaret Game

Für diese Ausgabe [GW 18/I] sind die Bilder und Diagramme neu hergestellt worden, und Dr. Bennet stellte uns Fotografien der Zeichnungen seines Patienten (Originale in Wasserfarben) zur Verfügung.

Aus dem Vorwort

Von E. A. Bennet

Im Jahr 1935 hielt Professor C. G. Jung, der damals in seinem sechzigsten Altersjahr stand, in der Tavistock-Klinik[1] in London vor ungefähr zweihundert Ärzten fünf Vorlesungen. Die Vorlesungen und anschließenden Diskussionen sind von Mary Barker und Margaret Game in vervielfältigter Maschinenschrift herausgegeben worden. Dieser Bericht wird nun in Buchform veröffentlicht.

Jungs Arbeiten waren dem Publikum bekannt, aber wenige hatten ihn bis dahin sprechen gehört. Seine Vorlesungen zogen eine repräsentative Gruppe von Psychiatern und Psychotherapeuten aller Schulen an, ferner viele Ärzte von Nervenkliniken und auch einige Allgemeinpraktiker. Jung las im Allgemeinen während einer Stunde und ließ dann für eine weitere Stunde eine Diskussion folgen. Von Anfang an bewirkten sein ungewöhnliches Material, seine informelle Art und seine überraschende Beherrschung der englischen Umgangssprache eine ungezwungene und anregende Atmosphäre, und die Diskussionen erstreckten sich weit über die vorgesehene Zeit hinaus. Jung war nicht nur ein faszinierender Redner, sondern er wählte seine Worte auch sehr sorgfältig, und es gelang ihm ausgezeichnet, in verständlicher Weise und ohne doktrinären Jargon genau zu sagen, was er meinte.

Jung beschränkte sich auf die Grundsätze, die seinen eigenen Auffassungen zugrunde lagen, und stellte sie unter zwei Haupt-

1 Im Jahr 1920 als The Tavistock Square Clinic gegründet, wurde sie 1931 in The Institute of Medical Psychology und einige Jahre später in The Tavistock Clinic umbenannt.

titeln dar: Struktur und Inhalte der Psyche und die zu ihrer Erforschung angewendeten Methoden.

Er definierte das Bewusstsein als die Beziehung psychischer Fakten zu »einem Ich genannten Faktum«, dessen Charakter vom allgemeinen Einstellungstyp – extravertiert oder introvertiert – des Einzelnen abhängt. Auf die Außenwelt bezieht sich das Ich über die vier Funktionen: Denken, Fühlen, Empfinden und Intuieren. Da das Ich, das Zentrum des Bewusstseins, aus dem Unbewussten hervorgeht, kann das Bewusstsein mit seinen Funktionen nur auf dem Hintergrund der Hypothese vom persönlichen und vom kollektiven Unbewussten verstanden wer-den. Diese Zusammenhänge sowie das Wesen der Funktionen führten zu vielerlei Fragen, und Jung erklärte sehr deutlich, was er unter diesen Begriffen verstand, von denen er viele selbst in die Analytische Psychologie eingeführt hatte.

Bei der Erklärung der Methoden, die er in der Erforschung der unbewussten seelischen Aktivität anwandte, sprach Jung über das Assoziationsexperiment, über die Traumanalyse und die Aktive Imagination. Bei einigen Zuhörern rief die Bedeutung, die er dem Assoziationsexperiment beimaß, Überraschung hervor, da es schon lange nicht mehr verwendet wurde. Jung sprach aber vor allem deshalb darüber, weil es in seinen frühen Forschungen eine Schlüsselposition einnahm. Als er als junger Assistent an der Klinik Burghölzli in Zürich daranging, die Geheimnisse der Geisteskrankheiten zu erforschen, gab es noch kein etabliertes psychologisches Wissen. Seine Versuche mit den Wortassoziationen führten zu unerwarteten und hochbedeutsamen Ergebnissen. Zu den bedeutendsten unter ihnen gehörte die Entdeckung der autonomen Natur des Unbewussten. Die Annahme, es gebe eine seelische Aktivität außerhalb des Bewusstseins, bestand schon lange bevor Freud oder Jung auf deren klinische Verwendbarkeit stießen. Durch seine verfeinerte Ausarbeitung des Assoziationsexperimentes bestätigte Jung diese Hypothese, und mit dem Nachweis der gefühlsbetonten Komplexe bewies er die Freud'sche Verdrängungstheorie. Ursprünglich war die Antwort auf das Reizwort auf ein einziges Wort beschränkt; Jung fand aber, dass dies den Testwert begrenze, und führte gewisse technische Änderungen ein. Während der Test in seiner alten Form der Reaktionszeitmessung weiterlief, wurden gleichzeitig auch mechanische Aufzeichnungen gemacht, die die Wirkung von Emotionen auf Pulsschlag, Atmung und quantitative Veränderungen des elektrischen Hautwiderstandes grafisch wiedergaben. Seine Feststellung, dass Körper und Seele als Einheit reagieren, machte Jung zum ersten Kliniker, der die Bedeutung der physiologischen Begleiterscheinungen von Emotionen erkannte, die heute als psychosomatische Phänome jedem vertraut sind.

Die Grenze zum Land der Träume überschreitend, wie Jung es ausdrückte, sprach er über die persönlichen und kollektiven Elemente im Traum, und insbesondere über die Traumanalyse, das wichtigste therapeutische Hilfsmittel in seiner Arbeit – »der Traum bringt alles Notwendige hervor«. Einmal antwortete Jung auf eine etwas verwickelte Frage auf Deutsch – zum Entsetzen des Fragestellers! Vom Vorsitzenden darauf aufmerksam gemacht, bemerkte er lächelnd: »Sie sehen, das Unbewusste arbeitet wirklich autonom!«

In der vierten Vorlesung legte Jung die Interpretation eines Traumes mit archetypischen Motiven vor, wobei er die von ihm angewandte amplifikatorische Methode erläuterte. Er zeigte, dass die Amplifikation durch Parallelerscheinungen in der Traumdeutung der vergleichenden Methode in der Philologie entspricht. Die Seele beschrieb er aufgrund der kompensatorischen Beziehung zwischen Bewusstsein und Unbewusstem als selbstregulierendes System, das mit den homöostatischen Mechanismen des Körpers verglichen werden kann.

Leider reichte die Zeit nicht, um die Analyse des ungewöhnlich interessanten Traumes zu Ende zu führen, und Jung beabsichtigte, dies in seiner letzten Vorlesung nachzuholen. Dr. Hugh Crichton-Miller schlug jedoch als Alternative vor, Jung möge über das schwierige Problem der Übertragung sprechen, was von den Teilnehmern unterstützt wurde. Jung erklärte die Übertragung als Sonderfall des allgemeineren Vorganges der Projektion und wies darauf hin, dass sie unter Umständen zum Hauptproblem der Analyse wird. Besondere Bedeutung maß er der Erfahrung und Geschicklichkeit des Analytikers im Umgang mit der Gegenübertragung zu. Der Ursprung der Übertragung und ihr völlig spontanes und unprovoziertes Auftreten führten zu dem, was Jung die schwierige und komplizierte Übertragungstherapie nannte.

So kurz sie war, bedeutete Jungs Übersicht über das Übertragungsproblem doch ein bewundernswertes Vorspiel zu seiner späteren, sehr viel ausführlicheren Arbeit über dieses Thema. Im Jahr 1946 erschien »Die Psychologie der Übertragung« auf Deutsch. Jung änderte seinen Begriff der Übertragung nicht, aber sein Verständnis davon vertiefte sich. In einer späteren Veröffentlichung, dem »Mysterium Coniunctionis«, schrieb er über die Struktur des Selbst und des Ich, die Natur der Übertragung und der Gegenübertragung und über den Individuationsprozess.

In der abschließenden Diskussion wurde Jung nach seinem Gebrauch des Ausdrucks »aktive Imagination« gefragt, und er ging sehr ausführlich darauf ein. Er beschrieb den zielgerichteten und schöpferischen Charakter der Aktiven Imagination in der Analyse und zeigte, wie sie in Verbindung mit spontanem Malen und Zeichnen therapeutisch eingesetzt werden kann. Einige Teilnehmer waren überrascht zu hören, dass er seinen Patienten häufig riet, sich durch Bleistift oder Pinsel auszudrücken. Dieses Vorgehen hatte sich als höchst wertvoll erwiesen, besonders bei Menschen, die ihre Fantasien nicht in Worten auszudrücken vermochten; außerdem setzte es die Patienten in die Lage, in ihrer Freizeit aktiv an der Behandlung mitzuarbeiten.

Jung starb im Jahr 1961 mit sechsundachtzig Jahren, das heißt sechsundzwanzig Jahre nachdem er diese Vorlesungen gehalten hatte. In der Zwischenzeit hat er zahlreiche Werke veröffentlicht, in denen zunehmende Entwicklung und Vertiefung zu erkennen sind, insbesondere in seinen Studien über das Unbewusste und seiner Bedeutung für das Verständnis von Gesundheit und Krankheit der Seele. Die folgenden Vorlesungen sind eine ausgezeichnete Einführung in die Grundlagen, auf denen Jungs Werk beruht. Sie sind systematisch und doch informell, und die Niederschrift seiner gesprochenen Worte vermittelt einen bleibenden Eindruck seiner Persönlichkeit.

Da die deutsche Ausgabe erst nach dem Tode von C. G. Jung (1961) erscheint, wurden die von ihm geprägten Begriffe, die er zum Teil in späteren Jahren modifizierte, so belassen, wie er sie damals verwendet hat. (Der für diesen Band [GW 18/I] verwendeten Fassung liegt die Übersetzung von Dr. Hildegard Binswanger zugrunde.) Der Verlag (Rascher, Zürich)

Erste Vorlesung

Der Vorsitzende, Dr. H. Crichton-Miller:

Meine Damen und Herren, in Ihrer aller Namen heiße ich Herrn Professor Jung bei uns willkommen, und es ist mir eine große Freude, dies tun zu dürfen. Herr Professor Jung, Ihr bevorstehender Besuch hat uns seit Monaten mit freudiger Erwartung erfüllt. Sicher erhoffen sich viele von uns aus diesen Seminarien neue Erkenntnisse. Ich glaube, dass die meisten von uns sich neue Erkenntnisse über uns selbst erhoffen. Für viele der Teilnehmer sind Sie der Mann, der die moderne Psychologie davor bewahrt hat, sich in gefährlicher Weise von den übrigen Geisteswissenschaften abzusondern. Wir bewundern die Weite und Kühnheit Ihres Geistes, die es Ihnen erlaubt haben, Psychologie und Philosophie zu verbinden, was von anderer Seite so sehr verpönt wird. Sie haben für uns den Sinn für die Werte, die Vorstellung menschlicher Freiheit im psychologischen Denken wiederhergestellt; Sie haben uns neue Einsichten vermittelt, die für viele von uns von unschätzbarem Wert sind, und vor allem anderen hört für Sie die Erforschung der menschlichen Seele nicht dort auf, wo die Naturwissenschaft zu ihrem Ende kommt. Aus diesen und vielen anderen Gründen, die für jeden von uns ganz persönlicher Art sind, danken wir Ihnen, und wir sehen diesen Zusammenkünften mit großer Spannung entgegen.

C.G. Jung:

Meine Damen und Herren, zunächst möchte ich Sie daran erinnern, dass Englisch nicht meine Muttersprache ist. Ich muss Sie also um Verzeihung für sprachliche Unvollkommenheiten und Fehler bitten.

Wie Sie wissen, geht es mir hier darum, Ihnen eine kurze Übersicht über gewisse psychologische Grundvorstellungen zu geben. Wenn dabei meine eigenen Prinzipien oder mein Gesichtspunkt im Vordergrund stehen, so heißt das nicht, dass ich die Bedeutung der wertvollen Beiträge anderer Forscher auf diesem Gebiet übersehen würde. Ich will mich nicht ungebührlich in den Vordergrund stellen, aber ich darf sicher voraussetzen, dass Sie über die Verdienste von Freud und Adler so gut im Bild sind wie ich selbst.

Nun zu unserem Vorgehen: Ich möchte Ihnen zunächst kurz das Programm vorlegen. Wir haben uns mit zwei Hauptgebieten zu befassen; einmal mit der Struktur des Unbewussten und dessen Inhalten, und zum anderen mit den *Methoden*, die ich in der Erforschung der sich aus dem unbewussten psychischen Prozess ergebenden Inhalte anwende. Das zweite Gebiet zerfällt in drei Teile: erstens das Assoziationsexperiment, zweitens die Traumanalyse und drittens die Aktive Imagination.

Es ist mir natürlich ganz unmöglich, Ihnen hier all das zu bringen, was über so komplizierte Themen wie zum Beispiel die philosophischen, religiösen, ethischen und sozialen Probleme zu sagen wäre, die für das kollektive Bewusstsein unserer Zeit charakteristisch sind, oder über die Vorgänge im kollektiven Unbewussten und die für deren Erhellung notwendigen Forschungen auf dem Gebiet der vergleichenden Mythologie und der Geschichte. So weit abliegend diese Themen erscheinen mögen, stellen sie doch die machtvollsten Faktoren für die Herstellung, Regulierung und Störung der individuellen inneren Verfassung dar, und auf ihnen beruhen auch die Divergenzen im Bereich der psychologischen Theorien. Obwohl ich Arzt bin und mich daher vor allem mit Psychopathologie beschäftige, bin ich doch überzeugt, dass gerade dieser Zweig der Psychologie durch ein erweitertes und vertieftes Wissen um das normale Seelenleben im Allgemeinen nur gewinnen kann. Gerade der Arzt sollte nie vergessen, dass Krankheiten gestörte normale Prozesse sind und nicht »entia per se« mit einer nur ihnen selbst zugehörigen Psychologie.

»Similia similibus curantur« ist eine bedeutsame Wahrheit der alten Medizin, und als große Wahrheit kann sie auch in großen Unsinn ausarten. Die medizinische Psychologie muss sich also davor hüten, selbst krank zu werden. Einseitigkeit und Verengung des Horizontes sind nur zu bekannte neurotische Eigenheiten.

Was immer ich Ihnen sagen kann, wird auf alle Fälle ein bedauerlich unvollendeter Torso bleiben. Leider kann ich nicht mit vielen neuen Theorien aufwarten, denn mein empirisches Temperament greift mehr nach neuen Fakten als nach Spekulationen über sie, obwohl diese zugegebenermaßen ein vergnüglicher intellektueller Zeitvertreib sind. Jeder neue Fall ist für mich fast eine neue Theorie, und vielleicht ist dieser Standpunkt nicht einmal ganz so schlecht, wenn man bedenkt, wie jung die moderne Psychologie ist, die meines Erachtens noch in der Wiege liegt. Für allgemeine Theorien ist daher die Zeit sicher noch nicht reif. Es scheint mir sogar manchmal, als ob die Psychologie weder die gigantische Größe ihrer Aufgabe noch die verwirrend und deprimierend komplizierte Natur ihres Objektes, der Psyche selbst, verstanden hätte. Es sieht fast so aus, als ob diese Dinge erst langsam in unser Bewusstsein träten und wir uns gar nicht recht vorstellen könnten, was es heißt, dass die Seele einerseits das *Objekt* wissenschaftlicher Beobachtung und Untersuchung ist und zu gleicher Zeit auch ihr *Subjekt*, das heißt das Mittel, mit dem man diese Beobachtungen anstellt. Die Konfrontierung mit diesem bedrohlichen Teufelskreis hat mich zu äußerster Vorsicht und zu einer gewissen Relativierung der Äußerungen geführt – ein Vorgehen, das oft ganz und gar missverstanden worden ist.

Ich möchte meine Darlegungen nicht mit kritischen Einwänden belasten, die nur störend wirken können. Ich erwähne sie nur als eine Art vorwegnehmender Entschuldigung für scheinbar unnötige Komplizierungen. Theorien beschäftigen mich weniger als Tatsachen; ich bitte Sie daher, sich bewusstzuhalten, dass ich

Ihnen in der Kürze der mir zur Verfügung stehenden Zeit nicht alles Beweismaterial zur Stützung meiner Schlussfolgerungen vorlegen kann. Ich denke hier vor allem an die weiten Verzweigungen der Traumanalyse und an die vergleichende Methode der Erforschung der unbewussten Prozesse. Damit muss ich weitgehend an Ihr Verständnis und Ihr Entgegenkommen appellieren, wenn mir auch klar ist, dass es in erster Linie an mir liegt, Ihnen die Dinge so einfach wie möglich darzustellen.

Psychologie ist, zunächst einmal, eine Wissenschaft vom Bewusstsein. Sodann ist sie eine Wissenschaft von den Erzeugnissen dessen, was wir das unbewusste Seelenleben nennen. Wir können das Unbewusste nicht direkt erforschen, eben weil es unbewusst ist und wir daher keinen Zugang zu ihm haben. Wir können uns nur mit den bewussten Gegebenheiten befassen, von denen wir annehmen, dass sie ihre Wurzeln in dem Bereich haben, den wir das Unbewusste nennen, dem Bereich der »dunklen Vorstellungen«, die nach der Anthropologie des Philosophen Kant[2] die halbe Welt ausmachen. Was immer wir über das Unbewusste aussagen, wird vom Bewusstsein ausgesagt. Die unbewusste Psyche ist immer völlig unbekannter Natur, drückt sich aber durch das Bewusstsein und innerhalb der Voraussetzungen des Bewusstseins aus, und mehr können wir nicht tun. Darüber hinaus können wir nicht gehen, und das sollten wir uns als letztes Kriterium unserer Beurteilung stets vor Augen halten.

Das Bewusstsein ist eine seltsame Sache. Es ist ein intermittierendes Phänomen. Ein Fünftel oder ein Drittel oder vielleicht sogar die Hälfte des menschlichen Lebens spielt sich in einem unbewusst-bewussten Zustand ab. Unsere erste Kindheit verläuft unbewusst. Jede Nacht sinken wir ins Unbewusste, und nur zu bestimmten Zeiten zwischen Wachen und Schlaf besitzen wir ein mehr oder weniger klares Bewusstsein. Man kann sich sogar fragen, wie klar dieses Bewusstsein überhaupt ist. So könnte man

2 Kant, *Anthropologie in pragmatischer Hinsicht.*

zum Beispiel annehmen, dass ein zehnjähriges Kind bereits bewusst ist, aber es wäre leicht zu zeigen, dass es sich dabei um ein Bewusstsein merkwürdiger Art handelt, nämlich vermutlich um ein Bewusstsein ohne jede *Ich*bewusstheit. Ich weiß von vielen Kindern, die mit elf, zwölf, vierzehn Jahren oder noch später plötzlich erleben: »Ich bin.« Zum ersten Mal in ihrem Leben spüren sie, dass sie selbst erleben, dass sie in eine Vergangenheit zurückblicken können, die Erinnerungen an Dinge, aber keine Erinnerung an ihre eigene Person birgt.

Wir müssen zugeben, dass wir, wenn wir »ich« sagen, kein absolutes Kriterium dafür haben, ob wir dieses »Ich« voll erfahren oder nicht. Es wäre möglich, dass unsere Erfahrung des Ich immer noch fragmentarisch ist und dass man in späteren Zeiten viel mehr darüber wissen wird, was das Ich für den Menschen bedeutet, als uns heute möglich ist. Tatsächlich haben wir keine Ahnung, zu welchen Ergebnissen dieser Prozess noch führen wird.

Das Bewusstsein ist wie die Oberfläche oder wie eine Haut über einem ausgedehnten unbewussten Gebiet, dessen Umfang wir nicht kennen. Da wir nichts vom Unbewussten wissen, können wir auch seinen Herrschaftsbereich nicht abstecken. Über etwas, was man nicht kennt, kann man keine Aussagen machen. Wenn wir »das Unbewusste« sagen, sind wir oft der Meinung, damit etwas Konkretes zum Ausdruck zu bringen, aber in Tat und Wahrheit bringen wir nur zum Ausdruck, dass wir nicht wissen, was das Unbewusste ist. Wir haben lediglich indirekte Anhaltspunkte dafür, dass es ein psychisches Gebiet unterhalb der Bewusstseinsschwelle gibt. Wir haben auch einige wissenschaftlich stichhaltige Begründungen dafür. Aus den Inhalten, welche das Unbewusste hervorbringt, können wir gewisse Schlüsse auf sein Wesen ziehen. Wir dürfen aber in unseren Schlussfolgerungen nicht allzu anthropomorph vorgehen, denn es wäre durchaus möglich, dass die Dinge in Wirklichkeit ganz anders sind, als unser Bewusstsein sie sieht.

Wenn wir zum Beispiel die konkrete Realität ansehen und sie mit dem vergleichen, was unser Bewusstsein daraus macht, so stoßen wir auf die verschiedenartigsten inneren Bilder, die »objektiv« gar nicht existieren. So sehen wir zum Beispiel Farben und hören wir Töne, wo in Wirklichkeit nur Schwingungen vorhanden sind. Wir benötigen Laboratorien mit sehr komplizierten Apparaten, um uns ein Bild von der Welt unabhängig von unseren Sinnen und unserer Psyche machen zu können, und ich vermute, dass es mit dem Unbewussten ähnlich ist – wir müssten ein Laboratorium haben, in dem wir mit Hilfe objektiver Methoden feststellen könnten, wie die Dinge im unbewussten Zustand wirklich sind. Daher muss alles, was ich im Laufe dieser Vorlesungen über das Unbewusste sagen werde, auf diesem Hintergrund gesehen werden. Es geht immer um ein »als ob«, und Sie sollten diese Einschränkung nie vergessen.

Das Bewusstsein ist überdies durch eine gewisse Enge charakterisiert. Es kann in einem gegebenen Augenblick immer nur einige wenige Inhalte gleichzeitig festhalten. Alles Übrige ist dann unbewusst; die Vorstellung des kontinuierlichen Zusammenhanges der bewussten Welt, das Wahrnehmen und Verstehen eines allgemeinen Zusammenhanges wird uns daher nur aufgrund des Ab- oder Aufeinanderfolgens solcher bewusster »Momentaufnahmen« vermittelt. Es ist uns nicht möglich, die Ganzheit ins Bild zu bekommen – dafür ist unser Bewusstsein zu begrenzt; wir sehen jeweils nur das, was der Scheinwerfer gerade beleuchtet. Es ist, wie wenn wir die Welt durch einen schmalen Spalt beobachten würden, der nur die Sicht auf einen kleinen Ausschnitt freigibt; alles andere liegt im Dunkeln und ist unserer Wahrnehmung entzogen. Das Reich des Unbewussten ist riesengroß und kontinuierlich, während das Reich des Bewusstseins einem begrenzten Feld dauernd wechselnder, momentaner Einblicke gleicht.

Das Bewusstsein beruht weitgehend auf der Wahrnehmung und der Orientierung in der Außenwelt. Es ist vermutlich im Großhirn lokalisiert, das ektodermen Ursprungs ist und zur Zeit unserer frühesten Vorfahren wahrscheinlich ein Sinnesorgan der Haut war. Von dieser Lokalisierung des Bewusstseins im Gehirn sind daher wahrscheinlich die Qualitäten von Empfindung und Orientierung abzuleiten. Nicht von ungefähr haben daher englische und französische Psychologen des frühen siebzehnten und achtzehnten Jahrhunderts versucht, das Bewusstsein aus den Sinnesempfindungen abzuleiten, so als ob es nur aus solchen bestünde. Dies kommt in der berühmten Formulierung zum Ausdruck:

»Nihil est in intellectu quod non prius fuerit in sensu.«[3] In der modernen Psychologie lassen sich ähnliche Vorstellungen nachweisen. So leitet Freud zwar nicht das Bewusstsein von den Sinnesempfindungen, aber das Unbewusste vom Bewusstsein ab. Das entspricht der gleichen rationalen Einstellung.

Ich möchte es umgekehrt ausdrücken. Ich würde sagen, dass offen-sichtlich zuerst das Unbewusste da ist und dass das Bewusstsein sich aus einem unbewussten Zustand entwickelt. In der frühen Kindheit leben wir unbewusst; die wichtigsten Instinktfunktionen laufen unbewusst ab, und das Bewusstsein muss erst vom Unbewussten hervorgebracht werden. Dieser Vorgang verlangt heftige Anstrengungen. Bewusst leben ist mühsam. Es kann bis zur Erschöpfung führen. Das Bewusstsein zu entwickeln, ist eine fast unnatürliche Anstrengung. Dies lässt sich zum Beispiel bei Primitiven beobachten, die bei der geringsten Anforderung, oder sogar ohne eine solche, plötzlich »nicht mehr da sind«. Sie können stundenlang einfach dasitzen, und wenn man sie fragt: »Was macht ihr? Was denkt ihr?«, fühlen sie sich beleidigt, da sie finden: »Nur ein Verrückter denkt – er hat Gedanken in seinem Kopf. Wir denken nicht.« Wenn sie überhaupt denken, so tun sie das mehr mit dem Bauch oder dem Herzen. Gewisse Neger-

---

3 Nichts ist im Geist, was nicht vorher in den Sinnen war. – Vgl. Leibnitz, *Neue Abhandlungen über den menschlichen Verstand*, 2. Buch, 1. Kap., Abschn. 2, als Antwort auf Locke. Die Formulierung ist scholastischen Ursprungs; vgl. Duns Scotus, *Super universalibus Porphyrii*, qu. 3

stämme sind überzeugt davon, dass die Gedanken im Bauch sind, denn sie nehmen nur jene Gedanken wahr, die die Leber-, Magen- oder Darmfunktion stören. Mit anderen Worten, sie sind sich nur emotionaler Gedanken bewusst. Emotionen und Affekte sind immer von wahrnehmbaren physiologischen Innervationen begleitet.

Die Pueblo-Indianer sagten zu mir, alle Amerikaner seien verrückt. Als ich sie etwas überrascht nach dem Grund fragte, antworteten sie: »Sie sagen, sie denken mit dem Kopf. Kein normaler Mensch denkt mit dem Kopf. Wir denken mit dem Herzen.« Diese Menschen leben noch im Homerischen Zeitalter, in dem das Zwerchfell (Diaphragma, phren = Geist, Seele) als Sitz der psychischen Aktivität angesehen wurde. Das bedeutet eine andere Art psychischer Lokalisierung. Unsere Vorstellung vom Bewusstsein versetzt das Denken in unseren hocherhabenen Kopf.

Die Pueblo-Indianer hingegen leiten das Bewusstsein von der Intensität des Gefühls ab. Abstraktes Denken existiert für sie nicht. Da die Pueblo-Indianer Sonnenanbeter sind, legte ich ihnen das Argument Augustins' vor: Gott ist nicht die Sonne, sondern der Erschaffer der Sonne.[4] Das konnten sie jedoch nicht akzeptieren, da sie nicht in der Lage sind, über die Wahrnehmung ihrer Sinne und Gefühle hinauszugehen. Deshalb sind Bewusstsein und Denken für sie im Herzen lokalisiert. Für uns wiederum bedeutet die psychische Aktivität nichts. Nach unserer Auffassung liegen Träume und Fantasien »tief unten«, und daher spricht man auch vom »Unter-Bewussten«, von den Dingen *unterhalb* des Bewusstseins.

Diese uns seltsam anmutenden Lokalisierungen spielen eine große Rolle in der sogenannten primitiven Psychologie, die alles andere als primitiv ist. Im Tantra-Yoga und in der Hindu-Philosophie zum Beispiel kann man äußerst präzis ausgearbeitete Sys-

[4] *In Ioannis Evangelium*, Tract. XXXIV, 2, col. 2037. Vgl. Jung, *Symbole der Wandlung* (GW 5), § 16269.

teme psychischer Schichten feststellen, von Lokalisierungen des Bewusstseins vom Perineum bis zum Kopf. Diese »Zentren« sind die sogenannten Chakras; man trifft sie nicht nur in den Yogalehren an, sondern begegnet ähnlichen Vorstellungen auch in altdeutschen alchemistischen Werken, die sicher ohne Yogakenntnisse entstanden sind.

Wesentlich am Bewusstsein ist, dass nichts bewusst sein kann ohne ein Ich, auf das es sich bezieht. Was nicht ans Ich angeschlossen ist, ist nicht bewusst. Daher kann man das Bewusstsein definieren als die Beziehung psychischer Inhalte zum Ich. Was aber ist das Ich? Das Ich ist eine komplexe Gegebenheit, die vor allem aus der allgemeinen Wahrnehmung des Körpers, des »Daseins«, besteht und sodann aus den Gedächtnisinhalten; man hat eine Vorstellung davon, gewesen zu sein, und besitzt eine lange Reihe von Erinnerungen. Diese zwei Faktoren sind die Hauptpfeiler dessen, was wir das Ich nennen. Deshalb kann man das Ich einen Komplex psychischer Fakten nennen. Dieser Komplex besitzt eine große Anziehungskraft, wie ein Magnet; er zieht Inhalte aus dem Unbewussten an, aus jenem dunklen Gebiet, von dem wir nichts wissen; er zieht auch Eindrücke aus der Außenwelt an, und was von all dem in Verbindung mit dem Ich tritt, wird bewusst. Was keine solche Verbindung eingeht, wird nicht bewusst.

Meiner Vorstellung nach ist das Ich demnach eine Art von Komplex. Natürlich ist das Ich der uns nächstliegende und liebste Komplex. Es steht dauernd im Mittelpunkt unserer Aufmerksamkeit und unserer Wünsche, und es ist das absolut unumgängliche Zentrum des Bewusstseins. Spaltet sich das Ich auf – zum Beispiel in der Schizophrenie –, so geht jede Wertrelation verloren; die Dinge können auch nicht mehr willentlich reproduziert werden, da das Zentrum gespalten ist und gewisse Inhalte der Psyche sich auf den einen, andere Inhalte sich auf einen anderen Teil des Ich beziehen. Daher lässt sich beim Schizophrenen häufig ein unmittelbarer Wechsel von der einen zur anderen Persönlichkeit beobachten.

Man kann im Bewusstsein eine Anzahl Funktionen unterscheiden, die es ihm erlauben, sich auf den Gebieten ektopsychischer und endopsychischer Fakten zu orientieren. Unter *Ektopsyche* verstehe ich das Verbindungssystem zwischen den Inhalten des Bewusstseins und den Umwelteindrücken. Es ist ein Orientierungssystem für den Umgang mit den Gegebenheiten der Außenwelt, die mir durch die Sinnesfunktionen übermittelt werden. Die *Endopsyche* auf der anderen Seite ist das Beziehungssystem zwischen den Inhalten des Bewusstseins und den Prozessen, die unserer Vermutung nach im Unbewussten ablaufen.

Wir sprechen zuerst von den ektopsychischen Funktionen. Da ist einmal die *Empfindung*[5], unsere Sinnesfunktion. Unter Empfindung verstehe ich das, was die Franzosen »la fonction du réel« nennen, also die Gesamtsumme der von mir wahrgenommenen äußeren Fakten, die mir durch meine Sinnesfunktionen vermittelt werden. Der französische Ausdruck »la fonction du réel« scheint mir der umfassendste Ausdruck dafür zu sein. Die Empfindung sagt mir, dass etwas *ist:* Sie sagt nicht, was es ist, und sie sagt auch sonst nichts über dieses »etwas« aus, sie sagt mir lediglich, dass etwas ist.

Die nächste unterscheidbare Funktion ist das *Denken.* Wenn Sie einen Philosophen fragen, was Denken ist, so wird er es als etwas sehr Schwieriges bezeichnen – fragen Sie daher nie einen Philosophen danach, denn er ist der Einzige, der nicht weiß, was Denken ist. Alle anderen Menschen wissen, was Denken ist. Wenn sie zu jemandem sagen:

»Nun denken Sie einmal nach«, so weiß er genau, was Sie meinen; ein Philosoph weiß das aber nie. In seiner einfachsten Form sagt mir das Denken, *was* etwas ist. Es gibt dem Ding einen Namen. Es fügt einen Begriff hinzu, da Denken Wahrnehmung plus Urteil ist. (Die deutsche Psychologie spricht von Apperzeption.)

---

5 Vgl. Jung, *Psychologische Typen* (GW 6), »Definitionen«.

Die dritte Funktion, die man herausheben kann und für die die Umgangssprache einen Ausdruck hat, ist das *Fühlen.* Hier verwirren sich die Geister, und oft verärgere ich Leute, wenn ich vom Fühlen spreche, weil ich ihrer Ansicht nach etwas Furchtbares darüber aussage. Das Fühlen vermittelt einem durch den Gefühlston den Wert der Dinge. Das Fühlen sagt mir zum Beispiel, ob etwas annehmbar, beziehungsweise angenehm ist oder nicht. Es sagt mir, was mir etwas *wert* ist. Aus diesem Grund sind jede Wahrnehmung und jede Apperzeption mit einer bestimmten Gefühlsreaktion verbunden. Dass immer irgendein Gefühlston vorhanden ist, kann man sogar experimentell beweisen. Wir werden hierauf noch zurückkommen. Nun, das »Furchtbare« bezüglich des Fühlens besteht darin, dass es wie das Denken eine *rationale* Funktion ist. Jeder denkende Mensch ist absolut überzeugt davon, dass Fühlen keine rationale Funktion, sondern im Gegenteil höchst irrational sei. Machen Sie sich aber bitte einmal das Folgende klar: Niemand kann auf allen Gebieten vollkommen sein. Wer im Denken vollkommen ist, ist es bestimmt nicht im Fühlen, da man diese zwei Dinge nicht gleichzeitig tun kann; sie stehen sich gegenseitig im Weg. Das heißt, wenn Sie leidenschaftslos in echt wissenschaftlicher oder philosophischer Weise denken wollen, müssen Sie alle Gefühlswerte ausschalten. Wenn man gleichzeitig von Gefühlswerten bedrängt wird, beginnt man vielleicht, lieber über den freien Willen nachzudenken als über die Einteilung der Läuse. Und es kann sicher kein Zweifel darüber bestehen, dass die beiden Themen, vom Standpunkt des Fühlens aus betrachtet, sich nicht nur der Sache nach, sondern auch dem Wert nach unterscheiden. Wertvorstellungen sind keine Kriterien für den Intellekt; sie existieren aber, und die Wertung ist eine wichtige psychologische Funktion. Wertvorstellungen sind integrierende Bestandteile eines vollständigen Weltbildes; will man sie ausschließen, bekommt man Schwierigkeiten. Das Fühlen scheint vielen Menschen deshalb etwas höchst Irrationales zu sein, weil wir in törichten Stimmungen alle möglichen Gefühle haben können. Daher ist auch jedermann überzeugt – in diesem Land ganz besonders –, dass man seine Gefühle beherrschen sollte. Ich gebe gern zu, dass dies eine gute Eigenschaft ist, und bewundere die Engländer restlos dafür. Dennoch aber existieren die Gefühle, und ich kenne Menschen, die sie wunderbar beherrschen können und trotzdem große Schwierigkeiten mit ihnen haben.

Wir kommen nun zur vierten Funktion. Die Empfindung sagt uns, dass etwas *ist*. Das Denken sagt uns, *was* dieses Etwas ist, das Fühlen sagt uns, was es uns *wert* ist. Es gibt aber noch eine andere Kategorie: die Zeit. Dinge haben eine Vergangenheit und eine Zukunft. Sie kommen irgendwoher, sie gehen irgendwohin; man weiß nicht, woher sie kommen, und man kann nicht wissen, wohin sie gehen, aber man kann eine Ahnung davon haben. So »spürt« zum Beispiel ein Kunst- oder Antiquitätenhändler, dass ein bestimmter Gegenstand von einem großen Meister um 1720 stammen muss, er »spürt«, dass er es mit einer guten Arbeit zu tun hat. Oder man weiß noch nicht, wie sich die Aktienkurse bewegen werden. Aber man »spürt«, dass sie steigen. Diesen Vorgang nennen wir *Intuition*, eine Art prophetischer, unerklärbarer Eigenschaft. So wissen Sie zum Beispiel nicht, dass Ihr Patient etwas sehr Schweres auf dem Herzen hat; es »kommt Ihnen aber so vor«, Sie haben ein »bestimmtes Gefühl«, wie man sagt, weil die Umgangssprache für diese Dinge noch keine klar definierten Bezeichnungen kennt. Der Begriff Intuition bürgert sich jedoch im Englischen mehr und mehr ein, und dafür können Sie sehr dankbar sein, denn in anderen Sprachen existiert er nicht. Die Deutschen können noch nicht einmal zwischen Empfinden und Fühlen unterscheiden. Im Französischen ist das anders: Auf Französisch können Sie unmöglich sagen, Sie hätten ein bestimmtes »Gefühl im Magen«, Sie sprechen vielmehr von einer Empfindung; im Englischen gibt es ebenfalls verschiedene Ausdrücke für Empfinden und Fühlen. Aber Gefühl und Intuition lassen sich leicht verwechseln. Was ich hier tue, ist daher eine beinahe künstlich anmutende Unterscheidung; aus praktischen Gründen ist es aber sehr wichtig, dass wir eine solche Unterscheidung in wissenschaftlicher Sprache vornehmen. Wir müssen genau definieren, was wir mit gewissen Ausdrücken meinen, sonst sprechen wir eine unverständliche Sprache, was in der Psychologie immer eine höchst leidige Sache ist. Wenn jemand in der Umgangssprache »Fühlen« sagt, meint er vielleicht etwas völlig anderes als ein anderer, der ebenfalls vom Fühlen spricht. Es gibt viele Psychologen, die den Ausdruck Fühlen verwenden, und sie definieren ihn meist als verkrüppelten Gedanken. »Fühlen ist nichts als ein unvollendeter Gedanke« – dies ist die Definition eines bekannten Psychologen. Fühlen ist aber etwas Ursprüngliches, etwas Wirkliches, eine Funktion, und daher gibt es auch einen Begriff dafür. Der instinktbezogene Geist (natural mind) findet immer Worte für Dinge, die wirklich existieren. Nur Psychologen erfinden Worte für Dinge, die nicht existieren.

Die zuletzt definierte Funktion, die Intuition, scheint etwas sehr Mysteriöses zu sein, und Sie wissen, dass die Leute mich für »sehr mystisch« halten. Hier haben Sie also einen Teil meiner Mystik! Die Intuition ist eine Funktion, mit der man um die Ecken sehen kann; das kann man zwar in Wirklichkeit nicht tun, aber die Intuition tut es für einen, und man verlässt sich auf sie. Sie ist eine Funktion, die man im Allgemeinen nicht benützt, wenn man ein normales Leben innerhalb der üblichen vier Wände lebt und darin Routinearbeit ausführt. An der Börse aber oder im Herzen von Afrika benötigt man seine Ahnungen wie nur etwas. Man kann zum Beispiel nicht im Voraus berechnen, ob man bei der nächsten Wegbiegung im Busch einem Rhinozeros oder einem Löwen begegnen wird – aber man kann es ahnen, und das rettet einem vielleicht das Leben. So kann man feststellen, dass Menschen, die unter natürlichen Bedingungen leben, ihre Intuition sehr ausgiebig benutzen; das Gleiche gilt auch für Menschen, die auf unbekannten Gebieten etwas wagen, für Pioniere der verschiedensten Art. Erfinder und Richter verlassen sich auf die Intuition. Wo immer man es mit unbekannten Situationen zu tun hat, in denen man sich an keine allgemein anerkannten Werte oder festgefügten Begriffe halten kann, ist man auf die Fähigkeit der Intuition angewiesen.

Ich habe Ihnen diese Funktion so gut ich konnte umschrieben, aber vielleicht ist es mir nicht sehr gut gelungen. Intuition ist meines Erachtens eine Art *Wahrnehmung*, die nicht eigentlich durch die Sinne vermittelt wird, sondern mehr über das Unbewusste. Dabei möchte ich es bewenden lassen und kann nur hinzufügen: Ich weiß nicht, wie das vor sich geht. Ich weiß nicht, was geschieht, wenn jemand etwas weiß, was er nun wirklich nicht wissen kann. Ich weiß nicht, wie er dazu gekommen ist, aber er »weiß« es und kann danach handeln. So gehören zum Beispiel prophetische Träume, telepathische Phänomene und Ähnliches ins Gebiet der Intuition. Ich begegne ihr oft und bin überzeugt, dass sie existiert. Man kann diese Dinge auch bei den Primitiven beobachten. Man kann sie überall sehen, wenn man auf diese Wahrnehmungen achtet, die irgendwie unterhalb der Bewusstseinsschwelle ablaufen, wie zum Beispiel Sinneseindrücke, die so schwach sind, dass unser Bewusstsein sie einfach nicht aufnehmen kann. So kann zum Beispiel bei der Kryptomnesie etwas plötzlich im Bewusstsein auftauchen, oder ein zufällig gehörtes Wort setzt einen Gedankenablauf in Bewegung; immer aber handelt es sich um etwas, was bis zum Augenblick des Auftretens unbewusst war, und wir haben den Eindruck, es sei vom Himmel gefallen. Im Deutschen nennt man das einen *Einfall*, das heißt, etwas, das einem von »nirgendwoher« in den Kopf »fällt«. Manchmal ist es wie eine Offenbarung. In Wirklichkeit ist die Intuition eine sehr natürliche Funktion, etwas völlig Normales, und sie ist auch notwendig, weil sie dort in die Lücke springt, wo wir etwas wegen seines Mangels an Realität nicht wahrnehmen oder denken oder fühlen können. So ist zum Beispiel die Vergangenheit nicht mehr wirklich und die Zukunft nicht so wirklich, wie wir das annehmen. Daher müssen wir dem Himmel dankbar sein für eine Funktion, die uns gewisse Einsichten in Dinge gibt, die um die

Ecke liegen. Ärzte zum Beispiel, die häufig einer ganz unbekannten Situation gegenüberstehen, müssen natürlich sehr viel Gebrauch von der Intuition machen. Manch gute Diagnose leitet sich von dieser »geheimnisvollen« Funktion her.

Die psychologischen Funktionen unterstehen im Allgemeinen der Kontrolle des Willens, oder wir hoffen doch, dass sie es tun, da uns alles ängstigt, was autonom vor sich geht. Wenn sie unter Kontrolle stehen, können sie zum Beispiel ausgeschaltet, ausgewählt, unterdrückt, intensiviert werden, kurz, sie können von der Willenskraft, der Intentionalität, gelenkt werden. Sie können aber auch in ungewollter Weise funktionieren: dann denken oder fühlen sie für uns. Sie tun das sogar sehr oft, und wir können sie nicht daran hindern. Oder sie funktionieren unbewusst, so dass man gar nicht weiß, was sie getan haben; plötzlich taucht das Ergebnis zum Beispiel eines Fühlprozesses auf, der sich im Unbewussten abgespielt hat. Daraufhin wird vermutlich jemand sagen: »Aha, Sie waren ärgerlich oder verletzt, daher haben Sie so und so reagiert.« Vielleicht ist Ihnen gar nicht bewusst, dass Sie so etwas empfunden haben, aber trotzdem ist es sehr wahrscheinlich so gewesen. Die psychologischen Funktionen besitzen, wie die Sinnesfunktionen, ihre spezifische Energie. Sie können das Fühlen oder das Denken oder irgendeine der anderen Funktionen nicht einfach ausschalten. Niemand kann sagen: »Ich will nicht denken«; es ist unvermeidlich, dass er denkt. Niemand kann sagen:

»Ich will nicht fühlen«; jedermann fühlt, weil die in jeder Funktion investierte spezifische Energie zum Ausdruck drängt und nicht gegen eine andere eingetauscht werden kann.

Natürlich hat man bestimmte Vorlieben. Menschen mit gut entwickeltem Denkvermögen denken gern über die Dinge nach und passen sich mittels der Denkfunktion an. Menschen mit einer gut entwickelten Fühlfunktion finden sich in der Gesellschaft leicht zurecht und haben einen ausgeprägten Sinn für Werte; sie sind richtige Künstler im Herstellen von Gefühlssituationen, und sie leben aus solchen. Oder jemand mit starker Beobachtungsgabe gebraucht hauptsächlich die Empfindungsfunktion, und so weiter. Die Hauptfunktion verleiht jedem Menschen seine spezifische Psychologie. Derjenige zum Beispiel, der hauptsächlich vom Denken her lebt, ist ein unverwechselbarer Typ, und man kann sich ausmalen, wie sein Fühlen funktioniert. Wo Denken die Hauptfunktion ist, befindet sich das Fühlen notwendigerweise in einer minderwertigen Situation. Das Gleiche gilt für die anderen drei Funktionen. Ich möchte Ihnen das an einem Diagramm näher erläutern.

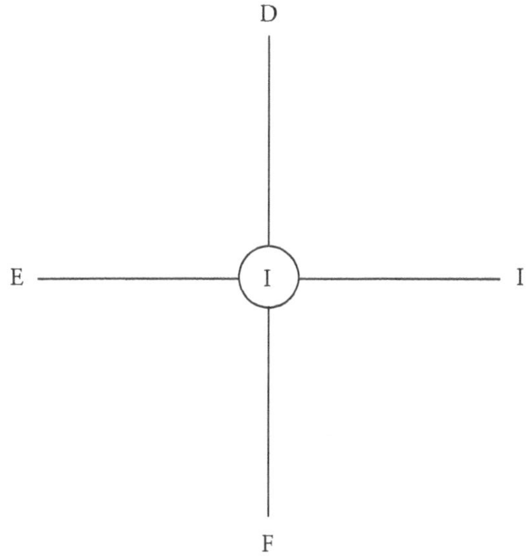

Abb. 1: Die Funktionen

Wir haben hier das sogenannte Funktionenkreuz (Abb. 1). In der Mitte befindet sich das Ich (I), dem ein bestimmter Betrag an Energie zur Verfügung steht, die Willenskraft. Beim Denktyp kann diese Willenskraft auf das Denken (D) gerichtet werden. Das Fühlen (F) müssen wir hier unten anbringen, da es in diesem Fall die minderwertige Funktion ist. Das kommt daher, dass man beim Denken das Fühlen ausschalten muss und beim Fühlen das Denken. Wenn man denkt, muss man das Fühlen und die Gefühlswerte beiseitelassen, weil diese das Denken am empfindlichsten stören. Auf der anderen Seite schalten Menschen, die vom Fühlen her leben, gern das Denken aus, und sie tun recht daran, denn diese zwei Funktionen schließen sich gegenseitig aus. Eine Reihe von Leuten haben mir schon gesagt, ihr Denken sei ebenso differenziert wie das Fühlen, das konnte ich aber nicht glauben, denn es ist nicht möglich, die beiden gegensätzlichen Funktionen gleich vollkommen ausgebildet gleichzeitig zur Verfügung zu haben.

Das Gleiche gilt für Empfinden (E) und Intuieren (I). Wie verhalten sich diese beiden Funktionen zueinander? Wenn man objektive Tatsachen beobachten will, kann man nicht zu gleicher Zeit »um die Ecken schauen«. Bei einem Menschen, der hauptsächlich die Empfindungsfunktion benützt, kann man bei genauem Hinsehen feststellen, dass die Achsen seiner Augen die Tendenz haben, zu konvergieren und an einem Punkt zusammenzutreffen. Wenn Sie den Ausdruck oder die Augen intuitiver Menschen beobachten, werden Sie feststellen, dass ihr Blick die Dinge nur berührt – sie sehen nicht genau hin, sie leuchten die Dinge vielmehr an, nehmen ihre Fülle in sich auf, und aus der Mannigfaltigkeit des Wahrgenommenen tritt ein bestimmter Punkt in die Peripherie ihres Gesichtskreises, und das ist die Ahnung. Oft kann man vom Ausdruck der Augen her feststellen, ob jemand intuitiv ist oder nicht. Der Intuitive interessiert sich im Allgemeinen nicht für die Details. Er versucht immer, die Situation als Ganzes in sich aufzunehmen, und dann tritt plötzlich etwas aus dieser Ganzheit in den Vordergrund. Der Empfindungstyp sieht die Dinge, wie sie sind, aber er hat keine Intuition, ganz einfach weil diese beiden Dinge nicht gleichzeitig funktionieren können. Das wäre zu schwierig, weil das Prinzip der einen Funktion das Prinzip der anderen Funktion ausschließt. Aus diesem Grund bezeichne ich sie hier als Gegensätze.

Von diesem einfachen Diagramm aus können Sie nun eine Menge sehr wichtiger Schlüsse auf die Struktur des Bewusstseins eines Menschen ziehen. Ist zum Beispiel das *Denken* sehr differenziert, wird das Fühlen undifferenziert sein. Was heißt das? Soll es heißen, dass solche Menschen keine Gefühle haben? Nein, ganz im Gegenteil. Sie sagen einem sogar: »Ich habe sehr starke Gefühle. Ich bin sehr temperamentvoll und emotional.« Diese Menschen stehen im Bann ihrer Emotionen, sie werden von ihnen beherrscht und zuweilen überwältigt. Es ist zum Beispiel sehr interessant, das Privatleben von Professoren zu studieren. Wenn Sie genau wissen wollen, wie der Intellektuelle sich zu Hause verhält, fragen Sie seine Frau: Sie wird Ihnen etwas erzählen können!

Beim *Fühltyp* verhalten sich die Dinge umgekehrt. Entwickelt er sich normal, dann wird er sich nie stark durch Denken stören lassen; wird er aber neurotisch, dann wird er durch Gedanken gestört. Das Denken tritt dann zwanghaft auf, und er kann gewissen Gedanken nicht ausweichen.

Er ist ein sehr netter Mensch, aber er hat erstaunliche Überzeugungen und Vorstellungen, und sein Denken ist minderwertig. Er wird vom Denken gefangengehalten, ist in bestimmten Gedanken festgefahren, und er kann sich nicht daraus lösen, weil er nicht überlegen kann. Seine Gedanken sind unelastisch und unverrückbar. Ein Intellektueller andererseits sagt einfach: »Ich fühle das eben so«, und kein Argument kommt dagegen an. Nur wenn er in seinen Emotionen richtig durchgekocht wird, kann er sich aus ihnen befreien. Er kann nicht aus seinem Fühlen herausargumentiert werden, und er wäre ein sehr unvollständiger Mensch, wenn er es könnte.

Ähnlich verhält es sich beim *Empfindungs-* und beim *Intuitionstyp*.

Der Intuitive fühlt sich immer von der Realität der Dinge bedrängt; vom Realitätsstandpunkt aus ist er ein Versager; er ist immer auf neue Lebensmöglichkeiten aus. Er ist ein Mensch, der ein Feld bebaut und, bevor die Ernte reif ist, schon wieder zu einem neuen Feld unterwegs ist. Er hat gepflügte Felder hinter sich und dauernd neue Hoffnungen vor sich, und nichts wird in die Wirklichkeit umgesetzt. Der Empfindungstyp hingegen bleibt bei den Dingen. Er verharrt in einer gegebenen Realität. Für ihn ist etwas wahr, wenn es real ist. Und was bedeutet es für den Intuitiven, wenn etwas real ist? Es ist genau das Verkehrte; es sollte nicht sein, etwas anderes sollte sein. Wenn der Empfindungstyp nicht eine gegebene Realität vor sich hat – vier Wände um sich herum –, wird er krank. Stecken Sie aber einen Intuitiven in vier Wände, in denen er leben soll, so hat er nur den einen Gedanken: wie er sich daraus befreien kann. Für ihn ist eine gegebene Situation ein Gefängnis, das er so rasch wie möglich verlassen muss, um neuen Möglichkeiten zusteuern zu können.

Diese Unterschiede spielen in der praktischen Psychologie eine große Rolle. Glauben Sie nicht, ich stecke die Menschen in Schubladen und sage: »Er ist ein Intuitiver« oder »Er ist ein Denktyp«. Ich werde oft gefragt: »Ist nicht der und der ein Denktyp?« Dann antworte ich: »Das habe ich mir noch nie überlegt«, und das stimmt auch. Es ist ein Unsinn, die Menschen in Kategorien einzuteilen und mit Etiketten zu versehen. Aber wenn man ein umfangreiches empirisches Material vor sich hat, ist man auf unterscheidende Orientierungsmerkmale angewiesen, die einem die Übersicht erleichtern. Ohne Übertreibung darf ich wohl sagen, dass es für mich außerordentlich wichtig ist, irgendeine Art von Ordnung in mein empirisches Material zu bringen, vor allem, wenn ich gestörte oder verwirrte Menschen vor mir habe, oder wenn ich ihre Art oder ihren Zustand jemand anderem erklären muss. Wenn man zum Beispiel das Verhalten der Ehefrau dem Ehemann erklären soll oder umgekehrt, dann kann es sehr hilfreich sein, solche objektiven Kriterien beiziehen zu können; andernfalls bleibt es dauernd bei dem »Er sagt« – »Sie sagt«.

Grundsätzlich besitzt die minderwertige Funktion nicht die Eigenschaften der bewusst differenzierten Funktion. Diese kann im Prinzip vom Willen her gesteuert werden. Ein echter Denktyp kann sein Denken mit dem Willen leiten und seine Gedanken unter Kontrolle halten. Er ist nicht der Sklave seiner Gedanken, er kann auch an etwas anderes denken. Er kann sagen: »Ich kann mir etwas anderes ausdenken; ich kann das Gegenteil denken.« Der Fühltyp hingegen kann das nicht, denn er vermag seinen Gedanken nicht zu entfliehen. Die Gedanken besitzen ihn, oder besser: Er ist von seinen Gedanken besessen. Das Denken hat etwas Faszinierendes für ihn, und daher flößt es ihm Furcht ein. Der Denktyp hat Angst davor, von seinen Gefühlen übermannt zu werden, weil sein Fühlen archaischen Charakter hat und er sich in der Lage eines archaischen Menschen befindet: Er ist das hilflose Opfer seiner Emotionen. Dies ist auch der Grund dafür, dass der Primitive so außerordentlich höflich ist: Er ist sorgfältig darauf bedacht, die Gefühle seiner Mitmenschen nicht zu verletzen, denn das könnte gefährlich werden. Viele unserer Sitten und Gebräuche lassen sich durch diese archaische Höflichkeit erklären. So ist es zum Beispiel nicht üblich, jemand die Hand zu schütteln und dabei die linke Hand in der Tasche oder auf dem Rücken zu haben: Man muss doch zeigen, dass man keine Waffe in der Hand trägt. Der orientalische Gruß mit ausgestreckten, nach oben geöffneten Handflächen bedeutet: »Ich habe nichts in den Händen.« Beim Kotau beugt man den Kopf bis zu den Füßen des anderen, damit er sieht, wie völlig wehrlos man ist und dass man ihm voll und ganz vertraut. Bei den Primitiven kann man die Symbolik der Verhaltensweisen sehr gut studieren, und man versteht auch, weshalb sie sich vor den Mitmenschen fürchten. Wir fürchten uns in ähnlicher Weise vor unserer minderwertigen Funktion. Wenn Sie sehen, wie sehr ein typischer Intellektueller Angst davor hat, sich zu verlieben, so werden Sie diese Angst zunächst sehr töricht finden. Aber er hat vermutlich gute Gründe für seine Angst, denn höchstwahrscheinlich wird er sich in einem solchen Fall wirklich unsinnig benehmen. Er wird von seinen Gefühlen überwältigt werden, da diese nur auf einen archaischen oder gefährlichen Frauentyp reagieren. Deshalb neigen manche Intellektuelle dazu, unter ihrem Niveau zu heiraten. Sie werden vielleicht von der Vermieterin oder von der Köchin eingefangen; in Wirklichkeit gehen sie ihren eigenen archaischen Gefühlen in die Falle, über die sie sich keine Rechenschaft geben. Sie fürchten sich daher mit Recht, denn ihre Gefühle können sie ins Verderben führen. Im Denken sind sie unangreifbar. Darin sind sie stark und unabhängig; aber über ihr Gefühl können sie beeinflusst, überwältigt, betrogen und ausgenutzt werden, und sie wissen das sehr gut. Man sollte daher nie einen Intellektuellen in sein Gefühl hineinzwingen wollen. Er unterdrückt es mit eiserner Faust, weil er weiß, wie gefährlich es ist.

Dieses Gesetz kann auf jede Funktion angewendet werden. Die minderwertige Funktion ist immer mit einem archaischen Persönlichkeitsaspekt in uns assoziiert; in unserer minderwertigen Funktion sind wir alle Primitive. In unserer differenzierten Funktion sind wir Zivilisierte und haben so etwas wie einen freien Willen; aber wenn es sich um die minderwertige Funktion handelt, so ist es um jeglichen freien Willen geschehen. Sie ist wie eine offene Wunde – oder wenigstens wie eine offene Tür, durch die alles eintreten kann.

Nun kommen wir zu den *endopsychischen Funktionen* des Bewusstseins. Die Funktionen, von denen wir bisher gesprochen haben, regeln oder unterstützen unsere bewusste Orientierung in den Beziehungen zur Umwelt, sie gelten aber nicht für die Beziehungen zu jenen Dingen, die sozusagen unterhalb des Ich liegen. Das Ich ist nur ein Bewusstseinsteilchen, das auf dem Ozean der dunklen Dinge schwimmt. Die dunklen Dinge sind die inneren Dinge. Auf dieser inneren Seite liegt eine psychische Schicht, die eine Art Bewusstseinsrand um das Ich herum bildet.

Ich will Ihnen das durch ein Diagramm illustrieren. (Abb. 2)

Nehmen wir an, A A sei die Bewusstseinsschwelle. Dann wäre D jener Teil des Bewusstseins, der sich auf die ektopsychische Welt B bezieht, das heißt die Welt, die von den besprochenen

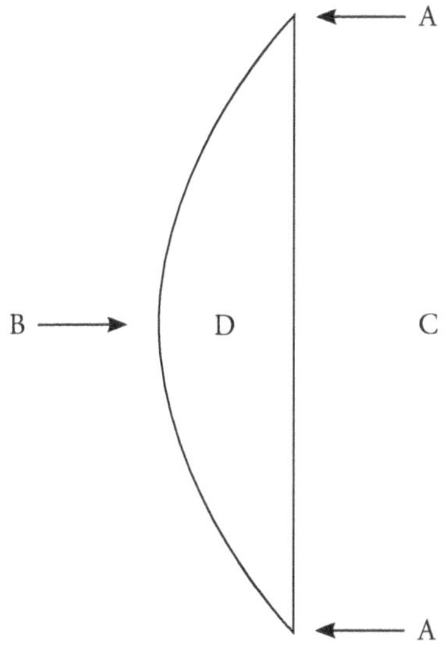

Abb. 2: Das Ich

Funktionen beherrscht wird. Auf der anderen Seite jedoch, der mit C bezeichneten, liegt die *Schattenwelt.* Nach jener Seite hin wird das Ich selbst etwas dunkel, wir können dort nicht hineingehen, wir sind uns selbst ein Rätsel. Wir kennen das Ich nur in D, in C kennen wir es nicht. Daher entdecken wir immer wieder etwas Neues über uns selbst. Fast jedes Jahr taucht wieder etwas Neues auf, das uns bisher unbekannt war. Jedes Mal meinen wir, jetzt seien wir am Ende unserer Entdeckungen angelangt. Das sind wir aber nie. Wir finden heraus, dass wir das und jenes und noch anderes sind, und dabei können wir die erstaunlichsten Dinge erleben. Daraus geht hervor, dass es immer noch Teile unserer Persönlichkeit gibt, die unbewusst, die noch im Werden sind; wir sind unvollendet, wir wachsen und verändern uns. Und doch ist die Persönlichkeit, die wir im nächsten Jahr sein werden, heute schon anwesend, nur liegt sie noch im Schatten. Das Ich ist wie ein beweglicher Rahmen über einem Film. Die künftige Persönlichkeit ist noch nicht sichtbar, aber wir sind auf dem Wege zu ihr und bekommen plötzlich das künftige Wesen ins Blickfeld. Diese Möglichkeiten gehören natürlich zur dunklen Seite des Ich. Wir wissen, was wir sind und waren, aber wir wissen nicht, was wir sein werden.

Die *erste* Funktion dieser endopsychischen Seite ist daher das *Gedächtnis*. Die Funktion des Gedächtnisses oder der Reproduktion verbindet uns mit den Dingen, die aus dem Bewusstsein entschwunden und unter die Bewusstseinsschwelle gesunken sind oder die beiseitegeschoben und verdrängt wurden. Was wir Gedächtnis oder Erinnerung nennen, ist die Fähigkeit, unbewusst gewordene Inhalte zu reproduzieren. Diese Fähigkeit ist die erste Funktion, die wir in ihrer Beziehung zwischen unserem Bewusstsein und jenen Inhalten, die momentan nicht im Bewusstseinsfeld liegen, klar herausheben können.

Die *zweite* endopsychische Funktion betrifft ein schwierigeres Problem. Hier geraten wir in die Dunkelheit und verlieren den Boden unter den Füßen. Es handelt sich um die *subjektiven Komponenten der bewussten Funktionen*. Ich hoffe, mich klar ausdrücken zu können. Wenn Sie zum Beispiel einen Menschen kennenlernen, den Sie nie zuvor gesehen haben, dann machen Sie sich natürlicherweise gewisse Gedanken über ihn. Das, was Sie über ihn denken, werden Sie ihm nicht immer gleich mitteilen wollen; vielleicht denken Sie Dinge, die gar nicht wahr sind, die nicht der Wirklichkeit entsprechen. Es handelt sich also eindeutig um subjektive Reaktionen. Solche Reaktionen nun treten auch bezüglich Dingen und Situationen auf. Der Einsatz einer Bewusstseinsfunktion – auf welches Objekt sie auch gerichtet sein mag – ist immer von subjektiven Reaktionen begleitet, die wir uns selbst mehr oder weniger ungern zugeben, die unrichtig oder ungenau sind. Wir werden des Ablaufs dieser Dinge in uns peinlich gewahr, aber keiner gibt gern zu, dass er ihnen unterworfen ist. Er lässt sie lieber im Schatten, weil es ihm dann leichter fällt anzunehmen, er sei völlig unschuldig, anständig, ehrlich und aufrichtig, völlig guten Willens usw. Sie kennen alle solche Beteuerungen. In Wirklichkeit ist man das alles nicht. Man hat eine Unmenge subjektiver Reaktionen, aber es bekommt einem nicht allzu gut, sie zuzugeben. Diese Reaktionen nenne ich die subjektiven Komponenten. Sie sind ein sehr wesentlicher Bestandteil der Beziehung zu unserer inneren Seite. Hier werden die Dinge ausgesprochen schmerzhaft. Deshalb ist es so unangenehm, sich mit dieser Schattenwelt des Ich zu befassen. Wir schließen gern unsere Augen vor der eigenen Schattenseite; daher gibt es viele Leute in unserer zivilisierten Gesellschaft, die ihren Schatten überhaupt verloren haben; sie haben ihn abgeschafft. Sie sind nur zweidimensional; sie haben die dritte Dimension, und damit meistens auch den Körper, verloren. Der Körper ist ein sehr zweifelhafter Freund, denn er bringt Dinge zum Vorschein, die wir gar nicht schätzen; es gibt zu vieles, was den Körper trifft, worüber man nicht sprechen kann. Er ist häufig die Verkörperung dieses Ich-Schattens. Manchmal ist er der »dunkle Punkt«, den natürlich jeder gern loswerden möchte. Es dürfte jetzt wohl klargeworden sein, was ich unter den subjektiven Komponenten verstehe. Sie stellen im Allgemeinen die Neigung dar, in einer bestimmten Weise zu reagieren, und gewöhnlich ist diese Neigung nicht allzu positiv.

Es gibt hier aber eine Ausnahme: Sie bezieht sich auf Menschen, die nicht – wie wir es alle von uns als selbstverständlich voraussetzen – auf der positiven Seite leben und immer die richtigen Dinge tun. Es sind Menschen, die wir Pechvögel nennen; sie geraten immer in unerfreuliche Situationen und verursachen überall Aufregungen, weil sie ihren eigenen Schatten *leben*; sie leben ihre eigene Verneinung. Es sind Menschen, die zu spät ins Konzert oder zu einem Vortrag kommen; und weil sie sehr bescheiden sind und niemand stören wollen, schleichen sie sich irgendwo hinten hinein, und dann stolpern sie über einen Stuhl und machen einen furchtbaren Lärm, so dass das ganze Publikum zu ihnen hinschaut. Das sind die Pechvögel.

Nun kommen wir zur *dritten* endopsychischen Komponente – ich kann nicht sagen: Funktion. Beim Gedächtnis kann man von Funktion sprechen; aber auch es ist nur bis zu einem gewissen Grad eine dem Willen und der bewussten Kontrolle unterstehende Funktion. Oft ist es sehr eigenwillig – wie ein scheuendes Pferd, das sich nicht einfangen lässt. Es verweigert seinen Dienst oft in höchst peinlicher Weise. All dies ist bei den subjektiven Komponenten und Reaktionen noch viel mehr der Fall. Hier wird es wirklich schlimm, denn nun treten die *Emotionen und Affekte* in Erscheinung. Diese sind eindeutig keine Funktionen mehr, sondern Ereignisse, denn in der Emotion wird man im wörtlichen Sinn »wegbewegt«, über den Haufen geworfen; das hochanständige Ich wird auf die Seite gestellt, und etwas anderes übernimmt die Führung. Wir sagen irr einem solchen Fall: »Er ist außer sich« oder »Der Teufel reitet ihn« oder »Was ist in ihn gefahren?«, denn er benimmt sich wie ein Besessener. Der Primitive sagt nicht, er habe im Zorn jedes Maß überschritten; er sagt, ein Geist sei in ihn gefahren und habe ihn vollständig verwandelt. So etwas geschieht in der Emotion. Man ist wirklich besessen, nicht mehr man selbst, und die Ich-Kontrolle ist praktisch aufgehoben. Das ist eine Situation, in der das Innere des Menschen von ihm Besitz ergreift, ohne dass er etwas dagegen tun kann. Er kann die Fäuste ballen und die Zähne zusammenbeißen – aber er bleibt im Banne der Emotion.

Der *vierte* wichtige endopsychische Faktor ist das, was ich als *Einbruch* bezeichne. Wo er vorliegt, hat der Schatten, das Unbewusste, die Herrschaft völlig an sich gerissen und kann daher ins Bewusstsein einbrechen. In einem solchen Fall ist die Bewusstseinskontrolle auf dem Tiefpunkt angelangt. Solche Augenblicke im Menschenleben müssen nicht unbedingt als pathologisch bezeichnet werden, oder dann höchstens in der früheren Bedeutung des Wortes, als Pathologie die Wissenschaft von den Leidenschaften darstellte. In diesem Sinn kann man eine solche Situation pathologisch nennen; aber im Grunde ist es einfach eine außerordentliche Situation, in der der Mensch vom Unbewussten ergriffen ist und man nicht wissen kann, was daraus wird. Man kann den Kopf verlieren und trotzdem mehr oder weniger normal sein. Wir haben keinen Anlass, Dinge als abnormal zu bezeichnen, die unsere Vorfahren sehr gut kannten, weil sie bei den Primitiven völlig normale Vorgänge sind. Sie sprechen davon, dass ein Teufel oder ein Inkubus oder ein Geist in den Menschen eingegangen sei, oder dass seine Seele ihn verlassen habe – eine seiner Teilseelen, von denen sie manchmal bis zu sechs besitzen. Wenn ihn seine Seele verlässt, ist er plötzlich in anderer Stimmung; er hat eine Einbuße erlitten, er leidet an einem Selbst-Verlust. Diesen Vorgang kann man bei neurotischen Patienten häufig beobachten. Plötzlich verlieren sie ihre Energie, sie verlieren sich selbst, und sie geraten unter einen fremden Einfluss. Diese Phänomene sind noch nicht pathologisch; sie gehören zu den normalen Erscheinungsformen des Menschlichen; nur wenn sie habituell werden, sprechen wir mit Recht von einer Neurose. Solche Dinge können also zur Neurose führen; zunächst sind sie aber einfach außergewöhnliche Zustände normaler Menschen. Überwältigende Emotionen zu haben, ist nicht pathologisch, sondern nur unerwünscht. Wir brauchen kein solches Wort wie »pathologisch« zu erfinden für etwas Unerwünschtes, denn es gibt viele andere unerwünschte Dinge in der Welt, die nicht pathologisch sind, zum Beispiel Steuereinzieher.

Diskussion

Dr. J. A. Hadfield:
In welchem Sinn verwenden Sie den Begriff Emotion? Sie haben den Ausdruck Fühlen für Dinge gebraucht, für die wir hier vielfach Emotion sagen würden. Hat der Ausdruck Emotion eine bestimmte Bedeutung für Sie?

C.G. Jung:
Ich bin dankbar für diese Frage, denn meistens begegnet man großen Missverständnissen und Fehlern bezüglich des Begriffes Emotion. Natürlich kann jeder die Worte nach seinem eigenen Belieben verwenden, aber in der wissenschaftlichen Sprache muss man gewisse Unterscheidungen festlegen und beibehalten, damit jeder weiß, wovon man spricht. Sie werden sich erinnern, dass ich das Fühlen als die Funktion des Wertens definiert habe, wobei ich dieser Funktion keine besondere emotionale Bedeutung beilege. Für mich ist Fühlen im differenzierten Zustand eine rationale Funktion. Ist es nicht differenziert, dann geschieht es einfach und weist alle jene archaischen Eigenschaften auf, die man mit dem Wort »unvernünftig« zusammenfassen kann. Aber das bewusste Fühlen ist eine rationale, an Wertkriterien orientierte Funktion.

Wenn man Emotionen untersucht, so hat man eigentlich immer Zustände vor Augen, die durch physiologische Innervationen gekennzeichnet sind. Daher kann man Emotionen auch bis zu einem gewissen Grad messen – nicht ihren psychischen, aber doch ihren physiologischen Anteil. Sie kennen die James-Lange-Theorie der Affekte[6]. Für mich sind Emotionen Affekte in dem Sinne, als man durch etwas »affiziert« wird. Etwas tut einem etwas an, es durchkreuzt die eigenen Pläne. In der Emotion werden Sie weggelegt. Sie werden aus sich herausgeworfen. Sie sind außer sich, wie wenn eine Explosion Sie aus Ihnen herausgeschleudert und neben Sie gestellt hätte. Der ein solches Erlebnis begleitende physiologische Zustand kann genau beobachtet werden. Der Unterschied wäre also der folgende: Fühlen läuft ohne körperliche oder fassbar physiologische Manifestationen ab, während die Emotion durch einen veränderten physiologischen Zustand ge-

6 Die Theorie wurde unabhängig voneinander von William James und dem dänischen Physiologen C.G. Lange vorgelegt und wird allgemein unter beider Namen aufgeführt.

kennzeichnet ist. Die James-Lange-Theorie behauptet, wie Sie wissen, dass man erst dann wirklich in eine Emotion gerät, wenn man sich der physiologischen Veränderungen des Gesamtzustandes bewusst wird. Das können wir beobachten, wenn wir uns in einer Situation befinden, in der wir uns erwartungsgemäß ärgern werden. Man weiß, dass man wütend wird, und dann spürt man, wie einem das Blut in den Kopf steigt, und *dann* wird man wirklich wütend, aber nicht vorher. Zuerst weiß man nur, dass man wütend werden wird, aber wenn das Blut zum Kopf steigt, wird man zum Sklaven des eigenen Ärgers, der Körper wird in Mitleidenschaft gezogen, und weil man sich bewusst wird, dass man sich aufregt, ärgert man sich doppelt so stark, als notwendig wäre. Dann befindet man sich wirklich in einer Emotion. Beim Fühlen hingegen funktioniert die Kontrolle. Man beherrscht die Situation und kann sagen: »Ich habe ein gutes oder ein schlechtes Gefühl über dies und jenes.« Alles ist ruhig, und es geschieht nichts. Man kann jemandem ganz ruhig und freundlich mitteilen: »Ich hasse dich.« Nur wenn man es trotzig herausschreit, ist man in einer Emotion. Wenn man es ruhig sagt, wird keine Emotion verursacht, weder bei einem selbst noch beim anderen. Emotionen sind sehr ansteckend, sie sind die eigentlichen psychischen Bazillenträger. Man spürt das zum Beispiel, wenn man sich in einer emotional erregten Menschenmenge befindet: Ob man es will oder nicht, wird man von dieser Emotion mitgerissen. Die Gefühle anderer Menschen hingegen berühren uns überhaupt nicht. Aus diesem Grund wirkt der differenzierte Fühltyp eher abkühlend auf seine Umgebung, während der emotionale Typ einen aufheizt, da er dauernd Feuerstrahlen aussendet. Die Flamme der Emotion steht ihm ins Gesicht geschrieben. Sie dringt in einen ein und stört das eigene sympathische Nervensystem, so dass man nach einer gewissen Zeit die gleichen Symptome aufweist wie der andere. Bei den Gefühlen ist das nicht so. Habe ich mich verständlich ausgedrückt?

Dr. Henry V. Dicks:
Darf ich, in Weiterführung dieses Themas, fragen, welche Beziehung Ihrer Meinung nach zwischen Affekten und Gefühlen besteht?

C.G. Jung:
Es handelt sich um einen Gradunterschied. Wird eine Wertvorstellung überwältigend stark, dann wird sie in einem bestimmten Augenblick – das heißt, sobald sie physiologische Innervationen verursacht – zur Emotion. Vermutlich sind alle unsere inneren Vorgänge von leichten physiologischen Störungen begleitet, nur sind diese so gering, dass wir sie nicht messen können. Aber es gibt eine ziemlich empfindlich reagierende Methode zur Messung von Emotionen beziehungsweise von deren physiologischem Aspekt, und das ist das Psychogalvanische Experiment[7]. Es beruht auf der Tatsache, dass der elektrische Hautwiderstand unter dem Einfluss von Emotionen abnimmt. Beim Vorhandensein eines Gefühls nimmt er nicht ab.

Ich will Ihnen ein Beispiel geben. Ich habe mit meinem früheren Professor an der Klinik folgendes Experiment gemacht. Er fungierte als meine Versuchsperson im Labor mit dem Apparat zur Demonstrierung des psychogalvanischen Phänomens. Ich sagte ihm, er solle an etwas denken, was ihm außerordentlich unangenehm sei, von dem ich selbst aber nichts wissen könne, also an etwas mir Unbekanntes, aber ihm Bewusstes und woran er nur mit großem Unbehagen denke. Das tat er. Er kannte solche Experimente und war sehr gut imstande, sich zu konzentrieren. Er konzentrierte sich also auf etwas, und der Hautwiderstand veränderte sich kaum merkbar. Der Strom verstärkte sich überhaupt nicht. Dann glaubte ich eine Ahnung zu haben. Am gleichen Vor-

[7] Jung mit Peterson, *Psychophysische Untersuchungen mit dem Galvanometer und dem Pneumographen bei Normalen und Geisteskranken* (GW 2); mit Ricksher, *Weitere Untersuchungen über das galvanische Phänomen und die Respiration bei Normalen und Geisteskranken* (GW 2).

mittag hatte ich bemerkt, dass irgendetwas vorgegangen sein musste, was meinem Chef außerordentlich unangenehm war. Daher dachte ich, jetzt versuche ich einmal etwas. Ich sagte einfach zu ihm: »Handelt es sich nicht um den Fall soundso?«, und nannte den Namen. Im gleichen Augenblick war eine Flut von Emotionen feststellbar. Das war die *Emotion;* die erste Reaktion war ein *Gefühl.*

Es ist bemerkenswert, dass hysterische Schmerzen nicht zu einer Kontraktion der Pupillen führen; sie sind von keinen physiologischen Innervationen begleitet, und doch sind es intensive Schmerzen. Aber physischer Schmerz kontrahiert die Pupillen. Man kann intensive Gefühle ohne physiologische Veränderung haben; sobald aber physiologische Veränderungen auftreten, ist man besessen, dissoziiert, aus der inneren Behausung herausgeworfen, die jetzt allen Teufeln offensteht.

Dr. Eric Graham Howe:
Könnte man den Gegensatz zwischen Emotion und Gefühl demjenigen zwischen Erkennen und Begehren (cognition and conation) gleichsetzen? Fühlen würde dann dem »Erkennen« entsprechen und Emotion dem »Begehren«.

C.G. Jung:
Ja, das könnte man in philosophischer Terminologie so ausdrücken. Ich habe nichts dagegen.

Dr. Howe:
Darf ich noch etwas vorbringen? Ihre Einteilung in die vier Funktionen – Empfinden, Denken, Fühlen und Intuieren – scheint mir mit der Einteilung in vier Dimensionen übereinzustimmen. Sie haben mit Bezug auf den menschlichen Körper selbst den Ausdruck »dreidimensional« gebraucht, und Sie haben auch gesagt, dass die Intuition sich insofern von den anderen drei Funktionen unterscheidet, als sie das Element der Zeit einschließt. Vielleicht

könnte sie daher einer vierten Dimension entsprechen? Falls dem so ist, würde »Empfinden« der ersten Dimension, »wahrnehmende Erkenntnis« der zweiten, »begriffliche Erkenntnis« (die vielleicht Ihrem Fühlen entsprechen würde) der dritten und die »Intuition« der vierten Dimension in einem solchen System gleichkommen.

C.G. Jung:
Sie können es so ausdrücken. Da die Intuition manchmal so zu funktionieren scheint, als ob es keinen Raum, und manchmal so, als ob es keine Zeit gäbe, könnte man tatsächlich sagen, dass ich hier eine Art vierter Dimension hinzufüge. Man sollte aber nicht zu weit gehen. Die Idee der vierten Dimension bringt keine Tatsachen hervor. Die Intuition ist so etwas wie H. G. Wells' Zeitmaschine.[8] Sie erinnern sich wohl an diesen seltsamen Motor, der, wenn man sich daraufsetzt, mit einem in die Zeit statt in den Raum fährt. Er besteht aus vier Säulen, von denen drei immer sichtbar sind, während die vierte nur unbestimmt gesehen wird, da sie das Zeitelement darstellt. So leid es mir tut – die Intuition ist so etwas wie diese vierte Säule. Es gibt eben so etwas wie unbewusste Wahrnehmung oder eine Wahrnehmung auf Wegen, die uns nicht bewusst sind. Es gibt empirische Beweise für die Existenz dieser Funktion. Solche Dinge gibt es halt. Mein Intellekt wäre froh über ein klar umrissenes Universum ohne dunkle Ecken, aber man kann diese Spinnweben im Kosmos nicht übersehen. Trotzdem kann ich nicht finden, dass es mit der Intuition irgendetwas Mystisches auf sich hat. Kann zum Beispiel jemand mit absoluter Beweiskraft erklären, weshalb gewisse Vögel sich auf enorm lange Flüge begeben, oder weshalb Raupen, Schmetterlinge, Ameisen oder Termiten ihren spezifischen Tätigkeiten nachgehen? Es gibt hier eine Unmenge ungelöster Fragen. Oder nehmen Sie den Umstand, dass Wasser bei vier Grad Celsius seine größte Dichte hat. Woher kommt das? Weshalb ist die Energie

8 *The Time Machine. An Invention.*

quantitativ begrenzt? Nun – sie ist es eben, und das ist unbequem. Es ist wirklich nicht recht, dass es solche Dinge gibt, aber es gibt sie. Es ist genauso wie mit der alten Frage: »Weshalb hat Gott die Fliegen erschaffen?« – Er hat es eben.

Dr. Wilfred R. Bion:
Warum haben Sie bei Ihrem Experiment den Professor gebeten, an etwas zu denken, was ihm selbst unangenehm und Ihnen unbekannt war? Glauben Sie, dass es von Bedeutung ist, dass er im zweiten Experiment wusste, dass Ihnen sein unangenehmes Erlebnis bekannt war, und dass das einen Einfluss auf die emotionale Reaktion in den zwei Experimenten hatte?

C. G. Jung:
Ja, gewiss. Ich ging davon aus, dass es viel angenehmer ist, zu wissen, dass ein anderer von irgendetwas nichts weiß; wenn man weiß, dass der andere auch davon weiß, ist das etwas anderes und sehr unangenehm. Im Leben jedes Arztes gibt es Fälle, von denen es einem sehr peinlich ist, wenn ein Kollege davon weiß, und ich war fast hundertprozentig sicher, dass er explodieren würde wie eine Mine, wenn ich ihm andeutete, ich wisse, worum es gehe; und so geschah es denn auch. Das war der Grund für mein Vorgehen.

Dr. Eric B. Strauss:
Würde Dr. Jung bitte noch näher erklären, weshalb er Fühlen eine rationale Funktion nennt? Sodann habe ich noch nicht ganz verstanden, was er unter Fühlen versteht. Die meisten von uns verstehen unter diesem Ausdruck Gegensätze wie Vergnügen, Schmerz, Spannung und Entspannung. Wenn ferner, wie Dr. Jung behauptet, zwischen Gefühl und Emotion nur ein Gradunterschied besteht, warum setzt er sie dann sozusagen auf verschiedene Seiten der Grenze? Weiter: Dr. Jung behauptet, dass ein Kriterium oder sogar das Hauptkriterium darin besteht, dass

Emotionen von physiologischen Veränderungen begleitet sind, Gefühle hingegen nicht. Die Experimente von Professor Freudlicher[9] in Berlin haben meines Erachtens jedoch deutlich gezeigt, dass einfache Gefühle wie Vergnügen, Schmerz, Spannung und Entspannung doch physiologische Veränderungen, zum Beispiel solche des Blutdrucks, im Gefolge haben, die heute mit sehr genau arbeitenden Apparaten aufgezeichnet werden können.

C.G. Jung:
Es trifft zu, dass Gefühle dann, wenn sie emotionalen Charakter aufweisen, physiologische Wirkungen auslösen; aber es gibt ohne Zweifel Gefühle, die den physiologischen Zustand nicht beeinflussen. Solche Gefühle sind in gewissem Sinn geistiger Art (mental), das heißt nicht emotional. Das ist der Unterschied, von dem ich gesprochen habe. Insofern als Fühlen eine Wertungsfunktion ist, werden Sie ohne weiteres einsehen, dass es hier nicht um etwas Physiologisches geht. Fühlen kann so abstrakt sein wie abstraktes Denken. Sie würden doch auch nicht sagen, abstraktes Denken sei etwas Physiologisches. Abstraktes Denken ist genau das, was der Ausdruck bezeichnet. Differenziertes Denken ist rational; und daher kann auch Fühlen rational sein, trotz dem Umstand, dass manche Menschen die Terminologie durcheinanderbringen.

Wir brauchen einen Begriff für die Zuweisung von Werten. Wir müssen diese spezifische Funktion in ihrem Unterschied zu anderen Funktionen bezeichnen können, und Fühlen scheint dafür ein geeigneter Ausdruck zu sein. Ich habe durchaus nichts dagegen, wenn die meisten denkenden Menschen zum Schluss kommen, Fühlen sei ein sehr schlechtes Wort dafür. Wenn Sie sagen: »Ich ziehe ein anderes Wort vor«, müssen Sie für die Funktion der Wertzumessung ein anderes Wort wählen, denn die Werte sind nun einmal da, und wir brauchen einen Begriff dafür.

---

9 Vielleicht stenographischer Verschrieb für Jakob Freundlich, »Herzstation« Wien.

Im Allgemeinen wird das Wertgefühl durch »Fühlen« ausgedrückt. Aber ich hänge durchaus nicht an dem Begriff. Ich bin sehr liberal Definitionen gegenüber, und ich lege solche nur deshalb vor, weil mir daran liegt, dass man weiß, was ich meine, wenn ich diesen oder jenen Ausdruck gebrauche. Wenn jemand lieber sagt, Fühlen sei eine Emotion, oder Fühlen sei etwas, das erhöhten Blutdruck hervorbringt, so habe ich nichts dagegen. Ich sage nur, dass ich »Fühlen« nicht in jenem Sinn verwende. Wenn die Menschen übereinkommen würden, es solle verboten sein, »Fühlen« in diesem Sinne zu verwenden, so hätte ich dagegen nichts einzuwenden. Im Deutschen gibt es die Begriffe Empfindung und Gefühl. Wenn Sie Goethe oder Schiller lesen, werden Sie feststellen, dass sogar die Dichter diese zwei Funktionen vermengen. Deutsche Psychologen haben bereits empfohlen, den Ausdruck Empfindung nicht mehr auf Fühlen anzuwenden, und vorgeschlagen, den Begriff Gefühl (Fühlen) den Wertvorstellungen zuzuweisen, während Empfindung den Sinneswahrnehmungen vorbehalten bleiben sollte. Kein moderner Psychologe würde sagen: »Das Gefühl meiner Augen oder meiner Ohren oder meiner Haut.« In der Umgangssprache sagt man natürlich, man fühle etwas im großen Zeh oder im Ohr, aber in der Wissenschaftssprache sind solche Formulierungen nicht mehr möglich. Würde man diese beiden Begriffe als gleichbedeutend ansehen, so käme es auf das Gleiche heraus, wie wenn ein Franzose von »les sensations les plus nobles de l'amour« sprechen würde. Darüber würden die Leute einfach lachen. Es wäre absolut unmöglich – shocking!

Dr. E. A. Bennet:
Sind Sie der Ansicht, dass die Hauptfunktion eines Menschen, der an manisch-depressiver Verstimmung leidet, in der Depressionsphase bewusst bleibt?

C.G. Jung:
Das würde ich nicht sagen. In Fällen manisch-depressiven Irreseins kann man gelegentlich feststellen, dass in der manischen Phase eine Funktion vorherrscht und in der depressiven Phase eine andere. So können Menschen, die in der manischen Phase lebhaft, sanguinisch, nett und freundlich sind und nicht viel denken, in der Depression plötzlich sehr gedankenvoll werden; dann haben sie zwanghafte Gedanken – und umgekehrt. Ich kenne eine Reihe von Intellektuellen mit manisch-depressiver Anlage. In der manischen Phase denken sie frei, sie sind produktiv, sehr klar und sehr abstrakt. In der depressiven Phase haben sie zwanghafte Gefühle; sie werden von schrecklichen Stimmungen beherrscht – Stimmungen, nicht Gedanken. Es handelt sich hier natürlich um Fragen der persönlichen Psychologie. Man kann dies am besten bei Menschen um vierzig und darüber feststellen, die eine ganz bestimmte Art Leben gelebt haben, ein intellektuelles oder ein wertbezogenes, und bei denen plötzlich dieser Aspekt untergeht und der gegensätzliche auftaucht. Es gibt sehr interessante Fälle dieser Art. Ein berühmtes literarisches Beispiel ist Nietzsche. Er ist ein höchst eindrücklicher Fall für den Umschlag der psychologischen Einstellung ins Gegenteil in der Lebensmitte. In seinen jüngeren Jahren war er der Aphoristiker im französischen Stil; später, mit achtunddreißig, als er »Also sprach Zarathustra« schrieb, brach er in eine dionysische Stimmung aus, die in absolutem Gegensatz stand zu allem, was er zuvor geschrieben hatte.

Dr. Bennet:
Ist die Melancholie nicht extravertiert?

C.G. Jung:
Das kann man nicht sagen, denn das ist eine inkommensurable Gegenüberstellung. Man könnte die Melancholie als einen introvertierten Zustand bezeichnen, aber sie ist keine bevorzugte Einstellung. Wenn man jemand introvertiert nennt, so meint man

damit, dass er introvertierte Verhaltensweisen vorzieht, aber er hat auch seine extravertierte Seite. Wir alle haben beides, sonst könnten wir uns überhaupt nicht anpassen, wir hätten keinen Einfluss, wir wären außer uns. Depression ist immer ein introvertierter Zustand. In der Melancholie sinkt man in eine Art Embryonalzustand zurück, und daher lassen sich dabei auch so viele seltsame physische Symptome feststellen.

Dr. Mary C. Luff:
Professor Jung hat die Emotion als etwas Zwanghaftes definiert, von dem das Individuum beherrscht wird. Es ist mir nun nicht ganz klar, welcher Unterschied zwischen »Einbrüchen« und »Affekten« besteht.

C.G. Jung:
Man erfährt manchmal selbst so etwas wie »pathologische« Emotionen, und dabei kann man feststellen, dass die seltsamsten Dinge als Emotionen auftreten können: Gedanken, die man nie zuvor gedacht hätte, zuweilen schreckliche Gedanken und Fantasien. So können zum Beispiel Menschen im Zustand eines großen Zorns anstelle der üblichen Gefühle von Rache usw. die grässlichsten Fantasien haben, wie beispielsweise einen Mord zu begehen, dem Feind Arme und Beine abzuschneiden und Ähnliches. Hierbei handelt es sich um ins Bewusstsein einbrechende Fragmente des Unbewussten, und im Fall einer vollentwickelten pathologischen Emotion kommt es zu einem eigentlichen Bewusstseinsschwund, in dem die Menschen zeitweise wild dahinrasen und völlig verrückte Dinge tun können. Das ist ein Einbruch. Der soeben beschriebene Zustand wäre als pathologisch zu bezeichnen, aber Fantasien in dieser Richtung können sich auch im Rahmen des Normalen ereignen.

Ich habe ganz unschuldige Leute sagen hören: »Ich könnte ihm Glied für Glied abschneiden«, und sie haben tatsächlich solche blutigen Fantasien; sie könnten Leuten »den Schädel einschlagen«; sie *tun* in der Fantasie, was sie in ruhigem Zustand lediglich in metaphorischem Sinn *sagen*. Wenn solche Fantasien lebendig werden und die Menschen beginnen, vor sich selbst Angst zu bekommen, dann spricht man von Einbruch.

Dr. Luff:
Ist das eine Verwirrtheitspsychose?

C. G. Jung:
Es braucht überhaupt keine Psychose zu sein. Es braucht auch nicht pathologisch zu sein; man kann das bei ganz normalen Menschen beobachten, wenn sie im Bann einer besonderen Emotion sind. Ich habe einmal ein sehr starkes Erdbeben erlebt. Es war das erste Mal in meinem Leben, dass ich ein Erdbeben durchmachte. Ich war völlig überwältigt von der Vorstellung, die Erde sei nicht fest, sondern vielmehr die Haut eines enormen Tieres, das sich geschüttelt habe wie ein Pferd. Ich war eine Zeitlang von dieser Vorstellung völlig gefangengenommen. Dann löste ich mich aus dieser Fantasie und erinnerte mich daran, was die Japaner über das Erdbeben sagen: dass der große Salamander sich umgedreht oder seine Lage verändert hat, der Salamander, der die Erde trägt. Der Gedanke beruhigte mich, dass da eine archaische Vorstellung in mein Bewusstsein eingedrungen war. Ich fand es bemerkenswert; ich nahm nicht an, dass es pathologisch war.

Dr. B. D. Hendy:
Würden Sie sagen, dass der Affekt, wie Sie ihn verstehen, durch einen bestimmten physiologischen Zustand *verursacht* wird, oder würden Sie sagen, dass die physiologische Veränderung das *Ergebnis* eines, sagen wir, Einbruchs ist?

C.G. Jung:
Die Frage nach der Beziehung zwischen Körper und Seele ist äußerst komplex. Sie kennen die James-Lange-Theorie, die sagt,

dass der Affekt eine Folge von physiologischen Veränderungen ist. Die Frage, ob der Körper oder der Geist der vorherrschende Faktor sei, wird immer je nach Charakter und Temperament beantwortet werden. Diejenigen, die zu der Theorie von der Vorherrschaft des Körpers neigen, werden sagen, dass innere Prozesse Epiphänomene der physiologischen Chemie sind. Diejenigen, die mehr an das Geistige glauben, werden das Gegenteil sagen; für sie ist der Körper lediglich der Anhang des Geistes, von dem alles ausgeht. Es handelt sich hier um eine philosophische Frage, und da ich kein Philosoph bin, kann ich hierüber nicht entscheiden. Alles, was wir empirisch aussagen können, ist, dass körperliche und geistig-seelische Vorgänge in einer Art und Weise zusammen geschehen, die ein Geheimnis für uns darstellt. Wegen unseres höchst lamentablen Geistes können wir uns Körper und Geist nicht als eines und dasselbe vorstellen; wahrscheinlich *sind* sie eins und dasselbe, aber wir sind unfähig, das zu denken. Die moderne Physik sieht sich vor der gleichen Schwierigkeit: Denken Sie an die bedauerlichen Dinge, die mit dem Licht geschehen! Das Licht verhält sich, wie wenn es aus Schwingungen bestünde, es verhält sich aber auch wie Korpuskeln. Es brauchte die sehr komplizierte mathematische Formel von Maurice de Broglie, um dem menschlichen Geist dazu zu verhelfen, die Möglichkeit zu erfassen, dass Schwingungen und Korpuskeln zwei Phänomene der gleichen Wirklichkeit sind,die lediglich unter verschiedenen Bedingungen beobachtet wird.[10] Wir können das nicht denken, wir sind aber gezwungen, es als Postulat hinzunehmen.

In der gleichen Weise ist der sogenannte psychophysische Parallelismus ein unlösbares Problem. Nehmen Sie zum Beispiel den Fall eines typhoiden Fiebers mit psychologischen Begleiterscheinungen. Nähme man den psychischen Faktor als Ursache

---

[10] Louis de Broglie, *Licht und Materie. Ergebnisse der Neuen Physik*. Das Kapitel »Die Begriffe Welle und Korpuskel« wurde laut deutscher Übersetzung (1949) »in Gemeinschaft mit Maurice de Broglie geschrieben«.

an, käme man zu unmöglichen Schlussfolgerungen. Man kann nur sagen, dass gewisse physiologische Zustände eindeutig durch psychische Störungen verursacht sind und dass andere von solchen Störungen lediglich begleitet werden. Körper und Geist sind zwei Aspekte des Menschen, und das ist alles, was wir wissen. Deshalb sage ich lieber, dass die beiden Dinge in einer geheimnisvollen Weise zusammen geschehen, und wir lassen es besser dabei, da wir nicht die beiden als eines denken können. Für meine eigenen Zwecke habe ich einen Begriff geprägt, der dieses »Zusammen« illustrieren soll; ich sage, dass in der Welt das seltsame Prinzip der *Synchronizität*[11] wirksam ist, wonach gewisse Dinge irgendwie gleichzeitig geschehen und sich verhalten, wie wenn sie das Gleiche wären, wobei sie es für uns doch nicht sind. Vielleicht wird einmal eine neue Art mathematischer Methode entdeckt, durch die man beweisen kann, dass es so sein muss. Aber im jetzigen Zeitpunkt bin ich unfähig, Ihnen zu sagen, ob der Körper oder der Geist das beherrschende Prinzip ist, oder ob beide einfach nebeneinander existieren.

Dr. L. J. Bendit:
Es ist mir noch nicht ganz klar, wann der »Einbruch« pathologisch wird. Am Anfang Ihres Vortrages haben Sie gesagt, der Einbruch werde pathologisch, wenn er habituell wird. Was ist der Unterschied zwischen einem pathologischen Einbruch und einer künstlerischen Inspiration oder einer schöpferischen Idee?

C.G. Jung:
Es gibt überhaupt keinen Unterschied zwischen künstlerischer Inspiration und einem Einbruch. Es ist genau das Gleiche, und daher vermeide ich das Wort pathologisch. Ich würde niemals sagen, dass künstlerische Inspiration pathologisch sei, und das gilt auch für Einbrüche, denn für mich ist eine Inspiration eine völlig

[11] *Synchronizität als ein Prinzip akausaler Zusammenhänge* (GW 8).

normale Angelegenheit. Es ist nichts Negatives dabei. Sie fällt in keiner Weise aus dem Rahmen. Glücklicherweise gehört es zum Menschsein, dass Inspirationen gelegentlich auftreten – sehr selten zwar, aber es kommt vor. Nun treten aber auch pathologische Dinge in fast gleicher Weise auf, und daher müssen wir irgendwo eine Grenze ziehen. Wenn Sie alle Irrenärzte wären und ich Ihnen einen bestimmten Fall vorstellte, dann könnten Sie von dem Mann sagen, er sei geisteskrank. Ich werde sagen, dass der Mann so lange nicht geisteskrank ist, als er sich mir gegenüber in einer Art erklären kann, dass ich einen Kontakt mit ihm habe. Verrücktheit ist ein sehr relativer Begriff. Wenn sich zum Beispiel ein Neger in einer bestimmten Weise verhält, dann sagen wir: »Er ist eben ein Neger«; wenn sich aber ein Weißer in der gleichen Weise verhält, dann sagen wir: »Der Mann ist verrückt«, weil sich ein Weißer nicht so benehmen kann. Von einem Neger kann man nichts anderes erwarten, aber ein Weißer tut solche Dinge nicht. »Verrückt sein« ist eine soziale Vorstellung; wir benützen soziale Abgrenzungen und Definitionen, um geistig-seelische Störungen zu bezeichnen. Man kann von einem Menschen sagen, er sei seltsam, er benehme sich anders als erwartet und habe merkwürdige Ideen, und wenn er in einer kleinen Stadt in Frankreich oder in der Schweiz lebt, sagt man vielleicht: »Er ist ein Original, einer der originellsten Einwohner dieses kleinen Ortes.« Wenn man den Mann aber mitten in Harley Street hineinstellt, ist er ganz einfach verrückt. Oder einen Maler halten Sie vielleicht für einen sehr originellen Künstler; aber wenn Sie ihn als Kassier bei einer Großbank einstellen, dann wird die Bank etwas erleben! Die Leute dort werden sicher sagen, der Mann sei verrückt. Aber all dies sind einfach soziale Beurteilungen. Das Gleiche kann man in Irrenanstalten beobachten. Wenn diese zu Monsterinstituten anwachsen, so liegt der Grund dafür nicht in einer absoluten Zunahme der Geisteskrankheiten, sondern darin, dass wir abnormale Menschen nicht mehr ertragen, und daher scheint es so, als ob es viel mehr Verrückte gebe als früher. Ich erinnere mich, wie wir in meiner Jugend Leute um uns herum hatten, die ich später als schizophren erkannte und von denen wir dachten: »Onkel Soundso ist eigentlich ein sehr origineller Mensch.« In meinem Heimatort hatten wir Imbezille; aber man sagte nicht: »Er ist ein dummer Esel« oder etwas Ähnliches, sondern: »Er ist ganz nett.« Ebenso nannte man gewisse Idioten »crétins«, was von dem Ausdruck herkommt: »Il est bon chrétien.« Man konnte nicht viel anderes von ihm sagen, aber auf alle Fälle waren sie »gute Christen«.

Der Vorsitzende:
Meine Damen und Herren, ich glaube, wir müssen Herrn Professor Jung für heute entlassen, und wir danken ihm sehr herzlich.

Zweite Vorlesung

Der Vorsitzende, Dr. J. A. Hadfield:

Meine Damen und Herren, Herr Professor Jung ist Ihnen bereits vorgestellt worden, und zwar in den lobendsten Worten; ich glaube aber, dass alle, die gestern Abend hier waren, mit mir darin einig sind, dass dieses hohe Lob in keiner Weise übertrieben ist. Dr. Jung hat gestern über die Funktionen der menschlichen Psyche gesprochen, wie Fühlen, Denken, Intuieren und Empfinden, und dabei konnte ich mich des Eindrucks nicht erwehren, dass bei ihm jede dieser Funktionen – im Gegensatz zu dem, was er uns vortrug – sehr gut differenziert ist. Es drängte sich mir auch eine Ahnung davon auf, dass diese Funktionen bei ihm durch einen Sinn für Humor miteinander verknüpft sind. Nichts überzeugt mich mehr von der Wahrheit einer Vorstellung, als wenn ihr Schöpfer fähig ist, sie auch humorvoll zu betrachten, und das hat Dr. Jung gestern Abend getan. Sturer Ernst in Bezug auf irgendeinen Gegenstand lässt sehr oft darauf schließen, dass der Betreffende an der Wahrheit dessen, was er einem mitzuteilen gedenkt, selbst zweifelt.

C. G. Jung:

Meine Damen und Herren, gestern haben wir uns mit den Funktionen des Bewusstseins beschäftigt. Heute möchte ich das Problem der Struktur der Psyche zu Ende führen. Eine Besprechung der menschlichen Psyche wäre nicht vollständig, wenn wir die Existenz der unbewussten Prozesse unberücksichtigt ließen. Lassen Sie mich kurz die Überlegungen von gestern Abend wiederholen.

Wir können mit den unbewussten Prozessen nicht direkt umgehen, da sie uns nicht zugänglich sind. Sie werden nicht direkt wahrgenommen, sie erscheinen nur in ihren Erzeugnissen, und wir schließen aus der spezifischen Eigenart dieser Erzeugnisse, dass etwas hinter ihnen liegen müsse, von dem sie ihren Ursprung nehmen. Diesen dunklen Bereich nennen wir die unbewusste Psyche.

Die ektopsychischen Inhalte des Bewusstseins leiten sich in erster Linie von den Umgebungseinflüssen her, von den Gegebenheiten unserer Sinneswahrnehmungen. Dann gibt es aber auch Inhalte, die aus anderen Quellen stammen, wie zum Beispiel Gedächtnis und Urteilsvermögen.

Diese gehören zur endopsychischen Sphäre. Eine dritte Quelle für Bewusstseinsinhalte ist die dunkle Welt der Psyche, das Unbewusste. Wir kommen mit ihm über die Besonderheiten der endopsychischen Funktionen in Kontakt, das heißt jener Funktionen, die der Willenskontrolle nicht unterstehen. Sie sind das Medium, durch welches die unbewussten Inhalte die Oberfläche des Bewusstseins erreichen.

Die unbewussten Prozesse sind somit nicht direkt beobachtbar; jene ihrer Produkte aber, die die Bewusstseinsschwelle überschreiten, können wir in zwei Kategorien einteilen. Die erste Kategorie enthält Material, das als eindeutig persönlichen Ursprungs erkennbar ist; diese Inhalte sind persönliche Aneignungen oder Erzeugnisse von Instinktvorgängen, die zur Gesamtpersönlichkeit gehören. Ferner gehören hierzu vergessene oder verdrängte sowie schöpferische Inhalte. Es ist nichts besonders Merkwürdiges an ihnen. Bei einigen Menschen mögen diese Dinge, die bei anderen im Unbewussten liegen, bewusst sein. Manche Menschen sind sich über Dinge bewusst, über die andere es nicht sind. Ich nenne diese Kategorie von Inhalten die unterbewusste Psyche oder das *persönliche Unbewusste*, da es, soweit wir es beurteilen können, ausschließlich aus persönlichen Elementen zusammengesetzt ist, Elementen, welche die menschliche Persönlichkeit als Ganzes ausmachen.

Sodann gibt es Inhalte eindeutig unbekannten Ursprungs, oder mindestens eines Ursprungs, der nicht als persönlich erworben bezeichnet werden kann. Diese Inhalte haben eine hervorstechende Besonderheit: ihren mythologischen Charakter. Sie machen den Eindruck, nicht einer besonderen Person anzugehören, sondern vielmehr der Menschheit ganz allgemein. Als ich solchen Inhalten das erste Mal begegnete, fragte ich mich, ob sie nicht auf Vererbung beruhten, und ich dachte, sie ließen sich durch nationale oder russische Vererbung erklären. Um hierüber Klarheit zu erhalten, ging ich nach Amerika und studierte die Träume reinrassiger Neger, wobei ich feststellte, dass die betreffenden Bilder nichts mit sogenannter blutmäßiger oder rassischer Erbmasse zu tun haben, so wenig wie sie vom Einzelnen persönlich erworben worden sind. Sie gehören zur gesamten Menschheit, und daher sind sie kollektiver Natur.

Diese kollektiven Grundmuster habe ich *Archetypen*[12] genannt, in Anlehnung an einen Ausdruck von Augustinus. Ein Archetyp ist ein *typos* (ein Geprägtes), eine festumgrenzte Anordnung archaischen Charakters, die sowohl der Form als dem Sinn nach mythologische Motive enthält. In reiner Form begegnen wir mythologischen Motiven in Märchen, Mythen, Legenden und in der Folklore. Einige der bekanntesten Motive sind: der Held, der Erlöser, der Drache (immer verbunden mit dem ihn überwindenden Helden), der Wal oder das Ungeheuer, das den Helden verschlingt.[13] Eine andere Variante des Helden und des Drachen ist die Katabasis, der Abstieg in die Höhle, die Nekyia. Sie erinnern sich an die *Odyssee*, wo Odysseus ad inferos hinabsteigt, um Teiresias, den Seher, zu befragen. Dieses Motiv der Nekyia findet sich überall in der Antike und praktisch in der ganzen Welt. Es drückt den psychologischen Vorgang der Introversion des Bewusstseins in die tiefen Schichten der unbewussten Psyche aus. Aus diesen Schichten steigen die Inhalte unpersönlichen, mythologischen

12 Vgl. u. a. *Über die Archetypen des kollektiven Unbewußten* (GW 9/I).
13 Jung, *Symbole der Wandlung* (GW 5), Sachregister.

Charakters auf, mit anderen Worten, die Archetypen, und ich nenne sie daher das unpersönliche oder *kollektive Unbewusste.*

Ich bin mir vollständig bewusst, dass ich Ihnen hier nur die äußersten Umrisse dieses speziellen Problems des kollektiven Unbewussten darlegen kann. Ich will Ihnen aber ein Beispiel für seine Symbolik und die Art und Weise, in der ich vorgehe, geben, um es vom persönlichen Unbewussten zu unterscheiden. Als ich nach Amerika ging, um das Unbewusste der Neger zu erforschen, stellte ich mir die folgende Frage: Sind die kollektiven Grundmuster rassenweise vererbt, oder sind sie »Apriori-Kategorien der Imagination«, wie zwei Franzosen, Hubert und Mauss[14], sie ganz unabhängig von meinen eigenen Forschungen nannten. Ein Neger erzählte mir einen Traum, in dem *die Figur eines Mannes vorkam, der auf ein Rad gekreuzigt war.*[15] Ich erzähle Ihnen nicht den ganzen Traum, da er hier nicht von Belang ist. Er hatte natürlich sowohl seine persönliche Bedeutung wie auch Anklänge an unpersönliche Vorstellungen, aber ich greife gerade nur dieses eine Motiv heraus. Es war ein ganz ungebildeter Neger aus dem Süden und nicht besonders intelligent. Angesichts des bekannt religiösen Charakters der Neger wäre anzunehmen gewesen, dass er von einem an ein Kreuz geschlagenen Menschen geträumt hätte. Das Kreuz wäre eine »persönliche« Erwerbung gewesen. Es war aber keineswegs zu erwarten, dass er von einem auf ein Rad gekreuzigten Menschen träumte. Dies ist ein sehr ungewöhnliches Bild. Natürlich kann ich Ihnen nicht beweisen, dass dieser Neger nicht zufällig ein solches Bild gesehen oder von so etwas gehört hatte und dann davon träumte. Falls er aber keinerlei Vorbild für diese Vorstellung hatte, würde es sich um ein archetypisches Bild handeln, denn die Kreuzigung auf das Rad ist ein mythologisches Motiv. Es ist das alte Sonnenrad, und die Kreuzigung ist das dem Sonnengott dargebrachte Opfer, der dadurch günstig

---

14 Hubert et Mauss, *Mélanges d'histoire des religions*, S. XXIX.

15 *Symbole der Wandlung* (GW 5), § 154.

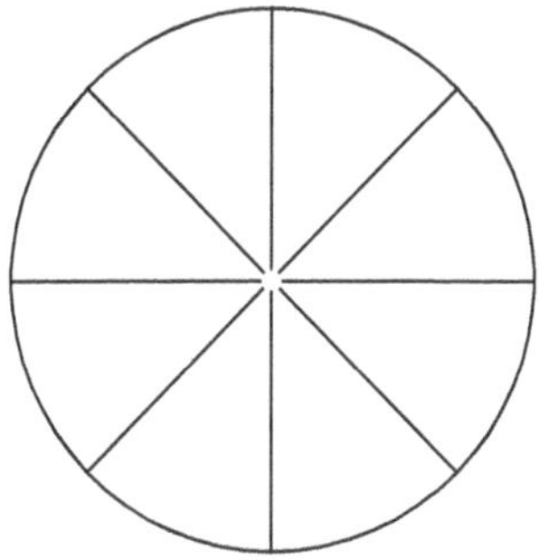

Abb. 3: Sonnenrad

gestimmt werden soll, so wie früher Menschen- und Tieropfer dargebracht wurden, um die Fruchtbarkeit der Erde anzuregen. Das Sonnenrad ist eine außerordentlich archaische Vorstellung, vielleicht die älteste religiöse Vorstellung überhaupt. Aufgrund von Skulpturen in Rhodesien kann man sie bis ins mesolithische und paläolithische Zeitalter zurückverfolgen. Nun gab es aber wirkliche Räder erst im Bronzezeitalter; im Paläolithikum war das Rad noch nicht erfunden. Das Rhodesische Sonnenrad scheint aus der gleichen Zeit zu stammen wie gewisse sehr naturalistische Tierbilder, zum Beispiel das berühmte Nashorn mit den »Zeckenvögeln«, ein Meisterstück der Beobachtung. Das Rhodesische Sonnenrad ist daher eine ursprüngliche Vision, wahrscheinlich ein archetypisches Sonnenbild.[16] Aber dieses Bild ist nicht naturalistischer Art, denn es ist immer in vier oder acht Segmente unterteilt (Abb. 3). Das Bild eines unterteilten Kreises ist ein Symbol,

---

16 Vgl. Jung, *Psychologie und Dichtung* (GW 15), § 150; *Psychologie und Religion* (GW 11), § 100, und *Bruder Klaus* (GW 11), § 484. Eine Dokumentation über rhodesische Sonnenräder ist nicht zu ermitteln, obwohl solche in Fels geritzte Formen in Angola und Südafrika festgestellt wurden. Vgl. Willcox, *The Rock Art of South Africa*, Abb. 23 und Tafeln XVII–XX. Ihre Datierung ist unsicher. Das 1928 entdeckte »Nashorn mit den Zeckenvögeln« (zool. Kuhreihern) stammt aus Transvaal und befindet sich in einem Museum in Pretoria.

das man in der ganzen Geschichte der Menschheit wie auch in Träumen moderner Menschen findet. Es ist durchaus möglich, dass die Erfindung des wirklichen Rades auf diese Vision zurückgeht. Viele unserer Erfindungen entsprangen mythologischen Antizipationen und Urbildern. So ist zum Beispiel die Kunst der Alchemie die Mutter der modernen Chemie. Unser bewusster, wissenschaftlicher Geist hat seinen Ursprung in der Matrix des Unbewussten.

Im Traum unseres Negers ist der Mann auf dem Rad eine Wiederholung des griechisch-mythologischen Motivs von Ixion, der wegen seiner Beleidigung der Götter und Menschen von Zeus auf ein sich dauernd drehendes Rad geflochten wurde. Ich gebe Ihnen dieses Beispiel eines mythologischen Motivs nur, um Ihnen eine Idee vom kollektiven Unbewussten zu vermitteln. Ein einzelnes Beispiel ist natürlich kein absoluter Beweis. Aber man kann doch wohl nicht annehmen, jener Neger hätte griechische Mythologie studiert, und es ist recht unwahrscheinlich, dass er je eine Darstellung griechischer mythologischer Figuren gesehen hatte. Im Übrigen sind Darstellungen von Ixion ziemlich selten.

Ich könnte Ihnen eindeutige Beweise ganz besonderer Art über die Existenz dieser mythologischen Grundmuster im Unbewussten geben. Dafür müsste ich aber mindestens vierzehn Tage lang Vorlesungen halten. Zuerst müsste ich Ihnen den Sinn vom Träumen und Traumserien darlegen und Ihnen dann alle historischen Parallelen und ihre Bedeutung aufzeigen; denn die Symbolik dieser Bilder und Vorstellungen wird an Schulen und Universitäten nicht gelehrt, und sogar Spezialisten wissen nur sehr selten davon. Ich musste sie jahrelang erforschen und das Material selbst auffinden, und ich kann auch von einem sehr gebildeten Publikum nicht erwarten, au courant solch abstruser Dinge zu sein. Wenn wir zur Technik der Traumanalyse kommen, werde ich ohnehin auf solches mythologische Material eingehen müssen, und Sie werden dann eine Ahnung davon erhalten, wie diese Arbeit, Parallelen zu unbewussten Erzeugnissen zu finden, praktisch vor sich geht. Für den Augenblick muss ich mich mit der Feststellung begnügen, dass diese Schicht des Unbewussten mythologische Grundmuster enthält und Inhalte erzeugt, die nicht dem Individuum zugeschrieben werden können, ja, die sogar im Gegensatz zur persönlichen Psychologie des Träumers stehen können. So kann man zum Beispiel höchst überraschenderweise bei einer völlig ungebildeten Person einen Traum finden, der bei ihr wirklich nicht auftreten sollte, da er die erstaunlichsten Dinge enthält. Und Kinderträume können einen unter Umständen derart zum Denken anregen, dass man nachher Ferien nehmen muss, um sich von dem Schock zu erholen, da ihre Symbole dermaßen tiefsinnig sind, dass man sich fragt: Wie ist es menschenmöglich, dass ein Kind einen solchen Traum hat?

In Wirklichkeit ist das ganz einfach zu erklären. Unser Geist hat seine Geschichte, so wie unser Körper seine Geschichte hat. Ebenso könnte man sich zum Beispiel darüber wundern, dass der Mensch einen Blinddarm hat. Weiß er, dass er einen haben muss? Er ist einfach damit geboren. Millionen von Menschen wissen nicht, dass sie eine Thymusdrüse haben, und sie haben sie doch. Sie wissen nicht, dass sie in gewissen Teilen ihrer Anatomie zur Spezies der Fische gehören, und doch ist es so. Unser Unbewusstes ist wie unser Körper ein Lagerhaus von Relikten und Erinnerungen aus der Vergangenheit. Das Studium der Struktur der unbewussten kollektiven Psyche würde die gleichen Entdeckungen zutage fördern wie die vergleichende Anatomie. Wir brauchen dabei gar nicht an etwas Mystisches zu denken. Aber weil ich von einem kollektiven Unbewussten spreche, bin ich des Obskurantismus bezichtigt worden. Es ist absolut nichts Mystisches am kollektiven Unbewussten. Es ist lediglich ein neuer Zweig der Wissenschaft, und es entspricht wirklich nur dem gesunden Menschenverstand, die Existenz unbewusster kollektiver Prozesse zuzugeben. Denn obwohl ein Kind nicht mit einem Bewusstsein geboren wird, ist sein Inneres doch keine Tabula rasa. Das Kind wird mit einem ganz bestimmten Gehirn geboren, und das Gehirn eines englischen Kindes wird nicht wie dasjenige eines australischen Buschnegers arbeiten, sondern wie jenes eines modernen Engländers. Das Gehirn wird mit einer fertigen Struktur geboren, es arbeitet im Sinne der Gegenwart, aber es hat seine Geschichte. Es hat sich im Lauf von Millionen von Jahren entwickelt und stellt die Geschichte dar, deren Ergebnis es ist. Es ist nur natürlich, dass es genau wie der Körper die Spuren dieser Geschichte in sich trägt, und wenn man sich in die Grundstruktur des inneren Menschen hinunter vortastet, ist es ganz natürlich, dass man dort Spuren des archaischen Geistes findet.

Die Vorstellung vom kollektiven Unbewussten ist in Wirklichkeit sehr einfach. Wäre es nicht so, dann könnte man von einem Wunder sprechen, und ich bin kein Wundererzähler. Ich halte mich nur an die Erfahrung. Wenn ich Ihnen diese Erfahrungen mitteilte, würden Sie daraus genau die gleichen Schlussfolgerungen bezüglich der archaischen Motive ziehen. Ich bin irgendwie zufällig über die Mythologie gestolpert und habe vielleicht mehr Bücher als Sie darüber gelesen. Ich habe mich nicht immer mit Mythologie befasst. Eines Tages, als ich noch an der Klinik war, sah ich einen schizophrenen Patienten, der eine seltsame Vision hatte, und er erzählte mir davon. Er wollte, dass ich sie auch sehe, aber in meiner Schwerfälligkeit war mir das nicht möglich. Ich dachte, dieser Mann ist verrückt, und ich bin normal, und seine Vision sollte mich nicht bekümmern. Sie tat es aber doch. Ich fragte mich: Was bedeutet sie? Die Feststellung, er sei eben verrückt, befriedigte mich nicht. Später stieß ich auf ein Buch, in dem der deutsche Gelehrte Albrecht Dieterich[17] Teile eines magischen Papyrus veröffentlicht hatte. Ich studierte es mit großem Interesse, und auf Seite 7 fand ich die Vision meines Verrückten »Wort für Wort«. Das gab mir einen Schock. Ich fragte mich: Wie ist es möglich, dass dieser Kerl zu seiner Vision kam? Es handelte sich nicht nur um ein Bild, sondern um eine ganze Bilderfolge

[17] *Eine Mithrasliturgie.*

und eine wörtliche Übereinstimmung. Ich will hier nicht in die Details gehen, weil uns das zu weit führen würde. Es ist ein sehr interessanter Fall, den ich übrigens publiziert habe.[18]

Diese erstaunliche Parallele hat vieles in mir angeregt. Sie haben vermutlich das Buch des gelehrten Professor Dieterich nicht gelesen, aber wenn Sie es gelesen und solche Fälle beobachtet hätten wie ich, dann wären auch Sie auf die Vorstellung vom kollektiven Unbewussten gekommen.

Die tiefste Schicht, die wir in unserer Erforschung des Unbewussten erreichen können, ist diejenige, auf der der Mensch nicht mehr ein abgegrenztes Einzelwesen ist, sondern wo er sich ausweitet und mit dem Wesen der Menschheit verschmilzt – nicht mit ihrem Bewusstsein, sondern mit ihrem Unbewussten, mit dem, was uns allen gemeinsam ist. So wie wir grundsätzlich alle den gleichen Körper haben mit zwei Augen und zwei Ohren, einem Herzen und so weiter, mit nur geringfügigen individuellen Unterschieden, so besteht auch innerlich die gleiche grundsätzliche Übereinstimmung. Auf dieser kollektiven Ebene sind wir nicht mehr individuelle Einzelwesen; wir sind alle eins. Man versteht das noch besser, wenn man die Psychologie der Primitiven heranzieht. Der wichtigste Zug in der primitiven Mentalität ist der Mangel an Unterscheidung zwischen Individuen, die Einheit von Subjekt und Objekt, die »participation mystique«, wie Lévy-Bruhl sie nennt.[19] In der primitiven Mentalität kommt die Grundstruktur des menschlichen Geistes zum Ausdruck, das heißt jene psychologische Schicht, die für uns das kollektive Unbewusste ist, die Grundschicht, die in allen Menschen gleich ist. Weil diese Grundstruktur in jedermann vorliegt, können wir auf dieser Erfahrungsebene nicht unterscheiden. Hier wissen wir

18 *Symbole der Wandlung* (GW 5), §§ 151 ff.; *Über den Begriff des kollektiven Unbewußten* (GW 9/I), § 105; *Die Bedeutung von Konstitution und Vererbung für die Psychologie* (GW 8), § 228; *Die Struktur der Seele* (GW 8), §§ 318 f.

19 *Les Fonctions mentales dans sociétés inférieures u. a.*

nicht, ob etwas dir oder mir geschieht. Auf dieser allem Bewusstsein zugrunde liegenden kollektiven Ebene leben wir in einer Ganzheit, die nicht zerstückelt werden kann. Wenn man darüber nachzudenken beginnt, dass die Tatsache der Partizipation bedeutet, dass wir im Grunde mit allem und allen identisch sind, dann kommt man zu seltsamen theoretischen Schlussfolgerungen. Über diese sollten wir nicht hinausgehen, denn dann werden die Dinge gefährlich. Aber einige dieser Schlussfolgerungen sollten wir doch näher betrachten, denn sie können ein Licht auf manches Merkwürdige werfen, das den Menschen geschieht.

Lassen Sie mich zusammenfassen: Ich habe Ihnen ein Diagramm mitgebracht (Abb. 4).

Es sieht etwas kompliziert aus, aber in Wirklichkeit ist es ganz einfach. Stellen Sie sich unsere geistig-seelische Welt als eine beleuchtete Kugel vor. Die Oberfläche, von der das Licht ausgeht, ist die Funktion, mittels derer man sich hauptsächlich anpasst. Bei einem Menschen, der sich in erster Linie mit dem Denken anpasst, wird vor allem das Bild des denkenden Menschen sichtbar. Er wird die Dinge auf dem Weg des Denkens angehen, und was er den anderen Menschen zeigt, ist sein Denken. Beim Vorherrschen einer anderen Funktion gilt entsprechend das Gleiche.[20]

In dem Diagramm ist die Empfindung als die periphere Funktion angegeben. Sie vermittelt Informationen aus der Welt der äußeren Objekte. Im zweiten Kreis, dem Denken, nimmt der Mensch auf, was die Sinne ihm vermittelt haben; er gibt den Dingen Namen und Bezeichnung. Dann kommt das Fühlen dazu; ein Gefühlswert begleitet die Beobachtungen. Und schließlich entwickelt sich ein gewisses Bewusstsein davon, wo etwas herkommt, wohin es gehen und was es tun mag. Das ist die Intuition, mit der man um die Ecken sieht. Diese vier Funktionen bilden das ektopsychische System.

20 Zur allgemeinen Beschreibung der Typen und Funktionen vgl. *Psychologische Typen* (GW 6), Kap. 10.

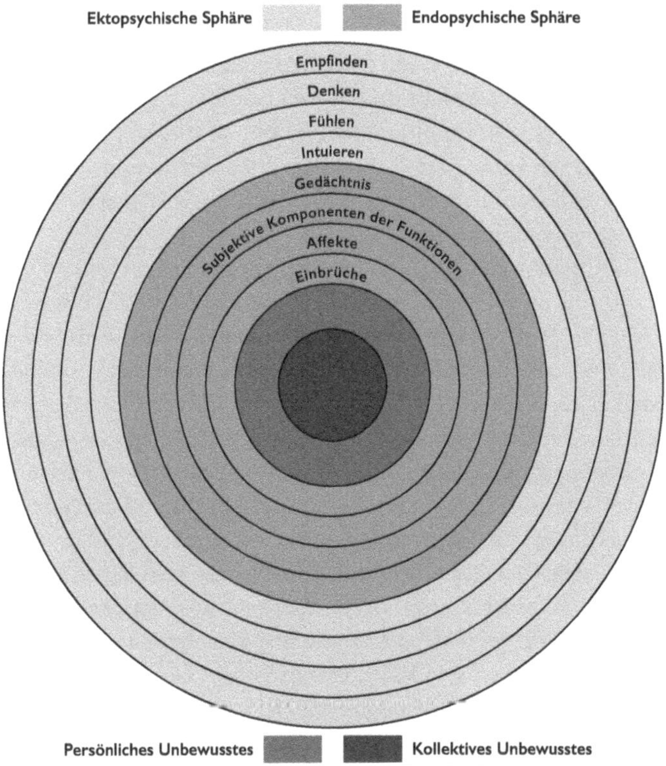

Abb. 4: Diagramm des geistig-seelischen Bereichs

Der folgende Teil des Diagramms stellt den bewussten Ich-komplex dar, auf den sich die Funktionen beziehen. Innerhalb des endopsychischen Systems finden den wir zunächst das Gedächtnis, eine Funktion, die noch dem Willen unterworfen ist; er steht unter Kontrolle des Ich-komplexes. Sodann kommen wir zu den subjektiven Komponenten der Funktionen. Diese können vom Willen zwar nicht direkt gesteuert, aber doch bis zu einem gewissen Grad unterdrückt, ausgeschlossen oder verstärkt werden. Diese Komponenten sind nicht mehr so gut kontrollierbar wie das Gedächtnis, wobei auch schon das Gedächtnis, wie Sie wissen, eine prekäre Sache ist. Dann kommen wir zu den Affekten und Einbrüchen, die nur mittels nackter Gewalt beherrscht werden können. Man kann sie unterdrücken, aber das ist auch alles, was man tun kann. Man muss die Fäuste ballen, um nicht zu explodieren, denn diese Kräfte können sich leicht stärker erweisen als der Ichkomplex.

Natürlich kann das psychische System durch ein solches Diagramm nicht vollständig dargestellt werden. Die Zeichnung ist mehr eine Wertskala, die zeigt, wie die Energie oder Intensität des Ichkomplexes, der sich durch Willenskraft manifestiert, in dem Maß abnimmt, als man sich der dunklen Region nähert, die sich letztlich auf dem Grunde der ganzen Struktur befindet – dem Unbewussten. Bei diesem unterscheiden wir zunächst das persönliche Unbewusste. Das ist jener Teil der Psyche, der all das enthält, was ebensogut bewusst sein könnte. Bekanntlich werden viele Dinge unbewusst genannt, aber das ist nur relativ. In dieser Sphäre befindet sich nichts, was notwendigerweise in jedermann unbewusst wäre. Es gibt Menschen, die sich über fast alles, was dem Menschen bewusst sein kann, bewusst sind. Natürlich gibt es in unserer Zivilisation außerordentlich viel Unbewusstes, aber wenn man sich zu anderen Völkern begibt, nach Indien oder China zum Beispiel, so stellt man fest, dass diese Menschen sich über Dinge bewusst sind, die auszugraben unsere Psychoanalytiker Monate brauchen. Sodann können einfache Menschen in natürlicher Umgebung ein erstaunliches Bewusstsein von Dingen haben, die Stadtmenschen ganz unbekannt sind, und von denen sie erst unter dem Einfluss der Analyse zu träumen beginnen. Ich konnte das in der Schule feststellen. Ich bin auf dem Land unter Bauern mit Tieren aufgewachsen, und ich war mir einer Menge Dinge bewusst, von denen andere Knaben keine Ahnung hatten. Ich hatte das Glück, ohne Vorurteile zu sein. Beim Analysieren von Träumen, Symptomen oder Fantasien neurotischer oder normaler Menschen beginnt man ins Unbewusste einzudringen und kann die künstliche Schwelle beseitigen. Das persönliche Unbewusste ist etwas sehr Relatives; sein Bereich kann reduziert und schließlich so gering werden, dass er sich dem Nullpunkt nähert. Es ist durchaus vorstellbar, dass ein Mensch sein Bewusstsein so weit entwickelt, dass er sagen darf: Nihil humanum a me alienum puto«[21].

Schließlich kommen wir zum letzten Kern, der überhaupt nicht bewusstgemacht werden kann – zum Bereich des Archetypischen. Das in diesem Bereich vermutlich Enthaltene erscheint in Form von Bildern, die nur durch Vergleich mit historischen Parallelen verstanden werden können. Wenn man gewisse dieser auftauchenden Materialien nicht als historisch erkennt und die Parallelen nicht sieht, kann man diese Inhalte nicht ins Bewusstsein integrieren, so dass sie projiziert bleiben. Die Inhalte des kollektiven Unbewussten können durch den Willen weder gesteuert noch beherrscht werden. Man hat von ihnen den Eindruck, dass sie gar nicht in einem selbst liegen – man sieht sie beim Nächsten, aber nicht bei sich selbst. Wenn die Inhalte des kollektiven Unbewussten aktiviert werden, werden wir gewisser Dinge bei unseren Mitmenschen gewahr. Wir stellen zum Beispiel fest, dass die bösen Abessinier Italien angreifen. Sie kennen die berühmte Geschichte von Anatole France: Zwei Bauern bekämpfen sich dauernd; jemand interessierte sich für die Gründe dafür und fragte den einen: »Warum hassest du deinen Nachbarn und bekämpfst ihn so?« Er antwortete: »Mais il est de l'autre côté de la rivière!«[22] Das ist wie Frankreich und Deutschland. Wir Schweizer hatten während des Weltkrieges glücklicherweise die Möglichkeit, Zeitungen zu lesen und diesen speziellen Mechanismus zu studieren, der einem vorkam wie eine große Kanone, die von der einen Seite des Rheins her feuert und in genau der gleichen Weise von der

[21] Vgl. Terenz, *Heauton Timorumenos*, 1, 1, 25: »Homo sum, humani nihil a me alienum puto« (Ich bin ein Mensch, nichts Menschliches achte ich mir fremd).

[22] *L'Île des Pingouins*, S. X f., frei wiedergegeben.

anderen Seite. Es wurde einem dabei sehr deutlich, dass die Menschen in ihren Nachbarn all das sahen, was sie in sich selbst nicht wahrhaben wollten.

Ganz allgemein kann man sagen, dass es zu einem Kollektivwahn führt, zu einer geistig-seelischen Epidemie, die eine Revolution oder einen Krieg oder sonst etwas dieser Art auslösen kann, wenn das kollektive Unbewusste in größeren sozialen Gruppen konstelliert wird. Solche Bewegungen sind außerordentlich ansteckend – fast überwältigend ansteckend, denn wenn das kollektive Unbewusste aktiviert wird, ist man nicht mehr man selbst. Man ist nicht nur *in* der Bewegung – man *ist* sie. Wenn man in Deutschland leben oder sich dort auch nur für eine gewisse Zeit aufhalten würde, so würde man sich wohl in den meisten Fällen vergeblich dagegen zu wehren versuchen. Es geht einem unter die Haut. Man ist ja ein Mensch, und wo immer man in der Welt ist, kann man sich nur dadurch behaupten, dass man sein Bewusstsein einschränkt und sich so leer, so seelenlos wie möglich macht. Damit verliert man die Seele, denn man ist dann nur ein Körnchen Bewusstsein, das auf einem Meer von Leben schwimmt, an dem man nicht teilhat. Bleibt man aber man selbst, dann stellt man fest, dass die kollektive Atmosphäre einem unter die Haut dringt. Man kann nicht in Afrika oder einem anderen ähnlichen Land leben, ohne dieses Land unter der Haut zu haben. Wenn man mit gelben Menschen lebt, wird man gelb unter der Haut. Das ist nicht zu vermeiden, denn irgendwo ist man eben auch so wie der Neger oder der Chinese oder wer immer, mit dem man lebt. Man ist wie alle anderen – menschlich. Im kollektiven Unbewussten ist man gleich wie Menschen anderer Rassen, man hat die gleichen Archetypen, so wie man wie die anderen Augen, Herz, Leber hat und so weiter. Es spielt keine Rolle, dass die Haut des anderen schwarz ist. Natürlich spielt es eine Rolle bis zu einem gewissen Grad – der andere hat vermutlich eine historische Schicht weniger. Die verschiedenen geistigen Schichten entsprechen der Geschichte der Völkerentwicklung.

Wenn Sie Rassen und Völker studieren, wie ich es getan habe, dann können Sie sehr interessante Dinge entdecken. Beim Studium der Nordamerikaner zum Beispiel lässt sich feststellen, dass der Amerikaner, da er auf jungfräulichem Boden lebt, den Indianer in sich trägt. Der Indianer – auch wenn er nie einen gesehen haben sollte – und der Neger – auch wenn dieser ausgestoßen ist und die Tramwagen für Weiße reserviert sind – sind in den Amerikaner eingedrungen, und man spürt, dass er zu einer teilweise farbigen Nation gehört.[23] Diese Dinge gehen völlig unbewusst vor sich, und man kann nur mit sehr aufgeklärten Menschen darüber sprechen. Es ist genauso schwierig, wie wenn man zu Deutschen oder Franzosen darüber sprechen soll, weshalb sie sich so sehr befeinden.

Vor kurzem verbrachte ich einen netten Abend in Paris. Ich war bei sehr gebildeten Menschen eingeladen, und wir unterhielten uns gut. Sie fragten mich über meine Meinung bezüglich nationaler Unterschiede, und ich dachte, da könnte ich in Schwierigkeiten geraten; so sagte ich:

»Worauf Sie Wert legen, ist ›la clarté latine, la clarté de l'esprit latin‹. Sie tun das, weil Ihr Denken minderwertig ist. Der lateinische Denker ist im Vergleich zum germanischen minderwertig.« Sie spitzten die Ohren, und ich fuhr fort: »Aber Ihr Fühlen ist unübertrefflich, es ist absolut differenziert.« Sie fragten: »Wieso?«, und ich antwortete: »Gehen Sie in ein Café oder in ein Cabaret oder irgendwohin, wo Chansons und Sketche dargeboten werden, und Sie werden etwas sehr Merkwürdiges feststellen. Zunächst sieht und hört man eine Menge grotesker und zynischer Dinge, und dann kommt plötzlich etwas Gefühlvolles. Eine Mutter verliert ihr Kind, eine Liebe endet unglücklich, etwas wunderbar Patriotisches taucht auf, und man weint. Für Sie müssen Salz und Zucker gemischt sein. Ein Deutscher hingegen kann einen

23 Vgl. Jung, *Seele und Erde* (GW 10), §§ 94 ff.; *Komplikationen der amerikanischen Psychologie* (GW 10).

ganzen Abend aus lauter Zucker aushalten. Der Franzose braucht etwas Salz darin. Wenn Sie jemand begegnen, sagen Sie: ›Enchanté de faire votre connaissance.‹ Sie sind gar nicht enchanté de faire sa connaissance; in Wirklichkeit denken Sie:

›Zum Teufel mit Ihnen!‹ Das macht Ihnen aber nichts aus, und dem anderen auch nicht. Sagen Sie aber ja nie zu einem Deutschen: ›Enchanté de faire votre connaissance‹, denn er wird es glauben. Wenn ein Deutscher Ihnen ein Paar Sockenhalter verkauft, erwartet er nicht nur – was natürlich ist –, dafür bezahlt zu werden, sondern er erwartet auch, dass Sie ihn dafür lieben.«

Die deutsche Nation kann dadurch charakterisiert werden, dass ihre Fühlfunktion minderwertig, das heißt undifferenziert, ist. Wenn man das aber einem Deutschen sagt, ist er beleidigt. Ich wäre auch beleidigt. Es liegt ihm viel an dem, was er Gemütlichkeit nennt. Ein rauchgeschwängerter Raum, in dem jeder jeden liebt – das ist gemütlich und darf nicht gestört werden. Es muss absolut eindeutig sein, es gibt nur *eine* Note und nichts anderes. Das ist »la clarté germanique du sentiment«, und die ist minderwertig. Auf der anderen Seite beleidigt man einen Franzosen sehr, wenn man etwas Paradoxes zu ihm sagt, denn es ist nicht klar. Ein englischer Philosoph hat gesagt: »Ein überlegener Geist ist nie ganz klar.« Das ist richtig, und ebenso ist ein überlegenes Gefühl nie ganz klar. Man genießt ein echtes Gefühl nur, wenn es ein wenig zweifelhaft ist, und ein Gedanke, der nicht einen leisen Widerspruch enthält, ist nicht überzeugend.

Unser Hauptthema von jetzt an wird die Frage sein: Wie können wir den dunklen Bereich des Menschen angehen? Ich habe schon erwähnt, dass es dafür drei analytische Methoden gibt: das Assoziationsexperiment, die Traumanalyse und die Aktive Imagination. Zunächst möchte ich etwas über *Assoziationsexperimente*[24] sagen. Vielen von Ihnen mögen diese altmodisch erscheinen, aber da sie immer noch vorgenommen werden, muss ich sie erwähnen.

24 *Experimentelle Untersuchungen* (GW 2).

Ich selbst verwende sie nicht mehr bei Patienten, dafür aber in Kriminalfällen.

Für das Experiment benützt man – ich wiederhole durchaus Bekanntes – eine Liste von sagen wir hundert Wörtern. Man sagt der Versuchsperson, sie solle so rasch wie möglich das erste Wort äußern, das ihr in den Sinn kommt, nachdem sie das Reizwort gehört und verstanden hat. Ist man sicher, dass die Versuchsperson genau verstanden hat, was von ihr erwartet wird, kann man beginnen. Man notiert die Reaktionszeiten anhand einer Stoppuhr. Nachdem man mit den hundert Wörtern fertig ist, kommt der nächste Schritt. Man wiederholt die Reizwörter, und die Versuchsperson muss ihre zuvor gegebenen Antworten reproduzieren. Manchmal versagt das Gedächtnis, und die Wiederholung wird unsicher oder falsch. Solche Fehler sind wichtig.

Ursprünglich sollte das Experiment für ganz andere Zwecke eingesetzt werden; es sollten damit Denk-Assoziationen studiert werden. Das war natürlich völlig utopisch. Mit derart primitiven Mitteln kann man so etwas nicht erforschen. Man kann aber etwas anderes damit studieren, und zwar gerade dann, wenn das Experiment »versagt«, das heißt, wenn die Leute Fehler machen. So fragt man zum Beispiel ein einfaches Wort, das jedes Kind beantworten kann, aber eine hochintelligente Person findet keine Antwort. Warum? Dieses Wort hat etwas berührt, das ich einen Komplex nenne, eine Zusammenballung psychischer Inhalte, die mit einem besonderen oder vielleicht peinlichen Gefühlswert geladen sind, mit etwas, was normalerweise der Sicht entzogen ist. Es ist, wie wenn ein Projektil die dichte Schicht der Persona bis auf die dunkle Schicht durchstoßen hätte. So wird zum Beispiel jemand mit einem Geldkomplex bei den Wörtern *kaufen, zahlen* oder *Geld* berührt. Hier wird die Reaktion gestört.

Es gibt ungefähr zwölf oder mehr Arten solcher Störungen, und ich will Ihnen einige davon mitteilen, damit Sie sich ein Bild von ihrer praktischen Bedeutung machen können. Zunächst ist die Verlängerung der Reaktionszeit von größter praktischer Bedeutung. Um festzustellen, welche Zeit zu lang ist, errechnet man die durchschnittliche Reaktionszeit der Versuchsperson. Andere charakteristische Störungen sind: Reaktionen mit (entgegen der Instruktion) mehr als nur einem Wort; Fehler bei der Wiederholung der Antworten; Reaktionen durch veränderten Gesichtsausdruck, Lachen, Bewegungen der Hände, Füße oder des Körpers, Husten, Stammeln und Ähnliches; ungenügende Reaktionen wie »ja« oder »nein«; Reaktionen, die den wirklichen Sinn des Reizwortes verfehlen; wiederholtes Verwenden der gleichen Antwort; Gebrauch fremder Sprachen – wofür allerdings in England keine große Gefahr besteht, aber bei uns kann das störend sein; fehlerhafte Wiederholung, wenn das Gedächtnis versagt; völliges Ausbleiben einer Reaktion.

Alle diese Reaktionen sind dem Willen entzogen. Wenn man sich dem Experiment unterzieht, ist man ihm ausgeliefert, und wenn man sich ihm nicht unterzieht, ist man es gleichfalls, weil der andere dann weiß, warum man nicht dazu bereit ist. Ein Verbrecher kann das Experiment ablehnen, und das ist schlimm, weil man weiß, weshalb er es ablehnt. Wenn er nachgibt, hängt er sich selbst auf. In Zürich werde ich vom Gericht bei schwierigen Fällen beigezogen; ich bin dann das letzte Mittel.

Die Ergebnisse des Assoziationsexperimentes können durch ein einfaches Diagramm dargestellt werden (Abb. 5).

Die Höhe der Säulen stellt die effektive Reaktionszeit der Versuchsperson dar. Die gestrichelte Horizontale gibt die durchschnittliche Reaktionszeit wieder. Die unschraffierten Säulen sind jene, die keine Störungszeichen aufweisen. Die schraffierten Säulen zeigen gestörte Reaktionen. Bei den Reaktionen 7, 8, 9, 10 sieht man zum Beispiel eine ganze Serie von Störungen: Das Reizwort 7 war kritisch, und ohne dass die Versuchsperson es merkte, waren alle drei folgenden Reaktionszeiten verlängert, weil die Reaktion auf das Reizwort perseverierte. Die Versuchsperson war sich überhaupt nicht bewusst, dass sie hier eine Emotion hatte. Reaktion 13 zeigt eine isolierte Störung, und bei 16–20 tritt wie-

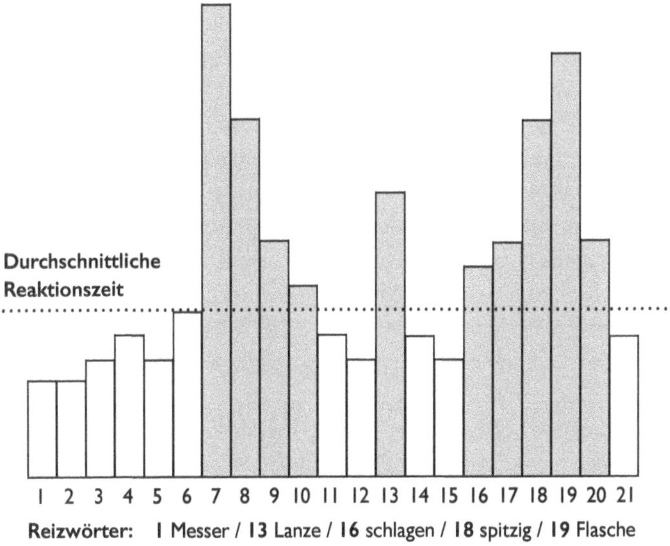

Abb. 5: Assoziationsexperiment

der eine ganze Störungsserie auf. Die stärksten Störungen liegen bei 18 und 19. In diesem speziellen Fall haben wir es mit einer sogenannten Intensivierung der Empfindlichkeit zu tun, das heißt mit dem Ergebnis der sensibilisierenden Wirkung einer unbewussten Emotion: Wenn ein kritisches Reizwort eine perseverierende emotionale Reaktion hervorgerufen hat und wenn das nächste kritische Reizwort zufällig in den Bereich dieser Perseveration fällt, dann wird es voraussichtlich eine stärkere Wirkung haben, als wenn es in einer Serie nicht gefühlsbetonter Assoziationen aufgetreten wäre. Das nennt man die sensibilisierende Wirkung einer perseverierenden Emotion.

Bei Kriminalfällen kann man die sensibilisierende Wirkung bewusst anwenden. Man ordnet die kritischen Reizwörter so an, dass sie mehr oder weniger in den vermutlichen Perseverationsbereich fallen. Man versucht damit, die Wirkung der kritischen

Reizwörter zu verstärken. Bei einem mutmaßlich Schuldigen sind die kritischen Reizwörter solche, die in direktem Zusammenhang mit dem Verbrechen stehen.

Die Versuchsperson von Abbildung 5 war ein Mann von ungefähr fünfunddreißig Jahren, ein anständiger Mensch, eine meiner normalen Versuchspersonen. Ich musste natürlich mit einer großen Anzahl von normalen Leuten experimentieren, bevor ich Schlüsse aus pathologischem Material ziehen konnte. Wenn Sie wissen wollen, was diesen Menschen beunruhigt hat, so brauchen Sie nur die Wörter zu lesen, welche die Störungen verursachten, und sie zusammenzustellen. Dann erhalten Sie die ganze Geschichte. Ich will sie Ihnen erzählen.

Zuerst war es das Wort *Messer*, das vier gestörte Reaktionen zur Folge hatte. Dann kamen Störungen bei *Lanze, schlagen, spitzig* und *Flasche*. Sie traten alle in einer kurzen Serie von fünfzig Reizwörtern auf, was mir genügte, um dem Mann geradeheraus zu sagen, was los war. Ich sagte also: »Ich wusste nicht, dass Sie ein derart unangenehmes Erlebnis hatten.« Er starrte mich an und antwortete: »Ich weiß nicht, wovon Sie reden.« Ich sagte: »Sie waren betrunken und haben jemandem das Messer in den Leib gestoßen.« Er fragte: »Woher wissen Sie das?«, und dann beichtete er die ganze Geschichte. Er kam aus einer geachteten Familie; es waren einfache, anständige Leute. Er ging ins Ausland und geriet eines Tages in betrunkenem Zustand in einen Streit, in dem er das Messer zog und jemanden damit verletzte. Er bekam ein Jahr Gefängnis dafür. Das ist ein großes Geheimnis, von dem er nie spricht, da es einen Schatten auf sein Leben werfen würde. Niemand in seiner Stadt oder der Umgebung weiß etwas davon, und ich bin der Einzige, der zufällig darüber stolperte. In meinem Seminar in Zürich mache ich diese Experimente auch. Diejenigen, die »beichten« wollen, können das natürlich tun. Ich bitte aber immer darum, dass man mir Material von Leuten bringt, die meine Studenten kennen, die ich aber nicht kenne, und ich zeige ihnen, wie man die Geschichte dieses Menschen lesen kann. Es ist eine recht interessante Arbeit. Manchmal macht man erstaunliche Entdeckungen dabei.

Ich will Ihnen noch einige Beispiele geben. Vor vielen Jahren, als ich noch ein junger Arzt war, erkundigte sich ein alter Professor der Kriminologie nach dem Experiment und sagte, er glaube nicht daran. Ich sagte: »Nicht, Herr Professor? Wollen Sie es nicht einmal versuchen?« Er lud mich in sein Haus ein, und ich begann. Nach zehn Wörtern wurde er müde und sagte: »Was können Sie damit anfangen? Es kommt nichts dabei heraus.« Ich sagte, dass er mit zehn oder zwölf Wörtern nichts erwarten könne; es müssten hundert sein, und dann würde man schon etwas sehen. Er fragte: »Können Sie nicht schon mit diesen Wörtern etwas anfangen?« Ich sagte: »Recht wenig. Aber ich kann Ihnen immerhin etwas sagen. Kürzlich hatten Sie Sorgen, weil Sie nicht genug Geld haben. Sodann fürchten Sie, an einer Herzkrankheit zu sterben. Sie haben vermutlich in Frankreich studiert und hatten dort eine Liebesaffäre; diese kommt Ihnen jetzt wieder in den Sinn, da häufig, wenn man ans Sterben denkt, alte, liebe Erinnerungen aus dem Schoße der Vergangenheit auftauchen.« Er fragte: »Woher wissen Sie das?« Jedes Kind hätte es sehen können! Er war zweiundsiebzig Jahre alt und hatte bei *Herz* die Assoziation *Schmerz:* die Angst, er würde bei einem Herzanfall sterben. Zu *Tod* assoziierte er *sterben* – eine natürliche Reaktion –, und zu *Geld* assoziierte er *zu wenig*, eine sehr ungewöhnliche Reaktion. Dann wurde es merkwürdig. Zu *zahlen* sagte er nach einer langen Reaktionszeit: *La Semeuse*, obwohl wir uns auf Deutsch unterhielten. Das ist die berühmte Figur auf den französischen Münzen. Aber warum in aller Welt sollte dieser alte Mann *La Semeuse* sagen? Beim Wort *küssen* hatte er eine lange Reaktionszeit, dann trat ein Licht in seine Augen, und er sagte: *schön*. Da hatte ich natürlich die Geschichte. Er wäre nie in die französische Sprache verfallen, wenn sie nicht mit einem besonderen Gefühl verbunden gewesen wäre, und so galt es zu überlegen, weshalb er sie gebrauchte. Hatte er Verluste mit dem französischen Franc? Aber zu jener Zeit sprach man nicht von Inflation oder Deflation. Darum konnte es sich nicht handeln. Ich war nicht sicher, ob es sich um Geld oder Liebe handelte, aber als er zu *küssen – schön* sagte, wusste ich, dass es die liebe war. Er war nicht ein Mensch, der in vorgerückten Jahren nach Paris geht, aber er hatte in Paris studiert, vermutlich an der Sorbonne. Es war ziemlich einfach, die ganze Geschichte zusammenzufügen.

Manchmal stößt man auch auf eigentliche Tragödien. Abbildung 6 zeigt den Fall einer Frau von ungefähr dreißig Jahren.

Sie war in der Klinik, und die Diagnose lautete auf depressive Schizophrenie. Die Prognose war entsprechend schlecht. Die Frau war auf meiner Abteilung und machte mir einen merkwürdigen Eindruck. Ich konnte die schlechte Prognose nicht ohne weiteres akzeptieren, denn schon die Schizophrenie war für mich etwas Relatives. Ich sagte mir, wir seien alle relativ verrückt, aber diese Frau war es in besonderer Art, und ich konnte die Diagnose nicht als letztes Wort annehmen. Zu jener Zeit wusste man noch außerordentlich wenig. Ich nahm natürlich die Anamnese auf, aber daraus ging nichts hervor, was ihre Krankheit hätte erklären können. Daher ließ ich sie das Assoziationsexperiment machen, und dabei kam etwas Merkwürdiges zum Vorschein. Die erste Störung trat beim Wort *Engel* auf, und beim Wort *trotzig* hatte sie überhaupt keine Reaktion. Weitere Störungen lagen bei *böse, reich, Geld, dumm, lieb* und *heiraten*. Diese Frau war die Gattin eines wohlhabenden Mannes in sehr guter Position, der offenbar mit seinem Leben zufrieden war. Ich befragte ihren Mann, aber er konnte auch nur, wie sie selbst, sagen, dass die Depression ungefähr zwei Monate nach dem Tod ihres ältesten Kindes aufgetreten sei – eines vierjährigen Mädchens. Sonst konnte über den Ursprung der Krankheit nichts herausgefunden werden. Das Assoziationsexperiment zeigte eine höchst verwirrende Serie von Reaktionen, die ich nicht zusammenfügen konnte. In dieser Lage befindet man sich oft, vor allem, wenn man noch keine Übung hat. In solchen Fällen fragt man die Versuchsperson am besten zuerst

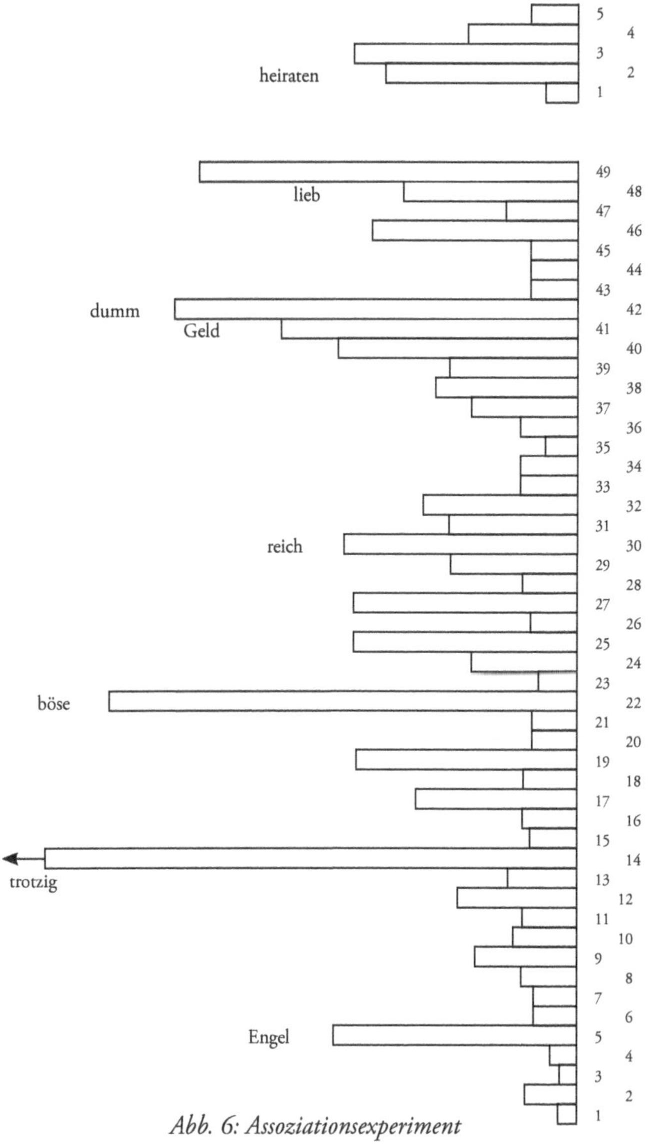

Abb. 6: Assoziationsexperiment

nach den Reaktionen, die nicht direkt auf den Kern abzielen. Wenn man sie gleich nach den stärksten Störungen fragt, bekommt man falsche Antworten; daher beginnt man mit relativ harmlosen Wörtern und erhält dann eher eine ehrliche Antwort. So fragte ich: »Was ist mit *Engel?* Bedeutet das Wort etwas für Sie?« Sie antwortete: »Natürlich, das ist mein Kind, das ich verloren habe.« Und dann kam eine Flut von Tränen. Als der Sturm vorbei war, fragte ich:

»Was bedeutet *trotzig* für Sie?« Sie sagte: »Es sagt mir nichts.« Ich fuhr fort: »Es trat eine starke Störung auf bei dem Wort, und das bedeutet, dass etwas damit verbunden ist.« Ich drang nicht durch. Dann kam ich zum Wort *böse* und konnte nichts aus ihr herausbringen. Sie hatte eine stark negative Reaktion, die zeigte, dass sie nicht antworten wollte. Ich ging weiter zu *blau*, und sie sagte: »Das sind die Augen meines verstorbenen Kindes.« Ich sagte: »Machten sie Ihnen einen bestimmten Eindruck?«

Sie antwortete: »Ja, natürlich. Sie waren so wundervoll blau, als das Kind geboren wurde.« Ich bemerkte den Ausdruck in ihrem Gesicht und fragte: »Warum sind Sie aufgeregt?«, und sie entgegnete: »Nun, es hatte nicht die Augen meines Mannes.« Schließlich kam heraus, dass es die Augen eines früheren Liebhabers von ihr hatte. Ich fragte: »Was beunruhigt Sie in Bezug auf diesen Mann?«, und schließlich gelang es mir, ihr die Geschichte zu entwinden.

In der kleinen Stadt, in der sie aufwuchs, lebte ein reicher junger Mann. Sie kam aus einer Familie, die wohlhabend, aber nichts Außerordentliches war. Der Mann gehörte zur Geldaristokratie, war der Held der kleinen Stadt, und alle jungen Mädchen träumten von ihm. Sie selbst war hübsch und glaubte, vielleicht eine Chance zu haben. Dann entdeckte sie, dass sie doch keine Chance bei ihm hatte, und ihre Familie sagte: »Warum noch an ihn denken? Er ist reich und denkt nicht an dich. Hier ist Herr Soundso, ein netter Mann. Warum heiratest du nicht ihn?« Sie heiratete ihn und war vollkommen glücklich bis zum fünften Jahr nach ihrer

Heirat, als ein früherer Freund aus ihrer Heimatstadt sie besuchte. Als ihr Mann das Zimmer verlassen hatte, sagte er zu ihr: »Sie haben es einem gewissen Herrn (er meinte den ›Helden‹) schwergemacht.« Sie antwortete: »Was? Ich machte es ihm schwer?« Der Freund fuhr fort: »Wussten Sie nicht, dass er in Sie verliebt und sehr enttäuscht war, als Sie jemand anderen heirateten?« Jetzt war Feuer im Dach, aber sie verdrängte es. Vierzehn Tage später badete sie ihren zweijährigen Knaben und das vierjährige Mädchen. Das Wasser der Stadt – es war nicht in der Schweiz – war nicht über jeden Zweifel erhaben, das heißt, es war mit Typhusbazillen infiziert. Sie stellte fest, dass das Mädchen an einem Schwamm sog, hinderte es aber nicht daran, und als der Knabe sagte: »Ich möchte Wasser trinken«, gab sie auch ihm von dem möglicherweise infizierten Wasser. Das Mädchen bekam Typhus und starb, während der Knabe davonkam. Damit hatte sie, was sie wollte – oder was der Teufel in ihr wollte: die Verleugnung ihrer Ehe, um den anderen Mann heiraten zu können. Zu diesem Zweck hatte sie einen Mord begangen. Sie wusste nichts davon; sie erzählte mir nur die Tatsachen, ohne aus ihnen den Schluss zu ziehen, dass sie für den Tod ihres Kindes verantwortlich war, da sie ja gewusst hatte, dass das Wasser infiziert und gefährlich war. Ich sah mich vor die Frage gestellt, ob ich ihr sagen sollte, dass sie gemordet hatte, oder ob ich besser den Mund hielte. (Es handelte sich nur darum, es *ihr* zu sagen, es ging nicht um einen Gerichtsfall.) Natürlich musste ich mit einer starken Verschlimmerung ihres Zustandes rechnen, wenn ich es ihr sagen würde. Aber die Prognose war ja ohnehin schlecht, und auf der anderen Seite bestand immerhin die grundsätzliche Möglichkeit, dass sie sich aufgrund einer echten Einsicht in ihre Tat damit auseinandersetzen und dadurch erholen könnte. So entschloss ich mich denn, ihr ins Gesicht zu sagen: »Sie haben Ihr Kind getötet.« Zunächst kam sie in eine furchtbare Aufregung, aber dann wandte sie sich den Tatsachen zu. Nach drei Wochen konnten wir sie entlassen, und sie kam nie mehr zurück. Ich verfolgte ihre Entwicklung noch fünfzehn Jahre lang, und es kam zu keinem Rückfall. Jene Depression hatte psychologisch ihrer Situation entsprochen: Sie war eine Mörderin, und unter anderen Umständen hätte sie die Todesstrafe verdient. Statt ins Zuchthaus kam sie in die Irrenanstalt. Ich rettete sie vor der Strafe der Geisteskrankheit, indem ich ihrem Gewissen eine enorme Bürde auflud. Wenn man nämlich seine Sünden auf sich zu nehmen vermag, kann man mit ihnen leben. Kann man sie nicht annehmen, so muss man die unvermeidlichen Konsequenzen tragen.

Diskussion

Dr. George Simon:
Ich möchte auf gestern Abend zurückkommen. Gegen das Ende der Vorlesung sprachen Sie von höheren und niedrigeren Funktionen und sagten, der Denktyp verwende seine Fühlfunktion in archaischer Weise. Ich möchte nun gerne wissen: Trifft das Gegenteil ebenfalls zu? Denkt der Fühltyp, wenn er zu denken versucht, archaisch? Mit anderen Worten, müssen Denken und Intuieren immer als höhere Funktionen angesehen werden als Fühlen und Empfinden? Ich frage dies, weil ich vermutlich unrecht hatte in der Diskussion – denn ich war zornig geworden – und auch weil ich anderen Vorlesungen entnehmen zu müssen meinte, dass die Empfindung die niedrigste bewusste Funktion sei und Denken eine höhere. Sicher scheint im täglichen Leben das Denken das Nonplusultra zu sein. Der Professor – nicht dieser Professor –, der denkend in seinem Studierzimmer sitzt, betrachtet sich selbst als den höchstentwickelten Typ und wird auch von anderen so eingeschätzt, das heißt höher als der Bauer, der sagt: »Manchmal hock' ich da und denke, und manchmal hock' ich einfach da.«

C.G. Jung:
Ich hoffe, Ihnen nicht den Eindruck vermittelt zu haben, dass ich einer der Funktionen den Vorzug gebe. Die Hauptfunktion bei einem bestimmten Menschen ist immer die differenzierteste und das kann *irgendeine* Funktion sein. Es gibt absolut kein Kriterium, aufgrund dessen man sagen könnte, diese oder jene Funktion sei an sich die beste. Man kann nur sagen, dass die in einem Menschen am meisten differenzierte Funktion die beste für seine Anpassung ist, und dass diejenige Funktion, die durch die Hauptfunktion am stärksten ausgeschlossen wird, minderwertig ist, weil sie vernachlässigt wurde. Heutzutage gilt oft die Intuition als höchste Funktion. Anspruchsvolle Leute haben eine Vorliebe für die Intuition, sie gilt als fein! Der Empfindungstyp seinerseits denkt, andere Leute seien minderwertig, weil sie nicht so realistisch seien wie er. Er ist der wahre, und alle anderen sind fantastisch und unreal. Jeder hält seine Hauptfunktion für das Höchste auf der Welt. In dieser Hinsicht laufen wir alle Gefahr, die größten Fehler zu machen. Um die wirkliche Anordnung der Funktionen in unserem Bewusstsein zu erkennen, braucht es strenge psychologische Kritik. Es gibt Leute, die glauben, die Weltprobleme könnten auf dem Wege des Denkens gelöst werden. Aber keine Wahrheit kann ohne die Hilfe aller vier Funktionen gefunden werden. Wenn man sich die Welt zurechtgedacht hat, hat man nur ein Viertel geleistet; die übrigen drei Viertel sind vielleicht gegen einen.

Dr. Eric B. Strauss:
Sie haben gesagt, dass man mit dem Assoziationsexperiment die Inhalte des persönlichen Unbewussten erforschen könne. In den Beispielen, die Sie uns gaben, handelte es sich bei den enthüllten Dingen aber um Inhalte des Bewusstseins und nicht des Unbewussten der Patienten. Wenn man wirklich unbewusstes Material herausfinden wollte, müsste man wohl einen Schritt weitergehen und den Patienten über die gestörten Reaktionen frei assoziieren

lassen. Ich denke an die Assoziation zum Wort *Messer*, aus der Professor Jung in so ausgezeichneter Weise die Geschichte des unglücklichen Erlebnisses hervorholte. Das befand sich aber im Bewusstsein des Patienten, während wir, falls das Wort *Messer* wirklich unbewusste Assoziationen haben sollte und falls wir freudianisch denken, annehmen könnten, es sei mit einem unbewussten Kastrationskomplex oder etwas Ähnlichem assoziiert. Ich sage nicht, es sei so, ich verstehe nur nicht, was Professor Jung meint, wenn er sagt, das Assoziationsexperiment erreiche das Unbewusste der Patienten. In dem uns heute vorgelegten Beispiel handelt es sich sicherlich um das Bewusstsein oder höchstens um das, was Freud das Vorbewusste nennt.

C.G. Jung:
Ich wäre sehr froh, wenn Sie etwas aufmerksamer auf das hören würden, was ich sage. Ich habe gesagt, dass die unbewussten Dinge sehr *relativ* sind. Wenn ich mir einer bestimmten Sache unbewusst bin, bin ich ihrer nur relativ unbewusst, in anderer Hinsicht mag ich ihrer bewusst sein. Die Inhalte des persönlichen Unbewussten sind in gewissen Aspekten durchaus bewusst, aber unter *bestimmten Aspekten* oder zu einer *bestimmten Zeit* sind sie nicht bewusst.

Wie kann man feststellen, ob etwas bewusst oder unbewusst ist? Man muss die Leute einfach fragen. Ein anderes Kriterium zur Feststellung, ob etwas bewusst oder unbewusst ist, gibt es nicht. Man fragt: »Wissen Sie, ob Sie hier gezögert haben?« Sie sagen: »Nein, ich habe nicht gezögert, meines Erachtens hatte ich die gleiche Reaktionszeit.« »Sind Sie sich bewusst, dass Sie etwas gestört hat?« »Nein.« »Erinnern Sie sich nicht daran, was Sie auf das Wort *Messer* geantwortet haben?« »Überhaupt nicht.« Dieses Nichtwahrnehmen von Tatsachen ist etwas sehr Verbreitetes. Wenn man mich fragt, ob ich den oder jenen kenne, sage ich vielleicht nein, weil ich mich nicht an ihn erinnere und deshalb nicht weiß, dass ich ihn kenne; wenn man mir dann aber sagt, dass ich ihn vor zwei Jahren getroffen habe, dass es der Herr Soundso sei, der das und jenes getan habe, werde ich antworten: »Natürlich kenne ich ihn.« Ich kenne ihn und kenne ihn nicht. Alle Inhalte des persönlichen Unbewussten sind *relativ* unbewusst, auch der Kastrations- und der Inzestkomplex. Man kennt sie sehr gut unter gewissen Aspekten, aber unter anderen sind sie völlig unbewusst. Diese Relativität des Bewusstseins von etwas wird sehr deutlich bei Fällen von Hysterie. Man kann da oft feststellen, dass Dinge, die unbewusst zu sein scheinen, nur gegenüber dem Arzt unbewusst sind, nicht aber gegenüber der Pflegerin oder den Verwandten.

Ich musste mir einmal in einer berühmten Klinik in Berlin einen interessanten Fall ansehen. Es war ein Fall von multipler Sarkomatose der Wirbelsäule, und weil der Arzt, der die Diagnose gestellt hatte, ein berühmter Neurologe war, wurde mir fast ein wenig bange; aber ich fragte nach der Anamnese und bekam eine sehr ordentliche zurechtgelegt. Als ich fragte, wann die Symptome begonnen hätten, zeigte es sich, dass es am Abend des Tages war, als der einzige Sohn jener Frau ausgezogen war und geheiratet hatte. Sie war verwitwet, offensichtlich verliebt in ihren Sohn, und ich sagte: »Dies ist keine Sarkomatose, sondern eine gewöhnliche Hysterie, und das werden wir gleich beweisen.« Der Professor war entsetzt über meinen Mangel an Intelligenz oder Takt oder ich weiß nicht was, und ich musste gehen. Aber jemand lief mir auf die Straße nach. Es war die Pflegerin, die sagte: »Herr Doktor, ich möchte Ihnen danken, dass Sie gesagt haben, es *sei* Hysterie; ich habe das schon immer angenommen.«

Dr. Eric Graham Howe:

Darf ich auf das zurückkommen, was Dr. Strauss sagte? Gestern Abend hat mir Professor Jung vorgeworfen, es gehe mir nur um Wörter, aber ich glaube doch, dass es wichtig ist, die Bedeutung der Wörter klarzulegen. Haben Sie jemals versucht, im Assoziationsexperiment die Wörter »mystisch« oder »vierte Dimension« einzusetzen? Sie würden wahrscheinlich bei jeder Erwähnung solcher Ausdrücke eine ganze Serie starker Verzögerungen und konzentrierter Wutreaktionen bekommen. Ich möchte hier auf die vierte Dimension zurückkommen, da ich sie für ein verbindendes Glied halte, das wir dringend brauchen, um zu einem Verständnis zu gelangen. Dr. Strauss gebrauchte das Wort »unbewusst«, aber jetzt höre ich von Professor Jung, dass es so etwas nicht gibt, dass es nur ein relatives Unbewusstes gibt, das von einem relativen Grad des Bewusstseins abhängt. Nach der Ansicht der Freudianer gibt es einen Ort, ein Ding, eine Einheit, die man das Unbewusste nennt. Nach Professor Jung, wenn ich ihn recht verstehe, gibt es nichts Derartiges. Er bewegt sich in einem fließenden Medium von Beziehungen, und Freud in einem statischen Medium unbezogener Dinge. Um es ganz klar zu sagen: Freud ist *dreidimensional*, und Jung ist in seiner ganzen Psychologie *vierdimensional.* Aus diesem Grund erlaube ich mir, das ganze diagrammatische System Jungs zu kritisieren, weil er uns damit eine dreidimensionale Darstellung eines vierdimensionalen Systems gibt, eine statische Darstellung von etwas, das funktionell in Bewegung ist und das man, wenn es nicht erklärt wird, mit der Freud'schen Terminologie durcheinanderbringt und nicht versteht. Ich muss darauf bestehen, dass die Ausdrücke geklärt werden.

C.G. Jung.
Ich wünschte, Dr. Graham Howe wäre nicht so indiskret. Sie haben recht, aber Sie sollten solche Dinge nicht sagen. Wie ich Ihnen erklärt habe, versuchte ich, mit ganz milden Vorschlägen zu beginnen. Aber Sie legen nun den Finger darauf und sprechen von vier Dimensionen und vom Wort »mystisch«, und Sie sagen mir, dass wir alle eine lange Reaktionszeit hätten bei solchen Reizwörtern. Sie haben ganz recht, jedermann wäre betroffen, weil wir erst Anfänger auf unserem Gebiet sind. Ich bin ganz mit Ihnen einverstanden, dass es sehr schwierig ist, die Psychologie lebendig zu lassen und sie nicht in statische Einheiten aufzulö sen. Natürlich muss man sich in Begriffen der vierten Dimension ausdrücken,

wenn man den Zeitfaktor in ein dreidimensionales System einführen will. Wenn wir von Dynamismen und Prozessen sprechen, brauchen wir den Zeitfaktor, und dann haben wir alle Vorurteile der Welt gegen uns, weil wir das Wort »vierdimensional« gebraucht haben. Es ist ein Tabu-Wort, das vermieden werden sollte. Es hat eine Geschichte, und wir sollten außerordentlich vorsichtig sein mit solchen Wörtern. Je weiter man im Verständnis der Psyche vordringt, umso vorsichtiger wird man in Bezug auf die Terminologie, weil diese historisch geprägt und mit Vorurteilen beladen ist. Je tiefer man in die Grundprobleme der Psychologie eindringt, umso mehr kommt man in die Nähe von Vorstellungen, die philosophisch, religiös und moralisch präjudiziert sind. Deshalb sollten gewisse Dinge nur äußerst vorsichtig behandelt werden.

Dr. Howe:
Von Ihren Zuhörern aus könnten Sie etwas provokativer sein. Ich sage jetzt etwas ganz Unüberlegtes. Sie und ich sehen das Ich nicht als gerade Linie. Wir wären bereit, die Kugel als die wirkliche Form des Selbst in vier Dimensionen anzusehen, wovon eine der dreidimensionale Umriss wäre. Wenn das so ist, bitte ich Sie um die Beantwortung einer Frage:

»Welches ist die Reichweite jenes Selbst, das in vier Dimensionen eine bewegliche Kugel ist?« Ich nehme an, die Antwort lautet wie folgt: »Das Universum selbst, das Ihre Vorstellung vom kollektiven Unbewussten einschließt.«

C.G. Jung:
Ich wäre Ihnen sehr dankbar, wenn Sie Ihre Frage wiederholen würden.

Dr. Howe:
Wie groß ist die Kugel des vierdimensionalen Selbst? Ich konnte nicht umhin, die Antwort selbst zu geben und zu sagen, dass sie so groß ist wie das All.

C.G. Jung:
Das ist eine philosophische Frage, und um sie zu beantworten, braucht es sehr viel Erkenntnistheorie. Die Welt ist unser Bild. Nur kindische Leute stellen sich vor, die Welt sei so, wie wir meinen, sie sei. Das Bild der Welt ist eine Projektion der Welt durch das Selbst, so wie Letzteres eine Introjektion der Welt ist. Aber nur der besondere Geist eines Philosophen geht über das übliche Bild der Welt hinaus, in der es statische und isolierte Dinge gibt. Wenn wir darüber hinausgehen wollten, würden wir ein Erdbeben im Geist des Durchschnittsmenschen hervorrufen, der ganze Kosmos würde erschüttert, die heiligsten Überzeugungen und Hoffnungen würden aus den Angeln gehoben, und ich sehe nicht ein, weshalb man eine solche Unruhe anstreben sollte. Es wäre weder für die Patienten noch für die Ärzte gut; vielleicht ist es gut für die Philosophen.

Dr. Jan Suttie:
Ich möchte auf die Frage von Dr. Strauss zurückkommen. Ich kann verstehen, was er meint, und ich glaube, ich kann auch verstehen, was Professor Jung meint. Soviel ich sehen kann, stellt Professor Jung zwischen seinen Feststellungen und denen von Dr. Strauss keine Beziehung her. Dieser wollte wissen, wie das Assoziationsexperiment das Unbewusste im Freud'schen Sinn erhellen kann, jenes Material, das tatsächlich aus dem Bewusstsein verdrängt worden ist. Soweit ich Professor Jung verstehe, meint er das, was Freud das »Es« nennt. Ich finde, man sollte seine Vorstellungen und Begriffe so definieren, dass man sie vergleichen kann, und sie nicht einfach, jeder nach seiner eigenen Schule, kommentarlos verwenden.

C.G. Jung:
Ich muss wiederholen, dass meine Methoden nicht *Theorien* entdecken, sondern *Tatsachen*, und was ich Ihnen hier erzähle, sind Tatsachen, die ich mit diesen Methoden entdeckt habe. Ich kann

nicht einen Kastrationskomplex entdecken oder einen verdrängten Inzest oder dergleichen – ich finde nur psychologische Tatsachen, nicht Theorien. Ich fürchte, Sie vermengen zu viel Theorie mit Tatsachen, und Sie sind vielleicht enttäuscht, dass die Experimente keinen Kastrationskomplex oder so etwas enthüllen; aber ein Kastrationskomplex ist eine *Theorie*. Was man mit der Assoziationsmethode herausfindet, sind genau umschriebene Tatbestände, die man vorher nicht kannte und welche die Versuchsperson unter diesem speziellen Gesichtswinkel ebenfalls nicht kannte. Ich sage nicht, sie kannte sie unter gar keinem Gesichtswinkel. Man weiß manches, wenn man sich im Geschäft befindet, was man zu Hause nicht weiß, und zu Hause weiß man manches, was man in seiner offiziellen Position nicht weiß. Man kennt Dinge an einem Ort, die man an einem anderen nicht kennt. Das ist, was wir unbewusst nennen. Ich muss wiederholen, dass wir das Unbewusste nicht *empirisch* erforschen können, um dann zum Beispiel die Freud'sche Theorie des Kastrationskomplexes zu entdecken. Der Kastrationskomplex ist eine mythologische Vorstellung, kann aber nicht als solcher festgestellt werden. Was wir tatsächlich finden, sind gewisse Fakten, die in einer spezifischen Art angeordnet sind, und wir benennen sie aufgrund mythologischer oder historischer Parallelen. Man kann nicht ein mythologisches Motiv entdecken, man kann nur ein persönliches Motiv entdecken, und das erscheint nie in Form einer Theorie, sondern als lebendige Gegebenheit eines menschlichen Lebens. Man kann daraus eine Theorie ableiten, eine Freud'sche oder Adler'sche oder sonst eine. Sie können sich über die Gegebenheiten der Welt ausdenken, was Ihnen beliebt, und schließlich wird es so viele Theorien geben als Köpfe, die darüber nachdenken.

Dr. Suttie:
Ich protestiere! Ich bin nicht an dieser oder jener Theorie interessiert oder daran, welche Tatsachen gefunden werden, sondern ich interessiere mich für ein Mittel der Verständigung, das uns befä-

higt zu sehen, was der andere meint, und deshalb bin ich der Meinung, dass unsere Begriffe definiert werden müssen. Wir müssen wissen, was der andere unter etwas versteht, wie zum Beispiel das Unbewusste bei Freud. Was das Wort »unbewusst« anbetrifft, so ist es nachgerade mehr oder weniger jedem bekannt. Es hat daher einen gewissen sozialen oder illustrativen Wert, aber Jung anerkennt das Wort »unbewusst« nicht in dem ihm von Freud gegebenen Sinn und gebraucht »Unbewusstes« in einem Sinn, von dem wir den Eindruck haben, er decke sich mit dem, was Freud das »Es« nennt.

C.G. Jung:
Das Wort »Unbewusstes« ist nicht Freuds Erfindung. Es war in der deutschen Philosophie lange zuvor bekannt, bei Kant und Leibniz und anderen, und jeder von ihnen hat eine bestimmte Definition davon gegeben. Ich weiß sehr gut, dass es viele verschiedene Begriffe des Unbewussten gibt, und was ich zu tun versuchte, war, in aller Bescheidenheit darzulegen, was *ich* darunter verstehe. Ich unterschätze bestimmt nicht die Verdienste von Leibniz, Kant, von Hartmann oder irgendeinem anderen großen Mann einschließlich Freud, Adler und so weiter. Ich habe nur erklärt, was ich selbst unter dem Unbewussten verstehe, und ich nehme an, Sie alle wissen, was Freud darunter versteht. Ich glaubte nicht, die Dinge so erklären zu müssen, dass jemand, der von Freuds Theorie überzeugt ist und dessen Standpunkt zu seinem eigenen gemacht hat, in seinem Glauben erschüttert wird. Ich habe keinerlei Absicht, Ihre Überzeugungen oder Standpunkte zu zerstören. Ich lege Ihnen lediglich meinen eigenen Standpunkt dar, und wenn irgendjemand versucht sein sollte anzunehmen, auch dieser könnte vernünftig sein, so will ich gar nicht mehr. Es ist mir ganz gleichgültig, was man über das Unbewusste im Allgemeinen denkt, sonst müsste ich mit langen Ausführungen über den Begriff des Unbewussten bei Leibniz, Kant und von Hartmann beginnen.

Dr. Suttie:
Dr. Strauss erkundigte sich nach der Beziehung zwischen dem Unbewussten in Ihrem und in Freuds Sinn. Ist es möglich, die beiden in eine genau definierte Beziehung zu bringen?

C.G. Jung:
Dr. Graham Howe hat die Antwort bereits gegeben. Freud sieht den psychologischen Prozess statisch, während ich dynamische Ausdrücke und solche der Beziehung gebrauche. Für mich ist alles relativ. Es gibt nichts eindeutig Unbewusstes; die Dinge sind dem Bewusstsein nur unter einem bestimmten Gesichtswinkel nicht gegenwärtig. Man kann darüber spekulieren, warum etwas unter einem Aspekt bewusst und unter einem anderen unbewusst ist. Die einzige Ausnahme, die ich mache, ist das mythologische Grundmuster, das zutiefst unbewusst ist, was ich durch Fakten belegen kann.

Dr. Strauss:
Es besteht doch sicher ein Unterschied zwischen der Verwendung Ihres Assoziationsexperimentes als Verbrechensdetektor und als, sagen wir, Mittel zur Aufdeckung unbewusster Schuldgefühle. Ihr Verbrecher ist sich sowohl seiner Schuld als auch seiner Furcht vor Entdeckung bewusst. Ihre neurotische Patientin ist sich weder ihrer Schuld noch ihrer Angst vor der Schuld bewusst. Kann für diese sehr verschiedenen Fälle die gleiche Technik angewandt werden?

Der Vorsitzende:
Jene Frau war sich ihrer Schuld nicht bewusst, obwohl sie dem Kind erlaubt hatte, am Schwamm zu saugen.

C.G. Jung:
Ich werde Ihnen den Unterschied im Experiment zeigen. In Abbildung 7 haben Sie eine kleine Übersicht über die Atmung wäh-

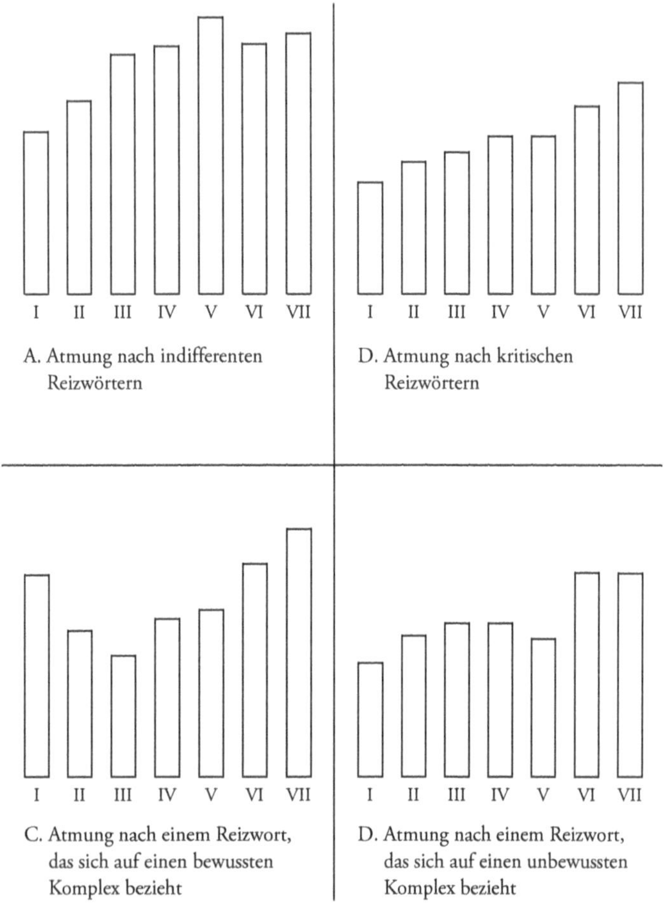

Abb. 7: Assoziationsexperiment: Atmung

rend des Assoziationsexperimentes. Sie sehen vier Serien von sieben Atmungen, die nach den Reizwörtern aufgezeichnet wurden. Die Diagramme sind Zusammenfassungen von Atmungen nach indifferenten und kritischen Reizwörtern bei einer größeren Anzahl von Versuchspersonen.

»A« zeigt Atmungen nach indifferenten Reizwörtern. Die ersten Atmungen nach den Reizwörtern sind verkürzt, während die folgenden normales Ausmaß haben.

In »B«, das sich auf kritische Reizwörter bezieht, ist das Atemvolumen deutlich eingeschränkt, manchmal bis zur Hälfte des normalen Ausmaßes.

In »C« haben wir das Atemverhalten nach einem Reizwort, das sich auf einen Komplex bezieht, welcher der Versuchsperson bewusst war. Die erste Atmung ist fast normal, und erst später ist eine gewisse Einschränkung festzustellen.

In »D« ist die Atmung nach einem Reizwort festgehalten, das sich auf einen Komplex bezieht, der der Versuchsperson nicht bewusst war. In diesem Fall ist die erste Atmung auffallend schwach, und die folgenden liegen eher unter dem Normalmaß.

Diese Diagramme zeigen sehr deutlich den Reaktionsunterschied bei bewussten und unbewussten Komplexen. In »C« zum Beispiel ist der Komplex bewusst. Das Reizwort trifft die Versuchsperson, und sie atmet tief ein. Wenn das Reizwort aber einen unbewussten Komplex berührt, wird das Atemvolumen eingeengt, wie »D« zeigt. Es gibt einen Krampf im Thorax, so dass fast nicht mehr geatmet wird. Auf diese Weise erhält man einen empirischen Beweis des psychologischen Unterschiedes zwischen bewussten und unbewussten Reaktionen.[25]

Dr. Wilfred R. Bion:

Sie haben von Analogien zwischen archaischen Körperformen und archaischen Seelenformen gesprochen. Handelt es sich hier nur um eine Analogie, oder besteht eine engere Beziehung? Nach dem, was Sie gestern sagten, könnte man annehmen, dass Sie an eine Beziehung zwischen Seele und Gehirn denken. Im »British Medical Journal« war kürzlich eine Diagnose von Ihnen zu lesen, bei der Sie aufgrund eines Traumes auf eine physische Störung

25 Vgl. *Über Grundlagen der Analytischen Psychologie* (GW 18/I), § 486.

geschlossen hatten.[26] Falls jener Fall richtig wiedergegeben wurde, wäre daraus sehr Wesentliches zu schließen, und es würde mich daher interessieren, ob Sie der Meinung sind, dass zwischen den beiden Formen archaischen Weiterlebens engere Beziehungen bestehen.

C.G. Jung:
Sie berühren hier wieder das umstrittene Problem des psychophysischen Parallelismus, auf das ich keine Antwort weiß, da es die Möglichkeit der menschlichen Erkenntnis übersteigt. Wie ich gestern zu erklären versucht habe, begegnen sich die beiden Faktoren – der psychische und der physische – auf eigenartige Weise. Sie kommen zusammen vor und sind meines Erachtens lediglich in unserer Vorstellung, aber nicht in Wirklichkeit, zwei verschiedene Dinge. Wir sehen sie als zwei, weil unser Geist unfähig ist, sie zusammen zu denken. Aufgrund dieser möglichen Einheit der beiden Dinge steht zu erwarten, dass gewisse Träume mehr auf die physiologische als auf die psychologische Seite hindeuten, so wie andere mehr auf der psychologischen als auf der physiologischen Seite liegen. Der von Ihnen erwähnte Traum war ganz deutlich ein Ausdruck einer organischen Störung. Solche »organischen Darstellungen« sind aus der antiken Literatur bekannt. Die Ärzte

---

26 Vgl. Davie, *Comments upon a Case of »Periventricular Epilepsie«*, S. 296. Der Traum wurde von einem Patienten von Davie wie folgt beschrieben: *»Jemand neben mir fragte mich dauernd etwas über das Ölen einer Maschinerie. Als bestes Schmiermittel wurde Milch vorgeschlagen. Offenbar fand ich, feuchter Schlamm sei besser. Dann wurde ein Teich entwässert, und im Schlamm befanden sich zwei ausgestorbene Tiere. Das eine war ein winziges Mastodon. Was das andere war, weiß ich nicht mehr.«* Davies Kommentar: »Ich hielt es für interessant, diesen Traum Jung vorzulegen und ihn nach seiner Deutung zu fragen. Ohne Zögern sagte er, er weise auf eine organische Störung hin und die Krankheit sei, trotz der zahlreichen psychologischen Begleiterscheinungen im Traum, nicht in erster Linie psychologisch. Die Entwässerung des Teiches interpretierte er als Stauung der zerebrospinalen Flüssigkeit.«

der Antike und des Mittelalters zogen Träume zu diagnostischen Zwecken bei. Ich habe den betreffenden Patienten nicht organisch untersucht. Ich kannte nur seine Geschichte und bekam den Traum erzählt, und ich gab meine Meinung darüber ab. Ich hatte andere Fälle, zum Beispiel einen sehr zweifelhaften Fall einer progressiven Muskelatrophie bei einem jungen Mädchen. Ich fragte nach Träumen, und sie hatte zwei sehr farbige Träume. Ein Kollege, der etwas von Psychologie verstand, meinte, es könnte ein Fall von Hysterie sein. Es waren tatsächlich hysterische Symptome vorhanden, und es war immer noch fraglich, ob es wirklich eine progressive Muskelatrophie war oder nicht; aufgrund des Traumes kam ich aber zum Schluss, es müsse eine organische Krankheit sein, und schließlich wurde meine Diagnose bestätigt. Es war eine organische Störung, und die Träume hatten eindeutig auf den organischen Zustand hingewiesen.[27] Nach meiner Vorstellung vom Zusammenhang zwischen der Psyche und dem lebendigen Körper müsste das so sein, und es wäre sehr erstaunlich, wenn es nicht so wäre.

Dr. Bion:
Werden Sie hierüber später noch sprechen, wenn Sie zu den Träumen kommen?

C.G. Jung:
Ich fürchte, auf solche Einzelheiten nicht eingehen zu können, sie sind zu speziell. Es geht hier wirklich um besondere Erfahrungen, und sie wären sehr schwierig darzustellen. Ich könnte Ihnen nicht in ein paar Worten erläutern, aufgrund welcher Kriterien ich solche Träume beurteile. In dem erwähnten Traum ging es um ein kleines Mastodon. Wenn ich Ihnen sagen würde, was dieses Mastodon in organischer Hinsicht bedeutet und weshalb man den

[27] Vgl. Jung, *Die praktische Verwendbarkeit der Traumanalyse* (GW 16), §§ 343 ff.

Traum als organisches Symptom ansehen muss, würde das eine heftige Diskussion hervorrufen, und Sie würden mich des schlimmsten Obskurantismus bezichtigen. Die Dinge sind wirklich obskur. Ich müsste mich in Formulierungen der seelisch-geistigen Grundverfassung ausdrücken, die in archetypischen Grundmustern denkt. Wenn ich von archetypischen Grundmustern spreche, so werden mich diejenigen, die wissen, worum es geht, verstehen, und diejenigen, denen das alles ganz fremd ist, werden denken: »Der Mann ist vollständig verrückt; er spricht von Mastodonten und von ihrem Unterschied zu Schlangen und Pferden.« Ich müsste Ihnen zuerst eine Vorlesung von vielleicht vier Semestern über Symbolik halten, damit Sie sich ein Bild davon machen könnten, worum es hier geht.

Das ist eben die große Schwierigkeit: Es klafft eine solche Lücke zwischen dem, was allgemein bekannt ist, und den Dingen, an denen ich so lange Jahre gearbeitet habe. Wenn ich zum Beispiel vor einem medizinischen Publikum sprechen würde, müsste ich über die Besonderheiten des »niveau mental« sprechen, um Janet zu zitieren, und ich könnte dabei ebenso gut chinesisch reden. Ich würde zum Beispiel sagen, dass sich in einem bestimmten Fall das »abaissement du niveau mental« bis auf die Ebene des Manipura Chakra[28], das heißt auf die Ebene des Nabels, erstreckte. Wir Europäer sind nicht die einzigen Menschen auf der Erde. Wir sind nur eine Halbinsel von Asien, und auf jedem Kontinent gibt es alte Kulturen, in denen die Menschen während Tausenden von Jahren ihren Geist in introspektiver Psychologie übten, während wir mit unserer Psychologie nicht einmal gestern, sondern erst heute Morgen begonnen haben. Diese Völker haben eine Innenschau, die einfach großartig ist, und ich musste östliche Dinge studieren, um gewisse Gegebenheiten des Unbewussten zu verstehen. Ich musste mich um das Verständnis orientalischer Symbolik bemühen. Demnächst werde ich ein kleines Buch über

[28] Vgl. *Über Grundlagen der Analytischen Psychologie* (GW 18/I), § 17.

ein einziges symbolisches Motiv veröffentlichen[29], und Sie werden es haarsträubend finden. Ich musste nicht nur chinesische und hinduistische, sondern auch Sanskrit-Literatur studieren sowie mittelalterliche lateinische Manuskripte, die nicht einmal Spezialisten bekannt sind und für die man ins Britische Museum gehen muss. Erst wenn man einen solchen Apparat von Parallelismen besitzt, kann man beginnen, Diagnosen zu stellen und zu sagen, dieser Traum ist organisch und jener ist es nicht. Solange die Menschen dieses Wissen nicht haben, bin ich für sie einfach ein Magier. Man sagt, es handle sich um »un tour de passepasse«. Das sagte man auch im Mittelalter. Man fragte: »Wie können Sie sehen, dass der Jupiter Satelliten hat?« Wenn man antwortete, man habe ein Teleskop – was ist ein Teleskop für ein mittelalterliches Publikum?

Ich will mich dieser Dinge keineswegs rühmen. Es verwirrt mich immer, wenn meine Kollegen mich fragen: »Wie kommen Sie zu einer solchen Diagnose oder zu solchen Schlussfolgerungen?«, und ich sage ihnen dann: »Ich will es Ihnen erklären, wenn Sie mir erlauben darzulegen, was Sie wissen müssten, um verstehen zu können.« Ich habe dies selbst erfahren, als der berühmte Einstein Professor in Zürich war. Ich sah ihn häufig zu der Zeit, als er an seiner Relativitätstheorie zu arbeiten begann. Er war oft bei mir zu Hause, und ich versuchte immer, ihn über die Relativitätstheorie auszuquetschen. Ich bin mathematisch nicht begabt, und Sie hätten sehen sollen, welche Mühe es dem armen Manne machte, mir die Relativität zu erklären. Er wusste einfach nicht, wie das anstellen. Ich versank klaftertief im Boden und fühlte

29 Das Mandala-Motiv. Jung hatte hierüber einige Wochen zuvor an der Eranos-Tagung eine Vorlesung gehalten, die im *Eranos-Jahrbuch* III (1935) unter dem Titel »Traumsymbole des Individuationsprozesses« veröffentlicht wurde und den Teil II von *Psychologie und Alchemie* (GW 12) bildet. Vgl. auch *Über Grundlagen der Analytischen Psychologie* (GW 18/I), § 406 [S. 189 in diesem Buch].

mich sehr klein, als ich sah, wie er sich abmühte. Aber eines Tages fragte er mich etwas über Psychologie. Da hatte ich meine Revanche.

Besonderes Wissen ist ein schrecklicher Nachteil. Es führt einen in gewissem Sinn zu weit, so dass man nichts mehr erklären kann. Sie müssen mir erlauben, über scheinbar elementare Dinge zu Ihnen zu sprechen, aber wenn Sie sie annehmen können, werden Sie vermutlich verstehen, weshalb ich zu dieser oder jener Schlussfolgerung komme. Es tut mir leid, dass wir nicht mehr Zeit haben und ich Ihnen nicht alles mitteilen kann. Wenn ich über Träume spreche, liefere ich mich Ihnen aus und riskiere, dass Sie mich für närrisch halten, da ich Ihnen unmöglich alle historischen Belege unterbreiten kann, die mich zu meinen Schlussfolgerungen führten. Ich müsste Ihnen Stück um Stück chinesische und hinduistische Literatur unterbreiten, mittelalterliche Texte und viele andere Dinge, die Sie nicht kennen. Wie sollten Sie auch? Ich arbeite mit Spezialisten aus anderen Wissensgebieten zusammen, und diese können mir helfen: zum Beispiel mein verstorbener Freund, der Sinologe Professor Wilhelm. Er hatte einen taoistischen Text übersetzt und bat mich, ihn zu kommentieren, was ich von der psychologischen Seite her tat.[30] Ich bin etwas schrecklich Ungewöhnliches für einen Sinologen, aber was er uns zu sagen hat, ist höchst ungewöhnlich *für uns*. Die chinesischen Philosophen waren keine Narren. Wir stellen uns die alten Völker als beschränkt vor, aber sie waren so intelligent wie wir. Sie waren sogar unglaublich intelligent, und die Psychologie wird mit dem, was sie von alten Kulturvölkern lernen kann, vor allem von Indien und China, nie zu Ende kommen. Ein früherer Präsident der British Anthropological Society fragte mich einmal: »Können Sie verstehen, dass ein so hochintelligentes Volk wie die Chinesen keine Naturwissenschaft kennt?« Ich entgegnete ihm:

---

30 *Das Geheimnis der Goldenen Blüte. Ein chinesisches Lebensbuch.*

»Sie haben eine Naturwissenschaft, nur verstehen Sie sie nicht. Sie beruht nicht auf dem Kausalitätsprinzip. Das Kausalitätsprinzip ist nicht das einzige Prinzip, es ist nur relativ.«

Man mag mir erwidern: Wie töricht, zu sagen, Kausalität sei nur relativ! Aber denken Sie an die moderne Physik! Der Osten gründet sein Denken und seine Bewertung der Tatsachen auf einem anderen Prinzip. Wir kennen nicht einmal ein Wort für dieses Prinzip. Der Osten hat natürlich ein Wort dafür, aber wir verstehen es nicht. Das östliche Wort ist Tao. Mein Freund McDougall[31] hat einen chinesischen Studenten, und den fragte er einmal: »Was genau verstehen Sie unter Tao?« Typisch westlich! Der Chinese erklärte, was Tao ist, und er antwortete: »Ich verstehe immer noch nicht.« Da ging der Chinese auf den Balkon und fragte: »Was sehen Sie?« »Ich sehe eine Straße und Häuser und spazierende Leute und fahrende Trams.« »Was noch?« »Dort ist ein Hügel.«

»Was noch?« »Bäume.« »Was noch?« »Der Wind weht.« Der Chinese warf seine Arme hoch und sagte: »Das ist Tao.«

Da haben Sie es. Tao allein kann alles sein. Ich verwende ein anderes Wort, um es zu bezeichnen, und es ist armselig genug. Ich nenne es *Synchronizität*. Wenn der östliche Geist zusammen vorkommende Fakten betrachtet, nimmt er dieses »Zusammen« an, wie es ist, aber der westliche Geist zerteilt es in Einzeldinge, in kleine Quantitäten. Wenn zum Beispiel jemand die hier anwesende Versammlung sieht, würde er fragen:

»Wo kommen diese Leute her? Warum sind sie zusammengekommen?« Das interessiert den östlichen Geist überhaupt nicht. Er fragt vielmehr:

»Was bedeutet es, dass diese Leute hier zusammen sind?« Das wiederum ist kein Problem für den westlichen Geist. Sie interes-

---

31 William McDougall (1871–1938), amerikanischer Psychiater. Vgl. Jung, *Über die Psychogene der Schizophrenie* (GW 3), § 504, und *Der therapeutische Wert des Abreagierens* (GW 16), § 255.

sieren sich für das, wofür Sie gekommen sind und was Sie hier tun. Nicht so der östliche Mensch; ihm ist das Zusammensein als solches wichtig.

Ich kann es vielleicht so sagen: Sie stehen am Meeresufer, und die Wellen spülen einen alten Hut, eine alte Schachtel, einen Schuh, einen toten Fisch ans Ufer, und das liegt nun alles zusammen am Strand. Sie werden sagen: »Zufall, Unsinn!« Der chinesische Geist fragt: »Was bedeutet es, dass diese Dinge zusammen da sind?« Der chinesische Geist experimentiert mit diesem Zusammensein und Im-richtigen-Augenblick-Zusammenkommen, und er besitzt eine experimentelle Methode, die im Westen unbekannt ist, die aber in der östlichen Philosophie eine große Rolle spielt. Es ist eine Methode, um mögliche Entwicklungen vorauszusagen, und sie wird heute noch von der japanischen Regierung bei der Beurteilung politischer Situationen verwendet; sie wurde zum Beispiel im Weltkrieg benutzt. Die Methode ist im Jahr 1143 v. Chr. formuliert worden.[32]

[32] *I Ging. Das Buch der Wandlungen.*

Dritte Vorlesung

Der Vorsitzende, Dr. Maurice B. Wright:
Meine Damen und Herren, ich habe die Ehre, an der heutigen Abendvorlesung von Professor Jung den Vorsitz zu führen. Vor einundzwanzig Jahren war es mir vergönnt, Professor Jung kennenzulernen, als er für eine Vorlesungsreihe[33] nach London kam. Damals gab es erst eine sehr kleine Gruppe von psychologisch interessierten Ärzten. Ich erinnere mich gut, wie wir jeweils nach den Zusammenkünften in ein kleines Restaurant in Soho gingen und dort diskutierten, bis wir hinausgeworfen wurden. Natürlich versuchten wir, Professor Jung so intensiv wie möglich auszuquetschen. Als ich mich von ihm verabschiedete, sagte er zu mir – er sagte es nicht sehr ernsthaft –: »Ich glaube, Sie sind ein Extravertierter, der zum Introvertierten geworden ist.« Ehrlich gesagt, das ist mir seit damals dauernd im Kopf herumgegangen!

Nun, meine Damen und Herren, noch ein Wort über gestern Abend. Ich glaube, Professor Jung hat uns ein sehr gutes Bild seiner Ansichten und seiner Arbeit gegeben, als er über den Wert des Teleskops sprach. Wenn jemand ein Teleskop besitzt, sieht er natürlich viel mehr als ein anderer von bloßem Auge. Professor Jung befindet sich genau in dieser Lage. Mit seiner besonderen Brille, seiner hochspezialisierten Forschung, hat er sich ein Wissen erworben, eine Schau in die Tiefen der menschlichen Seele, die für viele von uns sehr schwer zu erfassen ist. Es ist natürlich unmöglich für ihn, uns im Rahmen einiger weniger Vorlesungen mehr

---

33 *Über die Bedeutung des Unbewußten in der Psychopathologie* (GW 3) und *Über das psychologische Verständnis pathologischer Vorgänge* (Nachtrag zu: *Der Inhalt der Psychose* [GW 3]), beides 1914.

als einen sehr kurzen Überblick über die von ihm erlangte Schau zu geben. Ich glaube daher, dass alles, was darin unklar oder dunkel erscheinen mag, nichts von Obskurantismus an sich hat, sondern eine Frage der Brillengläser ist. Meine eigene Schwierigkeit liegt darin, dass sich meine Akkomodationsmuskeln bereits im Zustand der Verhärtung befinden und es mir daher vielleicht sogar dann unmöglich wäre, jene Schau klar zu erfassen, wenn Professor Jung mir vorübergehend seine eigene Brille leihen würde. Wie dem aber auch sei: Ich weiß, dass wir alle von dem, was er uns erzählt, sehr beeindruckt sind, und dass das alles für unser eigenes Denken äußerst anregend ist, besonders auf einem Gebiet, wo die Spekulation so leicht und der Beweis so schwierig sind.

C.G. Jung:
Meine Damen und Herren, ich hätte gestern mit meiner Vorlesung über das Assoziationsexperiment fertigwerden sollen, aber damit hätte ich die vorgesehene Zeit überschritten. Ich bitte Sie daher zu entschuldigen, dass ich nochmals auf das gleiche Thema zurückkomme. Nicht dass ich in dieses Experiment besonders verliebt wäre! Ich verwende es nur im Notfall, aber es bildet doch die Grundlage für gewisse Vorstellungen. Ich habe Ihnen gestern etwas über die charakteristischen Störungen erzählt, und ich dachte mir, es könnte vielleicht nichts schaden, noch einmal kurz all das zusammenzufassen, was über die Ergebnisse des Experimentes zu sagen ist, nämlich über die Komplexe.

Ein Komplex ist eine Agglomeration von Assoziationen – eine Art Bild mehr oder weniger komplizierter psychologischer Natur – manchmal traumatischen, manchmal nur schmerzhaften und hochgespannten Charakters. Mit allem, was unter Hochspannung steht, ist sehr schwer umzugehen. Wenn zum Beispiel etwas sehr wichtig für mich ist, beginne ich zu zögern, wenn ich daran herangehe. Sie haben sicher bemerkt, dass ich, wenn Sie mir schwierige Fragen stellen, diese nicht sofort beantworten kann;

das kommt daher, dass das Thema mir wichtig ist und ich eine lange Reaktionszeit habe. Ich fange an zu stottern, und mein Gedächtnis liefert mir nicht gleich das notwendige Material. Solche Störungen sind Komplexstörungen – auch wenn das, was ich sage, nicht auf einem persönlichen Komplex beruht. Es ist einfach etwas Wichtiges, und mit allem, was einen intensiven Gefühlswert besitzt, ist schwierig umzugehen, weil solche Inhalte irgendwie mit physiologischen Reaktionen verbunden sind, wie zum Beispiel dem Herzschlag, dem Tonus der Blutgefäße, den Vorgängen in den Eingeweiden, dem Atem und der Innervation der Haut. Wo und wann immer eine Hochspannung vorliegt, ist es, wie wenn dieser besondere Komplex einen eigenen Körper hätte, wie wenn er sich in gewissem Sinn in meinem Körper befinden würde, und das macht ihn so störend; denn was meinen Körper imitiert, kann nicht so leicht weggeschoben werden. Es hat seine Wurzeln in meinem Körper und reißt an meinen Nerven. Dinge mit wenig Spannung und wenig Gefühlswert können leicht weggewischt werden, da sie keine Wurzeln haben. Sie hängen nicht an und haften nicht.

Meine Damen und Herren, dies führt uns zu etwas sehr Wesentlichem – zur Tatsache nämlich, dass ein Komplex mit seiner gegebenen Spannung oder Energieladung die Tendenz hat, eine kleine eigene Persönlichkeit zu werden. Er besitzt eine Art Körper, eine gewisse eigene Physiologie. Er kann den Magen durcheinanderbringen. Er stört die Atmung, das Herz – kurz, er benimmt sich wie eine Teilpersönlichkeit. Wenn Sie zum Beispiel etwas sagen wollen und unglücklicherweise ein Komplex mit dieser Absicht zusammenstößt, dann sagen Sie etwas ganz anderes, als Sie im Sinn hatten. Man wird einfach unterbrochen, und die beste Absicht wird durch den Komplex zunichtegemacht, genauso wie wenn man durch ein menschliches Wesen oder äußere Umstände gestört worden wäre. Aus diesen Gründen können wir nicht anders, als von den Komplextendenzen so zu sprechen, als seien sie mit einem gewissen eigenen Willen ausgestattet. Wenn man vom

Willen spricht, fragt man natürlich nach dem Ich. Wo aber ist das Ich, das zum Willen des Komplexes gehört? Wir kennen unseren eigenen Ichkomplex, von dem wir annehmen, dass er den Körper völlig beherrsche. Das ist zwar nicht der Fall; nehmen wir aber doch einmal an, er sei ein Zentrum, dem der Körper völlig untertan ist, und es gebe einen Brennpunkt, den wir das Ich nennen, und dieses Ich habe seinen Willen und könne mit seinen Komponenten etwas anfangen. Das Ich ist auch eine Zusammenballung von hochgespannten Inhalten, so dass im Prinzip kein Unterschied besteht zwischen dem Ichkomplex und irgendeinem anderen Komplex.

Da die Komplexe eine gewisse Willenskraft besitzen, eine Art Ich, kann es in schizophrenen Zuständen geschehen, dass sie sich von der bewussten Kontrolle derart unabhängig machen, dass sie sichtbar und hörbar werden. Sie erscheinen als Visionen, sie sprechen in Stimmen, die sich wie die Stimmen bestimmter Personen anhören. Diese Personifizierung der Komplexe ist in sich selbst noch nicht notwendigerweise pathologisch. In den Träumen zum Beispiel erscheinen unsere Komplexe oft in personifizierter Form. Und man kann sich derart trainieren, dass sie auch im Wachen sichtbar oder hörbar werden. Es gehört zu einer gewissen Art von YogaÜbung, das Bewusstsein in seine Komponenten aufzuspalten, von denen jede als eigene Persönlichkeit erscheint. In der Psychologie unseres Unbewussten gibt es typische Figuren, die ein ganz bestimmtes eigenes Leben besitzen.[34]

All dies erklärt sich aus dem Umstand, dass die sogenannte Einheit des Bewusstseins eine Illusion ist. Sie ist effektiv ein Wunschtraum. Es tut uns wohl, zu denken, wir seien einheitlich; das sind wir aber ganz entschieden nicht. Wir sind tatsächlich nicht Herren im eigenen Haus. Es befriedigt uns, an unseren Willen, unsere Energie und an all das zu glauben, was wir vollbringen

---

34 Z.B. die Figuren von Animus und Anima, in: *Die Beziehungen zwischen dem Ich und dem Unbewußten* (GW7), §§296ff.

können; wenn es aber wirklich einmal darauf ankommt, stellen wir fest, dass uns das, was wir wollen, nur zu einem kleinen Teil gelingt, da wir durch jene kleinen Teufel, die Komplexe, daran gehindert werden. Komplexe sind autonome Assoziationsgruppen mit der Tendenz, sich selbständig zu bewegen, ihr eigenes Leben unabhängig von unseren Absichten zu leben. Nach meiner Auffassung besteht sowohl unser persönliches Unbewusstes wie auch das kollektive Unbewusste aus einer unbestimmten, da unbekannten, Anzahl von Komplexen oder Teilpersönlichkeiten.

Diese Vorstellung erklärt vieles. Sie erklärt zum Beispiel die einfache Tatsache, dass ein Dichter die Fähigkeit besitzt, seine inneren Inhalte zu dramatisieren und zu personifizieren. Wenn er für die Bühne, in einem Gedicht, einem Drama oder in einem Roman eine Figur erschafft, so glaubt er vielleicht, sie sei lediglich ein Erzeugnis seiner Fantasie; aber diese Figur hat sich in gewissem Sinn selbst erschaffen. Jeder Schriftsteller oder Dramatiker wird bestreiten, dass seine Figuren eine psychologische Bedeutung haben, aber in Wirklichkeit wissen wir alle, dass dem so ist. Aus diesem Grund kann man beim Studium der vom Dichter geschaffenen Figuren in dessen eigener Seele lesen.

Die Komplexe sind also Teilpersönlichkeiten. Wenn wir vom Ichkomplex sprechen, so nehmen wir als selbstverständlich an, dass er ein Bewusstsein besitzt, da die Beziehung der verschiedenen Inhalte zum Zentrum, mit anderen Worten zum Ich, Bewusstsein genannt wird. Es gibt aber auch in anderen Komplexen eine Gruppierung von Inhalten um ein Zentrum, eine Art nucleus, herum. So können wir also fragen: Haben Komplexe ein eigenes Bewusstsein? Wenn man spiritistische Phänomene studiert, so muss man zugeben, dass die sogenannten Geister, die sich in automatischem Schreiben oder durch die Stimme eines Mediums manifestieren, tatsächlich eine Art eigenen Bewusstseins besitzen. Daher sind unvoreingenommene Leute geneigt anzunehmen, dass die Geister jene einer verstorbenen Tante oder des Großvaters oder von sonst jemand sind, eben wegen der mehr oder weniger bestimmten Persönlichkeit, die in diesen Manifestationen zum Ausdruck zu kommen scheint. Im Falle einer Geisteskrankheit sind wir natürlich weniger geneigt anzunehmen, wir hätten es mit Geistern zu tun. Wir nennen die Erscheinungen dann pathologisch.

So viel über die Komplexe. Ich lege nur deshalb so großen Wert auf diesen speziellen Punkt des Bewusstseins innerhalb der Komplexe, weil diese in der Traumanalyse eine große Rolle spielen. Sie erinnern sich an das Diagramm (Abb. 4) mit den verschiedenen psychischen Kreisen und dem dunklen Zentrum des Unbewussten in der Mitte. Je näher man dem Zentrum kommt, umso mehr erlebt man das, was Janet das »abaissement du niveau mental« nennt: Die Autonomie des Bewusstseins nimmt ab, und man gelangt mehr und mehr unter die Faszination unbewusster Inhalte. Die Autonomie des Bewusstseins verliert an Spannung und Energie, und diese Energie taucht in der erhöhten Aktivität der unbewussten Inhalte wieder auf. In extremer Form kann man diesen Prozess beobachten, wenn man einen Fall von Geisteskrankheit sorgfältig studiert. Die Faszination unbewusster Inhalte nimmt ständig zu, und entsprechend nimmt die bewusste Kontrolle ab, bis der Patient schließlich vollständig ins Unbewusste versinkt und ganz dessen Macht verfällt. Er wird das Opfer einer neuen autonomen Aktivität, die nicht von seinem Ich, sondern von der dunklen Sphäre ausgeht.

Der Vollständigkeit halber muss ich noch einen ganz anderen Aspekt des Assoziationsexperimentes erwähnen. Sie werden entschuldigen, dass ich aus Zeitgründen nicht über die Forschungen im Einzelnen berichte und Ihnen nur die Diagramme zeige (Abb. 8, 9, 10, 11), die die Ergebnisse sehr umfangreicher Familienforschungen darstellen. Sie bringen die *Qualität* von Assoziationen zum Ausdruck.[35] So ist zum Beispiel der kleine Gipfel in

[35] *Die familiäre Konstellation* (GW 2), §§ 698 ff.; *Die Bedeutung des Vaters für das Schicksal des Einzelnen* (GW 4); vgl. ferner Emma Fürst, *Statistische Untersuchungen über Wortassoziationen und über familiäre Übereinstimmung im Reaktionstypus bei Ungebildeten.*

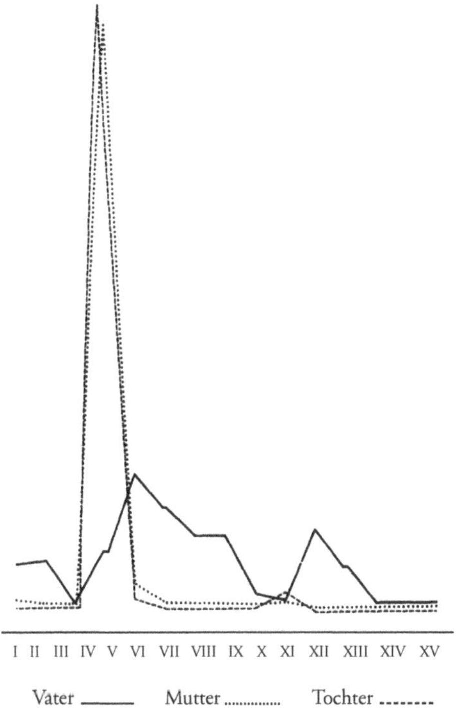

Abb. 8: Assoziationsexperiment mit einer Familie

Abbildung 8, als XI bezeichnet, eine besondere Klasse oder Kategorie von Assoziationen. Die Klassifizierungsprinzipien sind logischer und sprachlicher Art. Ich kann hierauf nicht eingehen, und Sie müssen einfach einmal die Tatsache hinnehmen, dass ich fünfzehn Klassen aufgestellt habe, in die ich die Assoziationen einteile. Wir haben mit einer großen Anzahl von Familien Versuche gemacht – aus bestimmten Gründen waren alles Ungebildete –, und wir stellten fest, dass der Assoziations- und Reaktionstyp bei gewissen Familiengliedern erstaunlich parallel verläuft; zum Beispiel sind Vater und Mutter oder zwei Brüder oder Mutter und Kind fast identische Reaktionstypen.

Ich will dies anhand von Abbildung 8 erklären. Es handelt sich um eine sehr unglückliche Ehe. Der Vater war Alkoholiker und die Mutter sehr merkwürdig. Sie sehen, dass die Tochter dem Typ ihrer Mutter genau folgt. Ganze dreißig Prozent aller Assoziationen sind identische Wörter. Dies ist ein sehr eindrücklicher Fall von Partizipation, von geistiger Ansteckung. Wenn Sie über diesen Fall nachdenken, können Sie einige Schlüsse daraus ziehen. Die Mutter war fünfundvierzig Jahre alt und mit einem Alkoholiker verheiratet. Ihr Leben war daher ein Fehlschlag. Nun hat die sechzehnjährige Tochter genau die gleichen Reaktionen wie die Mutter. Man kann sich vorstellen, was die Tochter erleben wird, wenn sie so in die Welt hinausgeht, als ob sie fünfundvierzig Jahre alt und mit einem Alkoholiker verheiratet wäre! Diese Partizipation ist der Grund dafür, dass die Tochter eines Alkoholikers, die eine fürchterliche Jugend hatte, einen Alkoholiker heiraten wird; und wenn der Mann, den sie heiratet, zufällig kein Alkoholiker sein sollte, so wird sie ihn zu einem machen, eben wegen dieser seltsamen Identität mit einem Familienmitglied.

Abbildung 9 ist ebenfalls ein sehr eindrücklicher Fall. Der Vater, ein Witwer, hatte zwei Töchter, die mit ihm in völliger Identität lebten. Das ist natürlich ebenfalls höchst unnatürlich, denn entweder reagiert er wie ein Mädchen, oder die zwei Mädchen reagieren wie er, sogar in der Art des Sprechens. Die ganze innere Aufmachung wird durch ein fremdes Element vergiftet, denn eine junge Tochter ist in Wirklichkeit eben nicht ihr Vater.

Abbildung 10 betrifft den Fall eines Ehepaares. Dieses Diagramm bringt einen optimistischen Ton in meine eher pessimistischen Darstellungen. Hier herrscht völlige Harmonie; fallen Sie aber nicht in den Fehler, anzunehmen, eine solche Harmonie sei das Paradies; denn diese Leute werden nach einer gewissen Zeit miteinander in Streit geraten, da sie einfach zu harmonisch sind. Eine sehr gute Familienharmonie, die auf Partizipation beruht, wird bald zu heftigsten Versuchen von seiten der Gatten führen, sich zu befreien und voneinander zu lösen; und dann erfinden sie

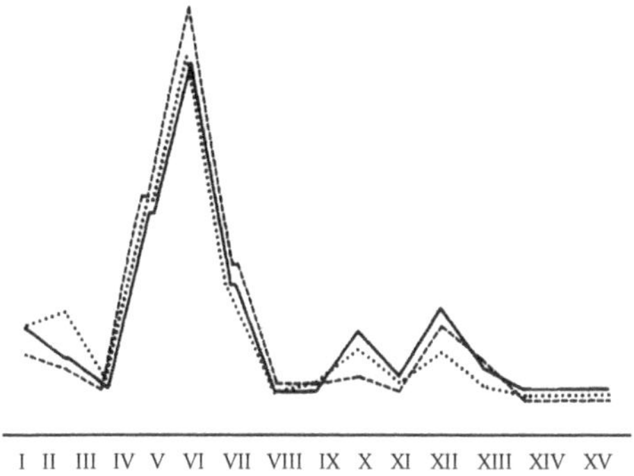

Abb. 9 Vater ——— Tochter I .... Tochter II -------

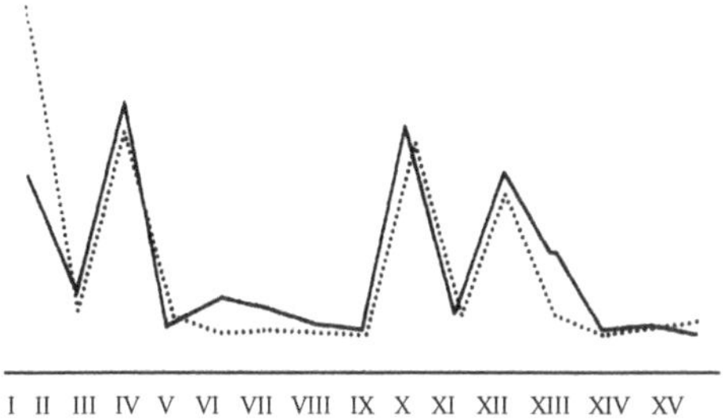

Abb. 10 Ehemann ——— Ehefrau ....

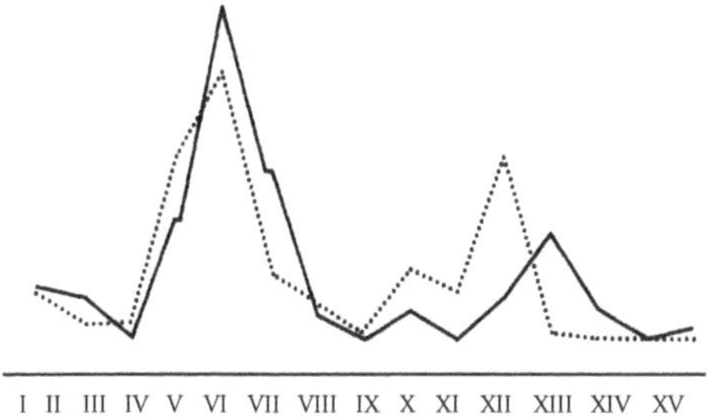

Abb. 11 Unverheiratete Schwester ——— Verheiratete Schwester ....

Abb. 9–11:
Assoziationsexperiment mit verschiedenen Familien

aufreizende Diskussionsthemen, nur um einen Grund zu haben, sich missverstanden zu fühlen. Wenn Sie die durchschnittliche Ehepsychologie studieren, so werden Sie finden, dass die meisten Schwierigkeiten in dieser geschickten Erfindung aufreizender Gesprächsthemen liegen, für die absolut kein Grund vorliegt.

Abbildung 11 ist ebenfalls interessant. Diese zwei Frauen sind zusammenlebende Schwestern; die eine ist ledig, die andere verheiratet. Ihr gemeinsamer Gipfel liegt bei V. Die Ehefrau in Abbildung 10 ist die eine der Schwestern von Abbildung 11, und während sehr wahrscheinlich ursprünglich beide vom gleichen Typ waren, heiratete sie einen Mann eines anderen Typs. Der gemeinsame Gipfel des Ehepaares liegt bei III in Abbildung 10. Der Zustand von Identität oder Partizipation kann durch ganz andere Methoden, wie zum Beispiel die Graphologie, bestätigt werden. Die Handschriften mancher Ehefrauen, vor allem junger, ähneln oft der des Gatten. Ich weiß nicht, ob das heute noch so ist, aber ich nehme an, dass die menschliche Natur sich im Großen und Ganzen gleich bleibt. Manchmal trifft auch der umgekehrte Fall zu, da das sogenannte schwache Geschlecht zuweilen auch seine Stärke hat.

Meine Damen und Herren, wir überschreiten jetzt die Grenze und begeben uns zu den *Träumen*. Ich will Ihnen keine besondere Einführung in die Traumanalyse geben.[36] Es ist wohl am besten, wenn ich Ihnen einfach zeige, wie ich bei einem Traum vorgehe; dafür braucht es keine großen theoretischen Erklärungen, da Sie ja sehen können, von welchen Vorstellungen ich mich leiten lasse. Natürlich mache ich von Träumen in einem großen Ausmaß Gebrauch, denn in der psychotherapeutischen Behandlung sind die Träume eine objektive Informationsquelle. Wenn ein Arzt einen Fall vor sich hat, kann er kaum umhin, sich ein Bild davon zu

36 Vgl. Jung, *Die praktische Verwendbarkeit der Traumanalyse* (GW 16); *Allgemeine Gesichtspunkte zur Psychologie des Traumes* (GW 8); *Vom Wesen der Träume* (GW 8).

machen. Aber je mehr man über einen Fall weiß, desto heroischer sollte man versuchen, nicht zu wissen, um dadurch dem Patienten selbst eine Chance zu geben. Ich versuche immer, nicht zu wissen und nicht zu sehen. Es ist viel besser, sich dumm zu stellen oder eine scheinbar dumme Rolle zu spielen, weil man damit dem Patienten die Möglichkeit gibt, mit seinem eigenen Material herauszurücken. Das heißt natürlich nicht, dass man sich völlig verbergen soll.

Als Beispiel der Fall eines Mannes von vierzig Jahren, verheiratet und nie zuvor krank. Er scheint ganz in Ordnung zu sein, ist Direktor einer großen öffentlichen Schule, sehr intelligent, und hat eine altmodische Art von Psychologie studiert – Wundt[37] –, die nichts mit den Gegebenheiten des menschlichen Lebens zu tun hat, sondern sich in der Stratosphäre abstrakter Ideen bewegt. Seit einiger Zeit wurde er von starken neurotischen Symptomen geplagt. Er litt an einer seltsamen Art Schwindel, der ihn von Zeit zu Zeit erfasste, mit Herzklopfen, Übelkeit, merkwürdigen Schwächeanfällen und einer Art Erschöpfung. Dieses Syndrom gehört zu einer Krankheit, die in der Schweiz sehr bekannt ist. Es ist die Bergkrankheit, der Menschen, die nicht an große Höhen gewöhnt sind, beim Bergsteigen leicht verfallen. Daher fragte ich ihn: »Leiden Sie nicht an Bergkrankheit?« Er antwortete: »Ja, es ist genau der gleiche Zustand wie bei der Bergkrankheit.« Ich fragte ihn nach Träumen, und er sagte, dass er kürzlich drei Träume gehabt habe.

Ich deute nicht gern einen Traum allein, denn ein einzelner Traum kann willkürlich interpretiert werden. Über einen einzelnen Traum kann man alle möglichen Spekulationen anstellen; aber wenn man eine Serie von vielleicht zwanzig oder hundert Träumen vergleicht, dann kann man interessante Dinge beobachten. Man sieht den Prozess, der im Unbewussten Nacht für Nacht vor sich geht, sowie die Kontinuität der unbewussten Psyche, die

[37] Wilhem Wundt, Leipzig (1832–1920).

sich über Tag und Nacht durchhält. Wahrscheinlich träumen wir überhaupt immer und merken dies bei Tag nur deshalb nicht, weil das Bewusstsein viel zu klar ist. Aber nachts, im Zustand des abaissement du niveau mental, kann der Traum durchbrechen und sichtbar werden.

Im ersten Traum befindet sich der Patient *in einem kleinen Dorf in der Schweiz. Er tritt als sehr feierliche schwarze Figur in einem langen Mantel auf und trägt eine Reihe dicker Bücher unter dem Arm. Da ist auch eine Gruppe junger Burschen, die er als seine ehemaligen Klassenkameraden erkennt. Sie schauen zu ihm hin und sagen: »Der erscheint hier nicht gerade oft.«*

Um diesen Traum zu verstehen, muss man sich daran erinnern, dass der Patient eine sehr gute Stellung und eine sehr gute wissenschaftliche Ausbildung hatte. Er begann wirklich von Grund auf und war ein Selfmademan. Seine Eltern waren ganz arme Bauern, und er hatte sich zu seiner jetzigen Position emporgearbeitet. Er ist sehr ehrgeizig und von der Hoffnung erfüllt, noch höher zu steigen. Er ist wie ein Mann, der in einem Tag von der Meereshöhe bis auf 2000 Meter aufgestiegen ist und nun Gipfel vor sich sieht, die bis zu 4000 Meter über ihm emporragen. Er befindet sich an dem Ort, von dem aus man diese höheren Berge erklimmt; deshalb vergisst er völlig, dass er bereits die 2000 Meter erstiegen hat, und beginnt sofort, die höheren Gipfel in Angriff zu nehmen. Ohne sich dessen bewusst zu sein, ist er aber von seinen bisherigen Anstrengungen schon sehr ermüdet und absolut unfähig, in diesem Augenblick noch weiterzugehen. Dieser Mangel an Einsicht ist der Grund für seine Symptome von Bergkrankheit. Der Traum zeigt ihm die wirkliche psychologische Situation. Der Gegensatz zwischen ihm selbst als der feierlichen Figur im langen schwarzen Mantel, mit dicken Büchern unter dem Arm, der in seinem heimatlichen Dorf auftaucht, und den Dorfburschen, die bemerken, dass er nicht oft dort erscheine, bringt zum Ausdruck, dass er nicht oft daran denkt, wo er herkommt. Im Gegenteil, er

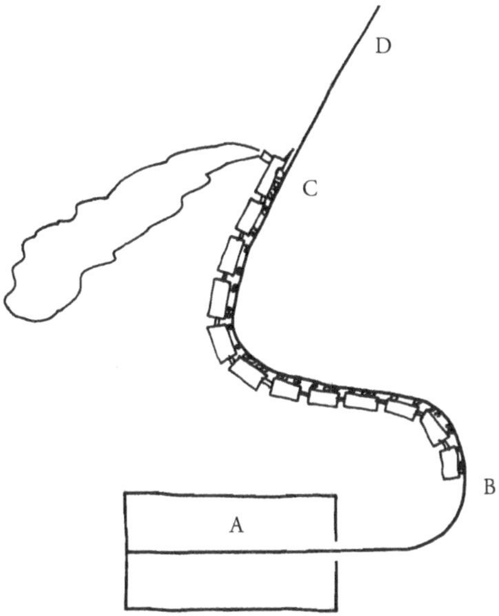

Abb. 12

denkt nur an seine künftige Karriere und hofft, einen Lehrstuhl als Professor zu erhalten. Daher versetzt ihn der Traum in seine frühere Umgebung zurück. Er sollte einsehen, wie viel er angesichts seiner Ausgangslage schon erreicht hat und dass es natürliche Grenzen menschlicher Anstrengung gibt.

Der Beginn des zweiten Traumes ist ein typisches Beispiel eines Traumes, der dann auftritt, wenn die Bewusstseinslage so ist wie bei unserem Patienten: *Er weiß, dass er zu einer wichtigen Konferenz gehen sollte, und nimmt seine Mappe mit. Da stellt er fest, dass es schon ziemlich spät ist und der Zug bald abfahren wird, und daher gerät er in den bekannten Zustand von Hast und in die Angst, zu spät zu kommen. Er versucht seine Kleidung in Ordnung zu bringen, sein Hut ist nicht zu finden, der Mantel ist verlegt; er rennt herum, sucht seine Sachen und ruft durchs ganze Haus: »Wo ist mein Zeug?«*

Schließlich hat er alles beisammen und rennt aus dem Haus, nur um festzustellen, dass er seine Mappe vergessen hat. Er eilt zurück, um sie zu holen, und als er auf die Uhr schaut, merkt er, wie spät es schon ist; dann eilt er zum Bahnhof, aber der Weg ist aufgeweicht, so dass er wie in einem Morast läuft und seine Füße sich fast nicht mehr bewegen können. Keuchend erreicht er den Bahnhof, aus dem der Zug gerade ausfährt Da wird seine Aufmerksamkeit auf das Bahngeleise gelenkt, das folgendermaßen aussieht:

*Er befindet sich bei A, das Zugende ist bereits bei B und die Lokomotive bei C. Er beobachtet den Zug, der sehr lang ist und sich um die Kurve windet. Da denkt er: »Wenn nur der Lokomotivführer klug genug ist, nicht mit Volldampf weiterzufahren, wenn er Punkt D erreicht hat; denn wenn er das tut, wird der lange Zug hinter ihm, der sich noch in der Kurve befindet, aus den Schienen springen.« Jetzt erreicht der Lokomotivführer Punkt D; er öffnet das Dampfventil, die Maschine beginnt anzuziehen, und der Zug bewegt sich mit gro*ßer *Geschwindigkeit vorwärts. Der Träumer sieht die Katastrophe kommen, der Zug springt aus den Schienen, er schreit* – und dann erwacht er mit der typischen Angst eines Alptraumes.

Wenn immer man Träume hat vom Zuspätkommen, von hundert Hindernissen, die sich einem in den Weg legen, dann ist das genau so, wie wenn man sich in Wirklichkeit in einer solchen Situation befindet, das heißt, wenn einen etwas nervös macht und innerlich umtreibt. Man wird nervös, weil ein unbewusster Widerstand sich der bewussten Absicht entgegenstellt. Das Aufreizendste daran ist, dass man bewusst etwas sehr stark will, während ein unsichtbarer Teufel dauernd dagegenarbeitet; natürlich ist dieser Teufel ebenfalls man selbst. Man stellt sich diesem Teufel entgegen und tut das auf nervöse Weise und in nervöser Hast. Im Fall unseres Träumers steht also seinem Eilen und Hasten ein Gegenwille entgegen. Er will sein Zuhause verlassen und will es doch nicht, und all die Widerstände und Schwierigkeiten auf seinem Weg stammen von ihm selbst. Er ist der Lokomotivführer, der denkt: »Jetzt sind wir aus den Schwierigkeiten heraus; wir haben eine freie Strecke vor uns und können frisch drauflosfahren.« Die freie, gerade Strecke jenseits der Kurve entspricht den 4000 Meter hohen Gipfeln, von denen er glaubt, sie seien für ihn erreichbar.

Natürlich würde niemand, der eine solche Möglichkeit vor sich sieht, sie nicht so gut wie möglich auszunutzen versuchen, und so sagt sein Verstand zu ihm: »Warum nicht weitergehen, du hast alle Chancen der Welt.« Er sieht nicht ein, weshalb etwas in ihm dagegen sein sollte. Aber der Traum warnt ihn, er solle nicht so töricht sein wie der Lokomotivführer, der mit Volldampf weiterfährt, obwohl das Ende des Zuges noch in der Kurve ist. Das ist es ja, was wir immer vergessen: Wir vergessen, dass unser Bewusstsein nur eine Oberfläche ist, die Vorhut unserer psychologischen Existenz. Unser Kopf ist nur das eine Ende, aber hinter unserem Bewusstsein liegt ein langer historischer »Schwanz« von Zögern und Schwäche und Komplexen und Vorurteilen und Erbanlagen, und wir machen unsere Rechnung ohne sie. Wir glauben immer, wir könnten trotz unseren schwerwiegenden Mängeln geradeaus gehen, und daher springen wir oft aus den Schienen, bevor wir unser Ziel erreicht haben – eben weil wir unsere »Schwanzenden« nicht berücksichtigen.

Ich weise immer darauf hin, dass unsere Psychologie einen langen Saurierschwanz hat, der aus der ganzen Geschichte unserer Familie, unseres Volkes, Europas und der ganzen Welt besteht. Wir sind stets und überall Menschen, und wir sollten nie vergessen, dass wir die ganze Last des Nur-Mensch-Seins mit uns tragen. Würden wir nur aus Kopf bestehen, wären wir wie kleine Engel mit Kopf und Flügeln, die natürlich tun können, was ihnen gefällt, da sie durch keinen Körper behindert werden, der sich nur auf der Erde bewegen kann. – Wichtig ist noch festzustellen – nicht unbedingt dem Patienten gegenüber, aber für uns selbst –, dass die Zugsbewegung auf der Zeichnung die Form eine Schlange hat. Wir werden gleich sehen, warum.

Der folgende Traum ist der entscheidende, und ich muss Ihnen dazu einige Erklärungen geben. In diesem Traum kommt ein merkwürdiges Tier vor, halb Echse, halb Krebs. Bevor wir aber auf die Einzelheiten des Traumes eingehen, möchte ich Ihnen etwas darüber sagen, wie wir den Traumsinn herausarbeiten können. Sie wissen, dass es viele Ansichten und viele Missverständnisse gibt hinsichtlich der Art und Weise, wie man an Träume herangeht.

Sie wissen zum Beispiel, was man unter freier Assoziation versteht. Nach meiner eigenen Erfahrung ist dies eine recht zweifelhafte Methode. Frei assoziieren heißt, dass man sich jeder Art und Menge von Assoziationen völlig öffnet, und es ist klar, dass man dadurch zu den Komplexen geführt wird. Aber nun muss ich Ihnen sagen, dass mich die Komplexe meiner Patienten gar nicht interessieren. Ich möchte wissen, was die *Träume* zu den Komplexen sagen, nicht was die Komplexe sind. Ich möchte wissen, was das Unbewusste eines Menschen *mit* seinen Komplexen macht, ich möchte wissen, woraufhin er unterwegs ist. *Das* ist es, was ich den Träumen entnehme. Wenn ich die Methode der freien Assoziation anwenden würde, brauchte ich keine Träume. Ich könnte eine Tafel aufhängen »Fußweg nach soundso« und die Leute einfach darüber meditieren und frei assoziieren lassen, und dann würden sie unweigerlich auf ihre Komplexe stoßen. Auch wenn Sie in einem ungarischen oder russischen Zug sitzen und auf die fremden Tafeln in fremder Sprache blicken, können Sie alle Ihre Komplexe dazu assoziieren. Sie brauchen sich nur gehenzulassen, dann treiben Sie ganz natürlich in Ihre Komplexe hinein. Ich mache keinen Gebrauch von der Methode der freien Assoziation, weil ich nicht darauf aus bin, die Komplexe kennenzulernen; ich will wissen, was der Traum ist. Ich gehe daher mit dem Traum um, wie wenn er ein Text wäre, den ich nicht richtig verstehe, wie zum Beispiel ein lateinischer, ein griechischer oder ein Sanskrit-Text, in dem gewisse Wörter mir unbekannt sind oder der nur fragmentarisch ist, und dann wende ich die übliche Methode an, die jeder Philologe beim Lesen eines solchen Textes anwenden würde. Ich glaube nicht, dass der Traum etwas verbirgt; wir verstehen nur seine Sprache nicht. Wenn ich Ihnen einen lateinischen oder griechischen Text vorlege, so werden ihn einige von Ihnen nicht verstehen; aber nicht weil der Text etwas verschleiert oder verbirgt, sondern weil Sie nicht Griechisch oder Latein können. So heißt es auch nicht unbedingt, dass ein Patient verwirrt ist, wenn er verwirrt erscheint; es heißt einfach, dass der Arzt sein Material nicht versteht. Die Annahme, der Traum wolle etwas verbergen, ist eine rein anthropomorphe Idee. Kein Philologe wurde je annehmen, eine schwierige Sanskrit- oder Keilschrift-Inschrift verberge etwas. Es gibt einen sehr weisen Ausspruch im *Talmud*, wonach der Traum sich selbst interpretiert. Der Traum ist das Ganze, und wenn man meint, er verberge etwas, so heißt das ganz einfach, dass man ihn nicht versteht.

Das Erste, was man sich bei der Begegnung mit einem Traum sagen muss, ist daher: »Ich verstehe kein Wort davon.« Ich bin immer froh über ein solches Gefühl der Unzulänglichkeit, denn dann weiß ich, dass ich mich im Versuch, den Traum zu verstehen, sehr anstrengen werde. Ich gehe also folgendermaßen vor: Ich verwende die Methode des Philologen, die von der freien Assoziation weit entfernt ist, und wende ein logisches Prinzip an, das man *Amplifikation* nennt. Es geht dabei lediglich darum, Parallelen zu suchen. Wenn man zum Beispiel einen Text vor sich hat, in dem ein sehr seltenes Wort vorkommt, das einem bisher nie begegnet ist, dann versucht man ähnliche Textabschnitte zu finden, vielleicht auch ähnliche Zusammenhänge, in denen das gleiche Wort vorkommt, und dann versucht man, die Formulierung, die man aus der Kenntnis der anderen Texte erarbeitet hat, auf den neuen Text anzuwenden. Wenn daraufhin der neue Text ein lesbares Ganzes ergibt, sagt man sich: »Jetzt kann ich ihn lesen.« Auf diese Art ist man dazu gelangt, Hieroglyphen und Keilschriften zu entziffern, und auf diese Art können wir Träume lesen.

Wie aber finden wir nun den Kontext? Hier folge ich einfach dem Prinzip des Assoziationsexperimentes. Nehmen wir an, ein Mann träume von einem einfachen Bauernhaus. Weiß ich, was ein einfaches Bauernhaus diesem Menschen übermitteln will? Natürlich nicht, wie könnte ich auch. Weiß ich, was ein einfaches Bauernhaus ganz allgemein für ihn bedeutet? Natürlich nicht. Daher frage ich ihn einfach: »Wie kommt Ihnen das vor?« – mit anderen Worten, welches ist der Kontext, das innere Gewebe, in das der Ausdruck »einfaches Bauernhaus« eingebettet ist? Er sagt vielleicht etwas sehr Überraschendes. Jemand sagt zum Beispiel »Wasser«. Weiß ich, was er mit »Wasser« meint? Absolut nicht. Wenn ich dieses oder ein ähnliches Reizwort jemand anderem unterbreite, sagt er vielleicht »grün«. Ein anderer sagt »H20«, was etwas ganz Verschiedenes ist. Wieder ein anderer sagt »Quecksilber« oder »Selbstmord«. In jedem Fall werde ich wissen, in welches Gewebe dieses Wort oder Bild eingebettet ist. Das bedeutet Amplifikation. Es ist ein bekanntes logisches Vorgehen, das wir hier anwenden, und das die Methode, den Kontext zu finden, genau umschreibt.

Natürlich müsste ich hier auf die Verdienste von Freud eingehen, der die ganze Frage der Träume aufbrachte und uns überhaupt in die Lage versetzte, das Traumproblem anzugehen. Sie wissen, dass nach seiner Auffassung der Traum eine verzerrte Darstellung eines geheimen inkompatiblen Wunsches ist, der mit der bewussten Einstellung nicht vereinbar ist und daher zensuriert, das heißt verzerrt, wird, um auf diese Weise dem Bewusstsein verborgen zu bleiben, und trotzdem die Möglichkeit hat, sich irgendwie auszudrücken und zu leben. Freud folgert dann logischerweise: Wir wollen nun die ganze Verzerrung rückgängig machen; seien Sie natürlich, geben Sie Ihre verzerrenden Tendenzen auf, und lassen Sie Ihre Assoziationen frei fließen; auf diesem Weg kommen wir zu Ihrer natürlichen Situation, nämlich zu Ihren Komplexen. Dieser Gesichtspunkt ist von dem meinigen völlig verschieden. Freud sucht Komplexe, ich nicht. Das ist der ganze Unterschied. Ich suche danach, was das *Unbewusste mit* den Komplexen *macht*, denn das interessiert mich viel mehr als die Tatsache, dass die Menschen Komplexe haben. Wir alle haben

Komplexe; das ist etwas höchst Banales und ganz uninteressant. Sogar der Inzestkomplex, den man überall finden kann, wenn man nach ihm sucht, ist furchtbar banal und daher uninteressant. Interessant ist nur, was die Menschen mit ihren Komplexen tun; das ist die praktische Frage, auf die es ankommt. Freud wendet die Methode der freien Assoziation an und ein von dem meinigen völlig verschiedenes logisches Prinzip, ein Prinzip, das man in der Logik die »reductio in primam figuram« nennt, die Rückführung auf das ursprüngliche Bild. Die »reductio in primam figuram« ist ein sogenannter Syllogismus, eine komplizierte Folge logischer Ableitungen, die darin besteht, dass man von einer durchaus vernünftigen Feststellung ausgeht und dann auf dem Weg verwickelter Behauptungen und Annahmen die Vernünftigkeit des ersten oder ursprünglichen Bildes schrittweise immer mehr verändert, bis man eine völlige Verzerrung erreicht, die absolut unvernünftig ist. Diese völlige Verzerrung kennzeichnet nach Freuds Vorstellung den Traum; nach ihm ist der Traum eine intelligente Verzerrung, die das ursprüngliche Bild im Sinne einer Verkleidung verhüllt, so dass man nur das Gewebe entflechten muss, um zur ursprünglichen, vernünftigen Feststellung zu gelangen, die etwa heißt: »Ich möchte dies oder das tun; ich habe diesen oder jenen mit meinem Bewusstsein unvereinbaren Wunsch.« Man beginnt zum Beispiel mit einer durchaus vernünftigen Behauptung, wie: »Kein unvernünftiges Wesen ist frei« – das heißt, besitzt freien Willen. Dieses Beispiel wird in der Logik verwendet. Es ist eine ganz vernünftige Feststellung. Nun kommen wir schon zum ersten Fehlschluss: »Daher ist kein freies Wesen unvernünftig.« Dem kann man schon nicht mehr zustimmen, weil bereits eine Täuschung vorliegt. Dann wird fortgefahrenen:

»Alle Menschen sind frei« – sie alle haben einen freien Willen. Und triumphierend stellt man schließlich fest: »Deshalb ist kein Mensch unvernünftig.« Und das ist völlig unsinnig.

Nehmen wir einmal an, der Traum sei wirklich eine solche unsinnige Behauptung. Diese Annahme ist durchaus einleuchtend, denn der Traum erscheint uns ja tatsächlich wie etwas Unsinniges; wäre es anders, dann könnte man ihn verstehen. Im Allgemeinen versteht man ihn nicht; ganz selten begegnet man Träumen, die von Anfang bis Ende ganz klar sind. Gewöhnlich scheint der Traum absolut unsinnig zu sein, und daher wird er abgewertet. Sogar die Primitiven, die aus den Träumen ein großes Wesen machen, sind der Meinung, dass gewöhnliche Träume nichts bedeuten. Es gibt aber »große« Träume, die ihrer Meinung nach von Medizinmännern und Häuptlingen geträumt werden; gewöhnliche Leute haben gar keine Träume. Sie reden genauso wie die Europäer. Nun ist man also mit diesem Traumunsinn konfrontiert und sagt: »Dieser Unsinn muss eine Verzerrung oder trügerische Ableitung sein, die von einer ursprünglich vernünftigen Feststellung ausgegangen ist.« Man nimmt das Ganze auseinander, wendet die »reductio in primam figuram« an und gelangt zu der ursprünglichen, unverzerrten Feststellung. Man sieht also, Freuds Vorgehen in der Trauminterpretation ist absolut logisch, wenn man von der Voraussetzung ausgeht, dass die Traumaussagen tatsächlich unsinnig sind.

Wenn man von etwas behauptet, es sei unvernünftig, so darf man nicht vergessen, dass man es vielleicht nur deshalb nicht versteht, weil man nicht Gott ist; man ist ja im Gegenteil ein fehlbarer Mensch mit einem sehr begrenzten Geist. Wenn mir ein geisteskranker Patient etwas erzählt, denke ich vielleicht: »Der erzählt ja lauter Unsinn.« Stelle ich mich wissenschaftlich ein, sage ich: »Ich verstehe ihn nicht«, bin ich aber ganz unwissenschaftlich, stelle ich fest: »Der ist verrückt, und ich bin normal.« Diese Argumentation veranlasst übrigens häufig Leute mit unausgeglichener Seelenlage dazu, Irrenärzte zu werden. Das ist menschlich verständlich, denn wenn man sich selbst nicht ganz sicher fühlt, gibt es einem eine ungeheure Befriedigung, sagen zu können: »Ach, die anderen sind noch viel schlimmer dran als ich.«

Aber die Frage bleibt bestehen: Können wir mit Sicherheit behaupten, dass der Traum Unsinn ist? Sind wir ganz sicher, das zu wissen? Sind wir sicher, dass der Traum die Dinge verzerrt? Können wir bei der Begegnung mit etwas, das jeder Erwartung widerspricht, ganz gewiss sein, dass es lediglich eine Verzerrung ist? Die Natur irrt nicht. Richtig und falsch sind menschliche Kategorien. Der Naturvorgang ist einfach das, was er ist, und sonst nichts – er ist weder unsinnig noch unvernünftig. Da ich nicht Gott bin, sondern ein Mensch mit sehr begrenzten geistigen Fähigkeiten, würde es mir eher anstehen anzunehmen, dass ich die Träume nicht verstehe. Mit dieser Annahme und Feststellung weise ich die vorgefasste Meinung, der Traum sei eine Verzerrung, zurück und behaupte, dass mein eigener Geist verzerrt ist und mir die richtige Schau verwehrt, wenn ich einen Traum nicht verstehe.

So übernahm ich also die Methode, die von Philologen beim Vorliegen schwieriger Texte angewandt wird, und ich gehe an Träume in der gleichen Weise heran wie sie. Natürlich ist dieses Vorgehen schwieriger und komplizierter; ich kann Ihnen aber versichern, dass weit interessantere Dinge herauskommen, wenn man zu allgemeinmenschlichen Problemen gelangt, als wenn man eine so fürchterlich monotone Interpretation anwendet. Ich hasse es, mich zu langweilen. Vor allem aber sollten wir im Umgang mit derart geheimnisvollen Dingen wie den Träumen von allen Spekulationen und Theorien absehen. Wir dürfen nicht vergessen, dass im Lauf der Jahrtausende sehr intelligente Menschen mit großem Wissen und reicher Erfahrung auf dem Gebiet des Traums ganz andere Vorstellungen darüber hatten. Erst vor ganz kurzer Zeit haben wir die Theorie erfunden, ein Traum sei nichts. Alle anderen Kulturen hatten darüber völlig andere Auffassungen.

Und jetzt will ich Ihnen den großen Traum meines Patienten erzählen: »*Ich bin auf dem Land, in einem einfachen Bauernhaus, zusammen mit einer älteren, mütterlichen Bauernfrau. Ich erzähle ihr von einer großen Reise, die ich vorhabe. Ich werde zu Fuß von der Schweiz nach Leipzig gehen. Sie ist außerordentlich beeindruckt, was mich sehr freut. In diesem Augenblick sehe ich durch das Fenster auf eine Wiese, wo Bauern Heu zusammenrechen. Dann ändert sich die Szene. Im Hintergrund taucht eine ungeheuer große Krebs-Echse auf. Das Tier bewegt sich zuerst nach links und dann nach rechts, so dass ich im Winkel stehe, wie in einer offenen Schere. Dann habe ich einen kleinen Stab in der Hand, berühre leicht den Kopf des Monstrums und töte es. Daraufhin stehe ich lange da und betrachte das Ungeheuer.*«

Bevor ich an einen solchen Traum herangehe, versuche ich immer, eine Sequenz herzustellen, denn dieser Traum hat eine Vorgeschichte und wird eine Nachgeschichte haben. Er ist ein Teil des psychischen Gewebes, das kontinuierlichen Charakter hat; wir haben keinen Grund, anzunehmen, die psychischen Abläufe hätten keine Kontinuität, sowenig wir Grund zur Annahme einer Lücke im Naturablauf haben. Die Natur ist ein Kontinuum, und daher ist sehr wahrscheinlich auch unsere Psyche ein Kontinuum. Der in Frage stehende Traum ist ein Aufblitzen der psychischen Kontinuität, die für einen Augenblick sichtbar geworden ist. Als kontinuierliches Phänomen ist er mit den vorhergegangenen Träumen verbunden. Im letzten Traum hatten wir bereits jene seltsame, schlangenähnliche Bewegung des Eisenbahnzuges gesehen. Dieser Vergleich ist nur eine Hypothese, aber ich muss solche Zusammenhänge aufzeigen.

Nach dem Zugtraum ist der Träumer wieder in der Umgebung seiner frühen Kindheit; er ist mit einer mütterlichen Bauernfrau zusammen – ein leichter Hinweis auf die Mutter, wie Sie feststellen werden. Im allerersten Traum beeindruckt er die Dorfburschen durch seine prächtige Erscheinung im langen Mantel des Herrn Professor. In diesem Traum beeindruckt er die harmlose Frau ebenfalls durch seine Bedeutung und die Größe seines ehrgeizigen Planes, zu Fuß nach Leipzig zu gehen – ein Hinweis auf seine Hoffnung, dort einen Lehrstuhl zu bekommen. Die monströse Krebs-Echse liegt jenseits der persönlichen Erfahrung; sie ist offensichtlich vom Unbewussten erschaffen worden. So viel können wir ohne besondere Anstrengung feststellen.

Nun kommen wir zum eigentlichen Kontext. Ich frage ihn: »Welches sind Ihre Assoziationen zu ›einfaches Bauernhaus‹?« Und zu meinem riesengroßen Erstaunen sagt er: »Es ist das Siechenhaus Sankt Jakob bei Basel.« Dieses Haus war eine alte Leprastation, und das Gebäude steht noch. Der Ort ist auch berühmt wegen der dort im Jahr 1444 gelieferten Schlacht der Schweizer gegen die Truppen des Herzogs von Burgund. Dessen Armee hatte versucht, in die Schweiz einzubrechen, wurde aber von der Vorhut der Schweizer Armee zurückgeschlagen, einer Truppe von 1300 Soldaten, die gegen die 30 000 Mann der Burgunder-Armee beim Siechenhaus von Sankt Jakob kämpften. Die 1300 Schweizer fielen bis zum letzten Mann, aber durch ihr Opfer verhinderten sie das weitere Vordringen des Feindes. Der heldenhafte Tod dieser 1300 Männer spielt in der Schweizer Geschichte eine große Rolle, und kein Schweizer kann darüber ohne patriotische Gefühle sprechen.

Wenn ein Träumer eine solche Assoziation beibringt, muss man sie in den Kontext des Traumes einsetzen. In diesem Fall heißt das, dass sich der Träumer in einer Leprastation befindet. Das Aussätzigenhaus heißt auf Deutsch Siechenhaus, wobei die Siechen die Leprakranken sind. So leidet der Träumer sozusagen an einer abstoßenden, ansteckenden Krankheit; er ist aus der menschlichen Gemeinschaft ausgestoßen, er ist im Siechenhaus. Dieses ist darüber hinaus durch den verzweifelten Kampf gekennzeichnet, der eine Katastrophe für die 1300 Männer und im Übrigen dadurch zustande gekommen war, dass sie die erhaltenen Befehle nicht befolgt hatten. Die Vorhut hatte strenge Anweisung, nicht anzugreifen, sondern zu warten, bis das Gros der Schweizer Armee sie erreicht haben würde. Sobald sie den Feind aber zu Gesicht bekamen, konnten sie sich nicht zurückhalten, stürmten vorwärts, griffen an und wurden natürlich getötet. Hier haben wir wieder das Bild des Vorwärtsstürmens, ohne auf den Zusammenhang mit dem massigen Schwanzende zu achten, und wieder endet die Tat in einer Katastrophe. Das gab mir ein etwas unangenehmes Gefühl, und ich dachte: »Worauf ist dieser Mann aus, welcher Gefahr läuft er in die Arme?« Die Gefahr ist nicht nur der Ehrgeiz oder der Wunsch, mit der Mutter zusammenzusein und einen Inzest zu begehen oder dergleichen. Sie erinnern sich, dass auch der Lokomotivführer sich töricht verhält; er treibt den Zug an trotz der Tatsache, dass das Schwanzende des Zuges noch nicht aus der Kurve ist; er wartet nicht, sondern stürmt nach vorne, ohne an das Ganze zu denken. Das bedeutet, dass der Träumer die Tendenz hat, vorwärtszustürmen, ohne an sein Schwanzende zu denken: Er benimmt sich, wie wenn er nur Kopf wäre, so wie sich die Vorhut benahm, als ob sie die ganze Armee wäre, und vergaß, dass sie hätte warten sollen; und weil sie nicht gewartet hatte, wurden alle getötet. Diese Haltung des Patienten ist der Grund für seine Symptome, die jenen der Bergkrankheit gleichen. Er stieg zu hoch, er ist nicht bereit für die Höhe, er vergisst, von wo er ausgegangen ist.

Sie kennen vielleicht den Roman von Paul Bourget, »L'Étape«. Es geht darin um das Problem, dass der niedrige Ursprung eines Mannes ihm immer anhängt und daher die Möglichkeiten des sozialen Aufstiegs für ihn sehr begrenzt sind. Das versucht der Traum dem Patienten ins Gedächtnis zu rufen. Jenes Haus und die ältere Bauernfrau führen ihn in seine Kindheit zurück. Es sieht so aus, als würde die Frau sich auf die Mutter beziehen. Man muss mit Annahmen aber vorsichtig sein. Seine Antwort auf meine Frage nach der Frau war: »Das ist meine Vermieterin.« Diese ist eine ältere Witwe, ungebildet und altmodisch, die natürlich in einem einfacheren Milieu lebt als er. Er befindet sich zu hoch oben, und er vergisst, dass der nächstfolgende Teil seines unsichtbaren Selbst die Familie in ihm ist. Da er ein sehr intellektueller Mensch ist, ist Fühlen seine minderwertige Funktion. Sein Fühlen ist völlig undifferenziert und befindet sich daher noch auf der Stufe der Vermieterin. Im Bestreben, der Vermieterin zu imponieren, versuchte er, mit seinem Riesenplan des Fußmarsches nach Leipzig sich selbst zu imponieren.

Was meinte er nun zu der Reise nach Leipzig? »Oh«, sagt er, »das ist mein Ehrgeiz, ich will es weit bringen, ich will einen Lehrstuhl bekommen.« Hier ist das Vorwärtsstürmen; hier der törichte Versuch; hier die Bergkrankheit; er will einfach zu hoch hinaus. Dieser Traum stammt aus der Zeit vor dem Krieg, und zu jener Zeit war ein Lehrstuhl in Leipzig etwas Großartiges. Die Fühlfunktion des Träumers war stark verdrängt; daher setzt sie die Werte nicht richtig und ist viel zu naiv. Sie ist noch die Bauernfrau; sein Fühlen ist noch identisch mit seiner Mutter. Es gibt viele fähige und intelligente Männer ohne differenziertes Gefühl, und deshalb ist ihr Fühlen immer mit der Mutter kontaminiert, immer noch in der Mutter, identisch mit der Mutter, und daher haben sie mütterliche Gefühle; sie haben wundervolle Gefühle für Babys, für schöne Interieurs und ein wohlgeordnetes Heim. Es kommt vor, dass solche Männer, wenn sie die vierzig überschritten haben, männliche Gefühle entdecken, und dann wird es problematisch.

Die Gefühle eines Mannes sind sozusagen diejenigen einer Frau und erscheinen in den Träumen als solche, das heißt als weibliches Wesen. Ich bezeichne diese Figur mit dem Ausdruck *Anima*, weil sie die Personifizierung der minderwertigen Funktion ist, die für den Mann die Verbindung mit dem kollektiven Unbewussten herstellt. Das kollektive Unbewusste stellt sich dem Mann auch als Ganzes in weiblicher Form dar. Der Frau erscheint es in männlicher Form, und dort nenne ich es den *Animus*. Ich wählte den Ausdruck Anima, weil dieser schon immer für den in Frage stehenden psychologischen Vorgang gebraucht worden ist. Die Anima als Personifizierung des kollektiven Unbewussten tritt in den Träumen immer und immer wieder auf. Ich habe ausführliche Erhebungen über die Animafigur in Träumen gemacht. Auf diese Art gibt man den Figuren empirische Substanz.

Als ich meinen Träumer fragte, was er damit meinte, dass die Bauernfrau von seinem Plan beeindruckt war, sagte er: »Das bezieht sich auf meine Prahlerei. Ich prahle gern vor einer niedriger stehenden Person, um ihr zu zeigen, wer ich bin; wenn ich mit Ungebildeten spreche, stelle ich mich gern stark in den Vordergrund. Leider muss ich immer in einem niedrigeren Milieu leben.« Wenn jemand unter der Minderwertigkeit seines Milieus leidet und den Eindruck hat, er sei zu gut für seine Umgebung, dann liegt der Grund dafür darin, dass er das minderwertige Milieu *in sich selbst* auf das äußere Milieu projiziert und daher an jenen Dingen Anstoß nimmt, an denen er in sich selbst Anstoß nehmen sollte. Statt zu sagen: »Ich hasse mein minderwertiges Milieu«, würde er besser sagen: »Ich hasse den Umstand, dass mein eigenes inneres Milieu minderwertig ist.« Er besitzt keine echten Werte, sein Gefühl ist minderwertig. Das ist sein Problem.

In diesem Augenblick schaut er aus dem Fenster und sieht die das Heu zusammenrechenden Bauern. Dieses Bild gibt natürlich auch etwas wieder, was er selbst früher getan hat. Es erinnert ihn an ähnliche Bilder und Situationen: Es war Sommer, und es war ziemlich hart, frühmorgens aufzustehen, um während des Tages das Heu zu wenden und abends zusammenzurechen. Natürlich geht es dabei um das ehrliche, einfache Tagewerk solcher Leute. Er vergisst eben, dass nur anständige, einfache Arbeit und nicht Großmäuligkeit ihn ans Ziel bringen kann. Ich muss noch hinzufügen, dass er bemerkte, er habe in seinem gegenwärtigen Heim ein Bild von Heu rechenden Bauern hängen, und sagte: »Ach, daher kommt das Bild in meinem Traum.« So, als wollte er sagen: »Der Traum ist nichts als ein Bild an der Wand, er ist ohne Bedeutung, ich brauche ihm keine Aufmerksamkeit zu schenken.« In diesem Augenblick verändert sich die Szene. Immer wenn ein solcher Szenenwechsel eintritt, kann man mit ziemlicher Sicherheit annehmen, dass die Darstellung eines unbewussten Gedankens zu einem Höhepunkt gelangt ist, von dem aus das Motiv nicht weiterentwickelt werden kann.

Im folgenden Teil des Traumes wird es dunkel; die Krebs-Echse tritt auf, offenbar etwas Enormes. Ich fragte ihn: »Was ist mit dem Krebs, wie in aller Welt kommen Sie darauf?« Er sagte:

»Das ist ein mythologisches Monstrum, das rückwärtsläuft. Der Krebs läuft rückwärts. Ich verstehe nicht, wie ich darauf kam – wahrscheinlich durch ein Märchen oder so etwas.« Alles, was er bis anhin erwähnt hatte, waren Dinge, denen man im realen Leben begegnen kann, Dinge, die wirklich existieren. Aber der Krebs ist keine persönliche Erfahrung, er ist ein Archetyp. Wenn ein Analytiker mit einem Archetyp konfrontiert wird, soll er anfangen zu denken. Im Umgang mit dem *persönlichen Unbewusst*en darf man nicht zu viel denken und den Assoziationen des Patienten nichts hinzufügen. Kann man der Persönlichkeit eines Menschen etwas hinzufügen? Man ist selbst eine Persönlichkeit. Insoweit der andere eine Person ist, hat er sein eigenes Leben und sein eigenes Innenleben. Insoweit er aber kein Individuum ist, insoweit er also auch ich ist, hat er die gleiche seelisch-geistige Grundstruktur wie ich, und auf dieser Ebene kann ich als Analytiker zu denken beginnen, kann ich für ihn assoziieren. Ich kann ihm sogar den notwendigen Kontext liefern, da er ihn selbst nicht kennt; er weiß nicht, wo die Krebs-Echse herkommt, und hat keine Ahnung, was sie bedeutet. Ich aber weiß es und kann ihm das Material zur Verfügung stellen.

Ich lege ihm dar, dass sich durch alle seine Träume das Heldenmotiv zieht. Er hat auch eine Heldenfantasie über sich selbst, die im letzten Traum an die Oberfläche kommt. Er ist der Held in Gestalt des großen Mannes mit dem langen Mantel und dem großen Plan; er ist der Held, der auf dem Feld der Ehre bei Sankt Jakob fällt; er wird der Welt zeigen, wer er ist; und er ist ganz offensichtlich der Held, der das Ungeheuer überwältigt. Das Heldenmotiv erscheint ohne Ausnahme zusammen mit dem Drachenmotiv; der Drache und der ihn bekämpfende Held sind zwei Figuren des gleichen Mythus.

Der Drache erscheint in diesem Traum als die Krebs-Echse. Dies erklärt natürlich noch nicht, was der Drache als Ausdruck seiner psychologischen Situation darstellt. Daher richten sich die folgenden Assoziationen auf das Monstrum. Bei dessen Bewegung zuerst nach links und dann nach rechts hat der Träumer den Eindruck, in einem Winkel zu stehen, der sich wie eine offene Schere um ihn schließen könnte. Das wäre tödlich. Er hat Freud gelesen und deutet die Situation entsprechend als Inzestwunsch, wobei das Monstrum die Mutter wäre, der Winkel der offenen Schere die Beine der Mutter, und er stände dazwischen, entweder als Neugeborener oder im Begriff, in die Mutter zurückzukehren.

Seltsamerweise *ist* in der Mythologie der Drache die Mutter. Man begegnet dem Motiv auf der ganzen Welt, und das Monstrum wird der Mutterdrache genannt.[38] Der Mutterdrache verschlingt das Kind wieder, saugt es nach der Geburt wieder in sich hinein. Die »furchtbare Mutter«, wie sie auch genannt wird, wartet mit weitgeöffnetem Mund im westlichen Meer, und wenn ein Mensch sich nähert, schließt sich der Mund über ihm, und er ist erledigt. Diese monströse Figur ist die sarkophaga-Mutter, die Fleischfresserin; sie ist, in anderer Form, die matuta, die Mutter der Toten. Sie ist die Göttin des Todes.

Aber diese Parallelen erklären noch nicht, weshalb der Traum dieses spezielle Bild des Krebses wählte. Ich bin der Auffassung – und wenn ich sage, ich bin der Auffassung, dann habe ich bestimmte Gründe dafür –, dass Darstellungen psychischer Zustände in Bildern wie der Schlange oder der Echse oder des Krebses oder des Mastodons oder ähnlichen Tieren auch organische Tatsachen zum Ausdruck bringen. So stellt zum Beispiel die Schlange sehr oft das zerebrospinale System dar, insbesondere die niedrigeren Hirnzentren, und ganz besonders die medulla oblongata und die Wirbelsäule. Der Krebs andererseits, der nur ein sympathisches Nervensystem besitzt, verkörpert hauptsächlich den Sympathikus und Parasympathikus des Unterleibs; er hat mit dem Bauch oder Unterleib zu tun. Der Traumtext würde also in der Übersetzung lauten: »Wenn Sie so weitermachen, werden Ihnen Ihr zerebrospinales und Ihr sympathisches Nervensystem

[38] Jung, *Symbole der Wandlung* (GW 5), bes. § 395.

zusetzen und über Ihnen zuschnappen.« Und das ist auch, was in Wirklichkeit geschah. Die Symptome seiner Neurose sind der Ausdruck der Rebellion seines sympathischen und seines zerebrospinalen Systems gegen die Einstellung des Bewusstseins.

Die Krebs-Echse stellt die archetypische Vorstellung von Held und Drachen als Todfeinde heraus. In gewissen Mythen stößt man aber auch auf die interessante Version, dass der Held mit dem Drachen nicht nur als Feind verbunden ist. Es gibt im Gegenteil Hinweise darauf, dass der Held selbst der Drache ist. In der skandinavischen Mythologie wird der Held daran erkannt, dass er Schlangenaugen hat. Er hat Schlangenaugen, weil er eine Schlange ist. Viele andere Mythen und Legenden enthalten den gleichen Gedanken. Kekrops, der Gründer Athens, war oben ein Mensch und unten eine Schlange. Die Seelen der Helden erscheinen nach dem Tod oft in Schlangenform.

In unserem Traum nun bewegt sich die riesige Krebs-Echse zuerst nach links, und ich frage den Träumer nach dieser linken Seite. Er sagt:

»Der Krebs kennt offenbar den Weg nicht. Links ist die ungünstige Seite. Links ist sinister.« Sinister bedeutet in der Tat links und ungünstig. Aber die rechte Seite ist für das Ungetüm auch nicht günstig, denn in seiner Bewegung nach rechts wird es vom Stab berührt und getötet. Nun kommen wir zum Standort des Träumers im Winkel zwischen den Bewegungen des Monstrums, eine Situation, die er auf Anhieb als Inzest interpretiert. Er sagt: »Tatsächlich fühlte ich mich von beiden Seiten umzingelt wie ein Held, der sich in einen Drachenkampf begibt.« So ist er sich selbst des Heldenmotivs bewusst.

Aber im Gegensatz zum mythischen Helden bekämpft er den Drachen nicht mit einer Waffe, sondern mit einem Zauberstab. Er sagt:

»Wegen seiner Wirkung auf das Ungeheuer scheint es ein Zauberstab zu sein.« Zweifellos entledigt er sich des Krebses auf magische Weise. Der Stab ist wiederum ein mythologisches Symbol. Es enthält häufig sexuelle Hinweise, und sexuelle Magie ist ein Schutzmittel gegen Gefahr. Sie werden sich auch erinnern, wie während des Erdbebens von Messina[39] die Natur gegenüber der überwältigenden Zerstörung gewisse Instinktreaktionen hervorbrachte.

Der Stab ist ein Werkzeug, und Werkzeuge im Traum bedeuten das, was sie tatsächlich sind: Geräte des Menschen, um seinen Willen in die Tat umzusetzen. Das Messer zum Beispiel ist mein Wille, zu schneiden; durch die Benutzung eines Speeres verlängere ich meinen Arm; mit einem Gewehr kann ich meinen Wirkungsbereich und meinen Einfluss auf eine große Entfernung ausdehnen; mit einem Teleskop tue ich das Gleiche hinsichtlich meiner Augen. Ein Instrument ist ein Mechanismus, der meinen Willen, meine Intelligenz, meine Fähigkeiten und meine Geschicklichkeit darstellt. Werkzeuge im Traum symbolisieren einen entsprechenden psychologischen Mechanismus. Nun ist aber das Werkzeug des Träumers ein Zauberstab. Er benutzt ein wunderbares Ding, um das Monstrum, das heißt sein niedriges Nervensystem, hinwegzuzaubern. Er kann mit solchem Unsinn in kürzester Zeit und ohne jegliche Anstrengung fertig werden.

Was heißt das eigentlich? Es heißt, dass er einfach meint, die Gefahr bestehe gar nicht. So macht man es ja gewöhnlich. Man denkt einfach, etwas ist nicht, und dann ist es nicht mehr da. So verhalten sich Leute, die nur aus Kopf bestehen. Sie benützen ihren Intellekt, um die Dinge wegzudenken; sie argumentieren sie weg. Sie sagen: »Das ist Unsinn, daher kann es nicht sein, und daher ist es nicht.« Das tut der Träumer ebenfalls. Er argumentiert das Ungeheuer hinweg. Er sagt: »So etwas wie eine Krebs-Echse gibt es nicht, es gibt keinen mir entgegenstehenden Willen; ich werde das alles los, ich denke es einfach weg. Ich denke, es sei die

39 Der Hinweis bezieht sich auf die Erdbeben-Katastrophe von 1908, bei der die sizilianische Stadt zu neunzig Prozent zerstört wurde und 60 000 Menschen umkamen.

Mutter, mit der ich einen Inzest begehen will, und damit ist die Sache erledigt, denn so etwas tue ich nicht.« Ich sagte: »Sie haben das Tier getötet – warum, glauben Sie, haben Sie es nachher so lange betrachtet?« Er antwortete: »Nun ja, natürlich ist es wunderbar, mit einem solchen Geschöpf so leicht fertigzuwerden.« Ich sagte: »Ja, das ist allerdings sehr wunderbar!«

Dann teilte ich ihm mit, was ich von der Situation hielt. Ich sagte: »Sehen Sie, die beste Art, mit einem Traum umzugehen, ist, sich selbst als unwissendes Kind oder als Jüngling vorzustellen, der zu einem zwei Millionen Jahre alten Mann oder zur Urmutter gelangt und fragt: ›Was hältst du von mir?‹ Sie würde zu Ihnen sagen: ›Du hast einen ehrgeizigen Plan, und das ist sehr töricht, denn deine eigenen Instinkte stehen dir entgegen. Deine eigenen begrenzten Fähigkeiten blockieren dir den Weg, du willst das Hindernis durch die Magie deines Denkens beseitigen. Du meinst, du könntest es durch die Kunststücke deines Intellektes hinwegzaubern, aber glaube mir, du wirst noch daran denken.‹« Dann sagte ich ihm noch das Folgende: »Ihr Traum enthält eine Warnung. Sie benehmen sich genau wie der Lokomotivführer oder wie die Schweizer, die tollköpfig genug waren, um ohne Unterstützung durch die Nachhut gegen den Feind anzurennen, und wenn Sie so weitermachen, kommt es zur Katastrophe.«

Er war überzeugt, dass ein solcher Standpunkt die Dinge allzu ernst nahm. Es schien ihm viel wahrscheinlicher, dass Träume aus unvereinbaren Wünschen entstehen und dass er wirklich einen unbewussten Inzestwunsch hatte, der dem Traum zugrunde lag; er glaubte, dass er sich diesen Inzestwunsch nun bewusstgemacht hatte, davon befreit war und nach Leipzig gehen konnte. Ich sagte: »Also dann, bon voyage.« Er kam nicht wieder, verfolgte seine Pläne weiter, und es dauerte ungefähr drei Monate, bis er seine Stellung verlor und vor die Hunde ging. Es war mit ihm zu Ende. Er rannte gegen die tödliche Gefahr jener Krebs-Echse an und wollte die Warnung nicht verstehen. Ich will Sie aber nicht zu pessimistisch stimmen. Es gibt auch Leute, die ihre Träume wirklich verstehen und Schlussfolgerungen daraus ziehen, die zu einer besseren Lösung ihrer Probleme führen.

Diskussion

Dr. Charles Brunton:
Ich weiß nicht, ob es fair ist, über Träume von jemandem zu sprechen, der nicht hier ist, aber ich habe eine kleine Tochter von fünfeinhalb Jahren, die kürzlich zwei Träume hatte, aus denen sie in der Nacht aufwachte. Der erste Traum trat Mitte August auf, und sie erzählte ihn so:

»*Ich sehe ein Rad, das den Weg herunterrollt und mich brennt.*« Das war alles, was ich aus ihr herausbringen konnte. Am nächsten Tag schlug ich ihr vor, ein Bild davon zu zeichnen, aber sie wollte nichts mehr damit zu tun haben, und daher insistierte ich nicht. Den anderen Traum hatte sie vor ungefähr einer Woche, und diesmal war es »*ein Käfer, der mich zwickte*«. Mehr konnte ich nicht erfahren. Ich weiß nicht, ob Sie sich dazu äußern wollen. Das Einzige, was ich noch beifügen möchte, ist, dass sie den Unterschied zwischen einem Käfer und einem Krebs kennt. Sie ist sehr tierliebend.

C.G. Jung:
Sie müssen berücksichtigen, dass es sehr schwierig und nicht ganz recht ist, über Träume von jemandem zu sprechen, den man nicht kennt; aber ich will Ihnen sagen, was man aus der Symbolik erkennen kann. Der Käfer hat meines Erachtens mit dem sympathischen Nervensystem zu tun. Ich würde daher aus diesem Traum schließen, dass in dem Kind gewisse psychologische Prozesse vorgehen, die sein sympathisches Nervensystem berühren, was Darm- oder andere Bauchbeschwerden auslösen kann. Das Vorsichtigste, was man sagen kann, ist, dass eine gewisse Zusammenballung von Energie im sympathischen Nervensystem vorliegt, was leichte Stö-

rungen verursacht. Dies wird durch das Symbol des Feuerrades bestätigt. Das Rad in diesem Traum scheint ein Sonnenrad zu sein, und in der tantrischen Philosophie entspricht das Feuer dem sogenannten Manipura-Chakra, das im Bauch lokalisiert ist. Manchmal findet man in den einer Epilepsie vorausgehenden Symptomen die Vorstellung eines sich innerlich drehenden Rades. Dies drückt ebenfalls etwas aus, was mit dem sympathischen Nervensystem zu tun hat. Das Bild des sich drehenden Rades erinnert an das Rad, auf dem Ixion gekreuzigt wurde. Der Traum des kleinen Mädchens ist ein archetypischer Traum, einer jener seltsamen archetypischen Träume, die Kinder zuweilen haben.

Ich erkläre mir solche archetypischen Träume bei Kindern dadurch, dass das Kind, wenn es anfängt zu spüren, dass es *ist*, und das Bewusstsein zu erwachen beginnt, eben doch noch eng mit der ursprünglichen Welt verbunden ist, aus der es gerade erst auftauchte: im Zustand tiefer Unbewusstheit. Daher stellt man bei vielen Kindern fest, dass sie Inhalte des kollektiven Unbewussten wahrnehmen, ein Umstand, der in einigen östlichen Religionen als Erinnerung an frühere Existenzen gedeutet wird. So spricht zum Beispiel die tibetische Philosophie von der »Bardo-Existenz« und vom Zustand des Geistes zwischen Tod und Wiedergeburt.[40] Die Vorstellung einer früheren Existenz ist eine Projektion der frühkindlichen psychologischen Situation. Kleine Kinder nehmen noch mythologische Inhalte wahr, und wenn diese Inhalte zu lange im Bewusstsein bleiben, läuft der Mensch Gefahr, sich überhaupt nicht anpassen zu können; er wird dauernd von der Sehnsucht verfolgt, bei der ursprünglichen Vision zu bleiben oder zu ihr zurückzukehren. Von Dichtern und Mystikern kennen wir sehr schöne Beschreibungen solcher Erfahrungen.

Im Allgemeinen wird im Alter von vier bis sechs Jahren der Schleier des Vergessens über diese Dinge gezogen. Ich habe aber auch Fälle äußerst sensibler Kinder gesehen, die diese psychischen

40 *Das tibetanische Totenbuch*, hg. von Evans-Wentz.

Tatsachen in außergewöhnlichem Maße wahrnahmen, ihr Leben in archetypischen Träumen zubrachten und sich nicht anpassen konnten. Kürzlich erlebte ich den Fall eines zehnjährigen Mädchens, das einige höchst erstaunliche mythologische Träume hatte.[41] Der Vater konsultierte mich deswegen. Ich konnte ihm nicht sagen, was ich dachte, denn die Träume enthielten eine unheimliche Prognose. Das Mädchen starb ein Jahr später an einer Infektionskrankheit. Es war nie ganz geboren worden.

Dr. Leonhard F. Browne:
Ich möchte Sie etwas über die Interpretation der Träume fragen, die Sie uns heute vorlegten. Angesichts der Tatsache, dass der Patient die Deutung nicht annehmen konnte, wüsste ich gern, ob diese Schwierigkeit durch eine andere Technik hätte überwunden werden können.

C.G. Jung:
Wenn ich die Absicht hätte, ein Missionar zu sein oder ein Heiland, hätte ich einen klugen Trick angewandt. Ich hätte zum Patienten gesagt:

»Ja, natürlich ist das der Mutterkomplex«, und wir hätten uns in diesem Jargon einige Monate lang weiter unterhalten können, und vielleicht hätte ich ihn am Ende dort gehabt, wo ich ihn haben wollte. Ich weiß aber aus Erfahrung, dass so etwas nicht von Gutem ist; man sollte Leute nicht überlisten, nicht einmal, wenn es zu ihrem Vorteil ist. Ich will keinen aus seinem falsch verstandenen Glauben herausmanövrieren. Vielleicht war es für jenen Mann besser, vor die Hunde zu gehen, als durch falsche Mittel gerettet zu werden. Ich hindere die Menschen nie. Falls jemand sagt: »Ich nehme mir das Leben, wenn ...«, dann sage ich: »Wenn das Ihre Absicht ist, habe ich keinen Einwand dagegen.«

---

41 Vgl. Jung, *Symbole und Traumdeutung* (GW 18/I), §§ 525 ff.; ferner Jacobi, *Komplex, Archetypus, Symbol*, S. 159 ff.

Dr. Browne:
Wissen Sie etwas darüber, ob die Symptome der Bergkrankheit geheilt wurden?

C.G. Jung:
Der Patient verlor seine Neurose, als es mit ihm im Leben bergab ging. Er war kein Mensch, der auf eine Höhe von 2000 Meter gehört; er gehörte weiter hinunter. Er wurde geringer, statt neurotisch zu sein. Ich sprach einmal mit dem Leiter einer großen amerikanischen Institution zur Erziehung krimineller Kinder, und da erfuhr ich etwas sehr Interessantes. Sie haben dort zwei Kategorien von Kindern. Die Mehrheit von ihnen fühlt sich beim Eintritt in die Anstalt viel besser; diese Kinder entwickeln sich recht gut und normal und wachsen mit der Zeit über ihre ursprünglichen schlechten Seiten hinaus. Die Kinder der anderen Kategorie, die Minorität, werden hysterisch, wenn sie versuchen, nett und normal zu sein. Das sind die geborenen Verbrecher, die man nicht ändern kann. Sie sind normal, wenn sie Böses tun. Wir fühlen uns ja auch nicht ganz behaglich, wenn wir uns tadellos benehmen, wir fühlen uns viel besser, wenn wir ein wenig unrecht tun. Das kommt daher, dass wir nicht vollkommen sind. Wenn die Hindus einen Tempel bauen, lassen sie eine Ecke unvollendet; nur die Götter können etwas vollkommen gut machen, der Mensch kann es niemals. Es ist viel besser, zu wissen, dass man nicht vollkommen ist, denn dann fühlt man sich viel wohler. So ist es auch mit diesen Kindern, und so ist es mit unserem Patienten. Es ist falsch, Menschen aus ihrem Schicksal herauszubetrügen und ihnen helfen zu wollen, über ihr Niveau hinauszugehen. Wenn jemand die Möglichkeit in sich hat, sich anpassen zu können, muss man ihm mit allen Mitteln helfen; wenn es aber wirklich seine Aufgabe ist, sich *nicht* anzupassen, dann muss man ihm mit allen Mitteln helfen, es nicht zu tun, denn dann ist es richtig für ihn.

Was würde aus der Welt, wenn alle Menschen angepasst wären? Sie wäre unerträglich langweilig. Es muss Leute geben, die sich falsch benehmen; sie dienen den Normalen als Sündenböcke und als Gegenstand des Interesses. Denken Sie nur, wie dankbar wir für Kriminalromane und Zeitungen sind, weil wir uns sagen können: »Gott sei Dank bin ich nicht wie der Kerl, der das Verbrechen begangen hat, ich bin ein vollkommen unschuldiges Geschöpf.« Man fühlt sich befriedigt, weil die bösen Leute es für einen getan haben. Hierin liegt der tiefere Sinn der Tatsache, dass Christus als Erlöser zwischen zwei Räubern gekreuzigt wurde. Diese Räuber waren in ihrer Art ebenfalls Erlöser der Menschheit, sie waren die Sündenböcke.

Dr. Browne:
Ich möchte gern etwas über die psychologischen Funktionen fragen, wenn wir damit nicht zu weit zurückgehen. In Beantwortung einer Frage sagten Sie gestern Abend, dass es keinen Anhaltspunkt gebe, eine der vier Funktionen an sich als höherwertig anzusehen, und Sie sagten auch, dass alle vier Funktionen gleichmäßig differenziert werden müssten, um eine volle und sachgemäße Erkenntnis der Welt zu erlangen. Wollen Sie damit sagen, dass es in jedem Fall möglich ist, die vier Funktionen gleichmäßig zu differenzieren, oder dass das durch Erziehung erreicht werden kann?

C.G. Jung:
Ich glaube nicht, dass es menschenmöglich ist, alle vier Funktionen gleichmäßig zu differenzieren, sonst wären wir vollkommen wie Gott, und das wird sicher nie geschehen. Es gibt immer einen Fehler im Kristall. Die Vollkommenheit erreichen wir nie. Im Übrigen würden wir die vier Funktionen, wenn wir sie gleichmäßig differenzieren könnten, nur zu bewusst verwendbaren Funktionen machen. Dann würden wir aber die wertvollste Verbindung mit dem Unbewussten durch die minderwertige Funktion verlieren, die immer die schwächste ist; nur durch unsere Schwäche und Unfähigkeit sind wir mit dem Unbewussten, mit der niedrigeren Welt der Instinkte und mit unseren Mitmenschen

verbunden. Unsere Tugenden befragen uns, unabhängig zu sein. In diesem Zustand brauchen wir niemanden, hier sind wir Könige; aber in unserer Minderwertigkeit sind wir mit der Menschheit wie auch mit der Welt unserer Instinkte verbunden. Es wäre nicht einmal von Vorteil, alle Funktionen vollkommen zu haben, denn dann wäre man völlig isoliert. Ich habe keinen Vollkommenheitswahn. Mein Grundsatz ist: Seid um Gottes willen nicht vollkommen, versucht aber mit allen Mitteln, vollständig zu sein – was immer das im Einzelfall bedeuten mag.

Frage:
Darf ich fragen, was »vollständig« heißt? Wollen Sie darüber etwas mehr sagen?

C.G. Jung:
Ich muss auch etwas Ihren eigenen geistigen Anstrengungen überlassen. Es wäre sicher ganz amüsant für Sie, auf Ihrem Heimweg zum Beispiel darüber nachzudenken, was vollständig sein heißt. Man soll den Menschen nicht das Vergnügen nehmen, etwas zu entdecken. Vollständigkeit ist ein sehr großes Problem; darüber zu reden, ist unterhaltsam, aber es zu sein – darum geht es.

Frage:
Wie passt die Mystik in Ihr Schema?

C.G. Jung:
In welches Schema?

Fragesteller:
Das Schema der Psychologie und der Psyche.

C.G. Jung:
Sie müssten natürlich zuerst definieren, was Sie unter Mystik verstehen. Nehmen wir an, Sie meinen Menschen, die mystische Er-

fahrungen haben. Mystiker sind Menschen mit einer besonders lebhaften Erfahrung der Vorgänge im kollektiven Unbewussten. Mystische Erfahrung ist die Erfahrung der Archetypen.

Frage:
Gibt es einen Unterschied zwischen archetypischen Formen und mystischen Formen?

C.G. Jung:
Ich mache keinen Unterschied zwischen den beiden. Wenn Sie die Erscheinungsarten mystischer Erfahrung studieren, begegnen Sie viel Interessantem. Sie wissen zum Beispiel alle, dass unser christlicher Himmel ein männlicher Himmel und das weibliche Element nur geduldet ist. Die Mutter Gottes ist nicht göttlich, sie ist nur die Urheilige; sie bittet für uns am Throne Gottes, aber sie ist nicht Teil der Gottheit. Sie gehört nicht zur Dreieinigkeit.

Nun haben aber manche christlichen Mystiker andere Erlebnisse gehabt. Wir haben zum Beispiel einen Schweizer Mystiker, Niklaus von Flüe[42]. Er erlebte einen Gott und eine Göttin. Dann gab es einen Mystiker des dreizehnten Jahrhunderts, Guillaume de Digulleville, der die »Pèlerinages de la vie humaine, de l' âme et de Jésus Christ«[43] geschrieben hat. Wie Dante hatte er eine Vision vom höchsten Himmel als dem »ciel d'or«, und dort saß auf einem Thron, der tausendmal heller war als die Sonne, le Roi, der Gott selbst ist, und neben ihm auf einem Kristallthron von bräunlicher Farbe la Reine, vermutlich die Erde. Diese Vision liegt außerhalb der Trinitätsidee, sie ist ein mystisches Erlebnis archetypischer Natur, die das weibliche Element einschließt. Die Trinität ist ein dogmatisches Bild, das auf einem Archetyp ausschließlich männlicher Art beruht. In der Frühkirche wurde die gnostische

42 Vgl. Jung, *Bruder Klaus* (GW 11).
43 Vgl. Jung, *Psychologie und Alchemie* (GW 12), §§ 315 ff.

Interpretation des Heiligen Geistes als weiblich für Ketzerei erklärt.

Dogmatische Bilder wie die Trinität sind Archetypen, die zu abstrakten Vorstellungen geworden sind. Es gibt aber eine große Anzahl mystischer Erlebnisse innerhalb der Kirche, deren archetypischer Charakter noch sichtbar ist. Sie enthalten daher manchmal ein ketzerisches oder heidnisches Element. Denken Sie zum Beispiel an den heiligen Franz von Assisi. Er konnte nur dank der großen diplomatischen Fähigkeiten von Papst Bonifaz VIII. der Kirche assimiliert werden. Man braucht nur an seine Beziehung zu den Tieren zu denken, um die Schwierigkeit zu verstehen. Die Tiere waren, wie die ganze Natur, für die Kirche tabu. Und doch gibt es heilige Tiere wie das Lamm, die Taube und in der Frühkirche den Fisch, die religiöse Verehrung erfuhren.

Frage:
Würde Professor Jung uns seine Auffassung bekanntgeben über den Unterschied zwischen der Dissoziation in der Hysterie und der Dissoziation in der Schizophrenie?

C.G. Jung:
Bei der Hysterie stehen die dissoziierten Persönlichkeiten noch in einer gewissen Beziehung zueinander, so dass man immer den Eindruck einer ganzen Person hat. Mit einem Hysteriker kann man einen Rapport herstellen, man bekommt eine Gefühlsreaktion von der ganzen Person. Es besteht nur eine oberflächliche Trennung zwischen gewissen Erinnerungsabteilen, aber die Grundpersönlichkeit ist immer da. Bei der Schizophrenie ist das anders. Hier steht man nur Fragmenten gegenüber, nirgends ist ein Ganzes. Es versetzt einem daher einen furchtbaren Schock, wenn ein Freund oder Verwandter, den man gut gekannt hat, geisteskrank wird und man einer fragmentarischen Persönlichkeit gegenübersteht, die vollständig aufgesplittert ist. Man kann dann nur mit einem Fragment aufs Mal umgehen; es ist wie ein Glas-

splitter. Man spürt die Kontinuität der Persönlichkeit nicht mehr. Bei einem Fall von Hysterie denkt man: Wenn man nur diese Verdunkelung oder diese Art von Somnambulismus wegwischen könnte, dann hätten wir die Gesamtheit der Persönlichkeit. Bei der Schizophrenie hingegen liegt eine tiefe Dissoziation der Persönlichkeit vor; die Fragmente können nicht mehr zusammenkommen.

Frage:
Lässt sich dieser Unterschied in noch klareren psychologischen Begriffen ausdrücken?

C.G. Jung:
Es gibt gewisse Grenzfälle, bei denen man die Teile zusammenflicken kann, wenn man in der Lage ist, die verlorenen Inhalte zu reintegrieren. Ich will Ihnen einen Fall erzählen. Eine Frau war zweimal mit einem typischen schizophrenen Schub in der Nervenklinik gewesen. Als sie zu mir kam, ging es ihr besser, aber sie war noch in einem halluzinatorischen Zustand. Ich sah, dass es möglich war, den Zugang zu den abgespaltenen Teilen zu finden. Daher ging ich mit ihr alle Einzelheiten der Erlebnisse durch, die sie in der Klinik hatte; wir sprachen über ihre Stimmen und ihre Sinnestäuschungen, und ich erklärte ihr jede Einzelheit, so dass sie sie an ihr Bewusstsein anschließen konnte. Ich zeigte ihr, was diese unbewussten Inhalte waren, die während ihrer Geisteskrankheit in ihr aufstiegen, und da sie ein intelligenter Mensch war, gab ich ihr Bücher zu lesen, so dass sie sich ein großes Wissen aneignete, vor allem mythologisches Wissen, und die Teile selbst zusammenfügen konnte. Die Bruchlinien waren natürlich immer noch vorhanden, und sooft sie später wieder eine neue Welle der Desintegration hatte, sagte ich ihr, sie solle ein Bild von dieser speziellen Situation malen oder zeichnen, um so ein Bild ihres ganzen Wesens zu erhalten, das ihren Zustand objektivieren würde. Das tat sie auch. Sie brachte mir eine ganze Anzahl solcher

Bilder, die ihr zu Hilfe kamen, als sie das Gefühl hatte, wieder auseinanderzubrechen. Auf diese Weise habe ich sie während ungefähr zwölf Jahren über Wasser gehalten, und sie hatte keine Anfälle mehr, die eine Einweisung in die Anstalt nötig gemacht hätten. Sie brachte es immer fertig, die Anfälle durch die Objektivierung ihrer Inhalte abzuwehren. Darüber hinaus sagte sie mir, dass sie immer, wenn sie ein solches Bild gemalt hatte, zu ihren Büchern griff und ein Kapitel über eines seiner Hauptzüge nachlas, um es so in einen allgemeinen Zusammenhang mit der Menschheit zu bringen, mit dem, was Menschen wissen, mit dem kollektiven Bewusstsein, und dann fühlte sie sich wieder in Ordnung. Sie sagte, sie fühle sich angepasst und sei nicht mehr dem kollektiven Unbewussten ausgeliefert.

Nicht alle Fälle sind so gut zugänglich wie dieser, wie Sie sich wohl denken können. Grundsätzlich kann ich die Schizophrenie nicht heilen. Hie und da, unter sehr glücklichen Umständen, kann ich die Fragmente verbinden. Ich tue es aber nicht gern, da es eine ungeheuer schwierige Aufgabe ist.

Vierte Vorlesung

Der Vorsitzende, Dr. Emanuel Miller:

Ich will Ihnen nichts von Professor Jungs Zeit wegnehmen, sondern nur meiner großen Freude Ausdruck geben, heute Abend Vorsitzender sein zu dürfen. Allerdings ist damit ein großer Nachteil verbunden: Leider war es mir nicht möglich gewesen, an den bisherigen Vorlesungen teilzunehmen, und daher weiß ich nicht, bis zu welchen Tiefen des Unbewussten Professor Jung Sie bereits geführt hat. Ich nehme aber an, dass er heute Abend mit der Darstellung seiner Methode der Traumanalyse fortfahren wird.

C.G. Jung:

Die Deutung eines tiefgründigen Traumes, wie der letzte einer war, ist immer ungenügend, wenn sie in der persönlichen Sphäre verbleibt. Dieser Traum enthält ein archetypisches Bild, und das ist immer ein Hinweis darauf, dass die psychologische Situation des Träumers sich über die rein persönliche Schicht des Unbewussten hinaus erstreckt. Sein Problem ist nicht mehr nur etwas Persönliches, sondern etwas, was die Probleme der Menschheit als Ganzes berührt. Das Symbol des Monstrums legt das nahe. Dieses Symbol bringt den Heldenmythus herauf, und die Assoziation mit der Schlacht bei Sankt Jakob, die sich aus der Lokalisierung der Traumszene ergibt, ist ebenfalls von allgemeinem Interesse.

Es ist von großer therapeutischer Bedeutung, einen allgemeinen Gesichtspunkt anwenden zu können. Die moderne Therapie ist sich dessen nicht mehr bewusst, aber in der antiken Medizin war es bekannt, dass die Möglichkeit, die persönliche Krankheit auf ein höheres und unpersönlicheres Niveau zu erheben, von heilender Wirkung war. Im alten Ägypten zum Beispiel wurde, wenn jemand von einer Schlange gebissen worden war, der Priesterarzt gerufen, der aus der Tempelbibliothek das Manuskript über den Mythus von Re und seiner Mutter Isis holte und vorlas. Isis hatte einen giftigen Wurm geschaffen und im Sand verborgen, der Gott Re trat auf die Schlange und wurde von ihr gebissen; er litt furchtbare Schmerzen und war dem Tod nahe, daher veranlassten die Götter Isis, einen Zauber zu bereiten, der das Gift aus ihm herauszog.[44] Es ging dabei um die Vorstellung, dass der Patient durch die Erzählung so beeindruckt wäre, dass er geheilt würde. Für uns tönt das ganz unmöglich. Wir können uns nicht vorstellen, dass das Vorlesen einer Geschichte aus Grimms Märchen zum Beispiel einen Typhus oder eine Lungenentzündung heilen würde. Aber wir rechnen eben nur mit unserer modernen rationalen Psychologie. Um die Wirkung zu verstehen, müssen wir die Psychologie der alten Ägypter berücksichtigen, die völlig anders war. Sogar bei uns können gewisse Dinge Wunder wirken; zuweilen können geistliche Tröstung oder psychologischer Einfluss eine Krankheit heilen oder wenigstens mithelfen, sie zu heilen. Und das natürlich vor allem bei Menschen, die auf einer primitiveren Stufe leben und eine eher archaische Psychologie haben.

Im Osten ist ein großer Teil der praktischen Therapie auf diesem Prinzip der Erhebung des bloß persönlichen Leidens auf die Ebene einer allgemeingültigen Situation aufgebaut. Die Medizin der alten Griechen arbeitete ebenfalls mit dieser Methode. Natürlich muss das kollektive Bild oder seine Anwendung mit der besonderen psychologischen Situation des Patienten übereinstimmen. Der Mythus oder die Legende entsteht aus archetypischem Material, das in der Krankheit konstelliert wird, und die psychologische Wirkung besteht darin, den Patienten an den allgemeinmenschlichen Sinn seiner besonderen Situation anzuschließen.

---

44 Vgl. Jung, *Symbole der Wandlung* (GW 5), §§ 451 ff.; *Die Struktur der Seele* (GW 8), § 307.

Der Schlangenbiss zum Beispiel ist eine archetypische Situation, weshalb er auch als Motiv in vielen Erzählungen vorkommt. Wenn die der Krankheit zugrunde liegende archetypische Situation in der richtigen Art und Weise zum Ausdruck gebracht werden kann, so ist der Patient geheilt. Wird kein entsprechender Ausdruck gefunden, dann wird der Patient auf sich selbst, in den isolierten Zustand des Krankseins zurückgeworfen, er ist allein und hat keine Verbindung mit der Welt. Wenn ihm aber gezeigt wird, dass sein besonderes Leiden nicht nur *sein* Leiden ist, sondern ein allgemeines – sogar das Leiden eines Gottes –, dann befindet er sich in der Gemeinschaft von Menschen und Göttern, und dieses Wissen erzeugt eine heilende Wirkung. Die moderne geistliche Therapie geht in der gleichen Weise vor: Schmerz oder Krankheit wird mit dem Leiden Christi verglichen, und diese Vorstellung wirkt tröstlich. Das Individuum wird aus seiner elenden Einsamkeit herausgehoben und erweist sich als ein Mensch mit einem heldenhaften, sinnvollen Schicksal, das, wie das Leiden und Sterben eines Gottes, letzten Endes der ganzen Welt zugutekommt. Wenn einem alten Ägypter gezeigt wurde, dass er das Schicksal von Re, dem Sonnengott, erlitt, stieg er unmittelbar zum Rang des Pharao, des Sohnes und Stellvertreters der Götter, auf, und so wurde der gewöhnliche Mensch selbst zum Gott. Dieser Vorgang setzte eine derartige Energiefülle frei, dass wir sehr gut verstehen können, wie der Patient dadurch aus seinen Schmerzen herausgehoben wurde. In einer besonderen Seelenverfassung können Menschen sehr viel aushalten. Die Primitiven können unter bestimmten Umständen auf glühenden Kohlen gehen und sich die furchtbarsten Verletzungen zufügen, ohne Schmerz zu empfinden. Und so kann auch sehr wahrscheinlich ein eindrückliches und der Lage entsprechendes Symbol die Kräfte des Unbewussten derart in Bewegung setzen, dass sogar das Nervensystem beeinflusst wird und der Körper wieder normal funktioniert.

Im Falle eines psychologischen Leidens – das ja den Betroffenen immer von den sogenannten normalen Menschen isoliert –

ist es ebenfalls von größter Wichtigkeit, einsehen zu können, dass der Konflikt nicht nur ein persönliches Versagen ist, sondern gleichzeitig ein Leiden, das jedermann angeht, und ein Problem, das der ganzen Epoche aufgebürdet ist. Dieser allgemeine Gesichtspunkt hebt den Einzelnen aus sich heraus und verbindet ihn mit der Menschheit. Das Leiden braucht nicht einmal eine Neurose zu sein; es kann unter ganz normalen Umständen auftreten. Wenn man zum Beispiel in einer wohlhabenden Gesellschaft lebt und plötzlich all sein Geld verliert, empfindet man das natürlicherweise als eine Schande und etwas Furchtbares; man kommt sich vor, als sei man der Einzige, der so töricht sein könne, sein Geld zu verlieren. Verlieren aber alle ihr Geld, so ist das etwas ganz anderes und man kann sich mit dem Schicksal versöhnen. Sowie andere sich in der gleichen misslichen Lage befinden wie man selbst, fühlt man sich schon besser. Wenn sich jemand in der Wüste verirrt oder ganz allein auf einem Gletscher steht, oder wenn er in einer gefährlichen Situation eine Gruppe von Menschen zu führen hat, wird ihm das furchtbar sein. Als Soldat in einem ganzen verlorenen Bataillon hingegen wird er sich mit Hurra und Scherzen zu den anderen gesellen und die Gefahr, in der sie stehen, nicht realisieren. Die Gefahr ist nicht geringer, aber der Einzelne erlebt sie ganz anders in einer Gruppe, als wenn er ihr allein gegenübersteht.

Immer wenn archetypische Figuren in Träumen auftreten, vor allem in den späteren Phasen der Analyse, erkläre ich dem Patienten, dass sein Fall nicht vereinzelt dastehe oder nur persönlichen Charakter habe, sondern dass seine Psychologie sich einer Ebene nähere, die allgemeinmenschlich ist. Dieser Gesichtspunkt ist sehr bedeutsam, denn ein Neurotiker fühlt sich entsetzlich isoliert und über seine Neurose beschämt. Wenn er aber weiß, dass sein Problem ein allgemeines und nicht nur ein persönliches ist, dann ändert sich vieles. Im Falle unseres Träumers hätte ich, wenn er mit der Behandlung fortgefahren wäre, auf die Tatsache hingewiesen, dass das Motiv seines letzten Traumes einer allgemeinmenschlichen Situation entspricht. Er hatte in seinen eigenen Assoziationen den Held-Drachen-Konflikt erkannt.

Der Kampf des Helden mit dem Drachen ist als Symbol einer typischen menschlichen Situation ein sehr häufiges mythologisches Motiv. Eine der ältesten literarischen Darstellungen davon ist der babylonische Schöpfungsmythus, in dem der Held-Gott Marduk den Drachen Tiâmat bekämpft. Marduk ist der Frühlingsgott und Tiâmat der Mutterdrache, das Urchaos. Marduk tötet sie und spaltet sie in zwei Teile. Aus der einen Hälfte macht er den Himmel und aus der anderen die Erde.[45]

Eine noch auffallendere Parallele zu unserem Fall ist das große babylonische *Gilgamesch-Epos*[46]. Gilgamesch ist wirklich ein arriviste par excellence, ein Mann mit ehrgeizigen Plänen »wie unser Träumer« und ein großer König und Held. Alle Menschen arbeiten wie Sklaven für ihn am Bau einer Stadt mit mächtigen Mauern. Die Frauen fühlen sich vernachlässigt und beklagen sich bei den Göttern über ihren rücksichtslosen Tyrannen. Die Götter sind sich einig darüber, dass etwas geschehen muss. In die psychologische Sprache übersetzt heißt das: Gilgamesch benutzt nur sein Bewusstsein, sein Kopf hat Flügel und ist vom Körper getrennt, und nun beginnt der Körper etwas dazu zu sagen. Er wird mit einer Neurose reagieren, das heißt, indem er einen ganz gegensätzlichen Faktor konstelliert. Wie wird die Neurose in dem Gedicht beschrieben? Die Götter entscheiden, einen Menschen wie Gilgamesch »hervorzurufen«, das heißt zu erschaffen. Sie erschaffen Enkidu; er ist jedoch in mancher Hinsicht anders. Sein Kopfhaar ist lang; er sieht wie ein Höhlenmensch aus; er lebt in den Ebenen mit den wilden Tieren und trinkt aus den Wasserbrunnen der Gazellen. Gilgamesch, der soweit normal ist, hat einen ganz normalen Traum über die Absichten der Götter. Er träumt, ein Stern falle auf seinen Rücken herunter, ein Stern wie ein mächti-

45 Vgl. Jung, *Symbole der Wandlung* (GW 5), §§ 375 ff.
46 *The Epic of Gilgamesh.*

ger Krieger, und Gilgamesch ringt mit ihm, kann sich aber nicht von ihm befreien. Schließlich überwältigt er ihn und legt ihn seiner Mutter zu Füßen, die ihn Gilgamesch »ebenbürtig« macht. Die Mutter ist eine weise Frau und deutet den Traum für Gilgamesch so, dass er bereit ist, der Gefahr zu begegnen. Eigentlich soll Enkidu Gilgamesch bekämpfen und stürzen; aber Gilgamesch macht ihn auf sehr kluge Weise zu seinem Freund. Er hat die Reaktion seines Unbewussten durch List und Willenskraft besiegt, und er überzeugt seinen Gegner davon, dass sie in Wirklichkeit Freunde sind und zusammenarbeiten können. Nun werden die Dinge schlimmer denn je.

Obschon, ganz zu Anfang, Enkidu einen bedrückenden Traum hat, eine Vision der Unterwelt, in der die Toten leben, bereitet sich Gilgamesch auf ein großes Unternehmen vor. Wie es die Helden tun, ziehen Gilgamesh und Enkidu gemeinsam aus, um Chumbaba zu besiegen, ein schreckliches Ungeheuer, das die Götter zum Wächter ihres Heiligtums auf dem Zedernberg eingesetzt haben. Seine Stimme ist ein sturmähnliches Brüllen, und wer immer sich dem Wald nähert, wird von Schwäche übermannt. Enkidu ist tapfer und sehr stark, aber das Unternehmen macht ihn nervös. Schlechte Träume deprimieren ihn; er legt ihnen ein großes Gewicht bei, wie es der inferiore Mensch in uns selbst tut, den wir so gern lächerlich machen, wenn er bezüglich gewisser Daten usw. abergläubisch ist – der inferiore Mensch bleibt trotzdem wegen gewisser Dinge beunruhigt. Enkidu ist sehr abergläubisch, er hatte auf dem Weg zum Wald ungünstige Träume und gewisse Ahnungen, die ihm sagen, dass die Sache schlecht ausgehen werde. Aber Gilgamesch deutet die Träume optimistisch. Wieder wird die Reaktion des Unbewussten überlistet, und sie haben Erfolg und bringen Chumbabas Kopf triumphierend in die Stadt zurück.

Jetzt entschließen sich die Götter, einzugreifen, das heißt, es ist eigentlich eine Göttin, Ishtar, die Gilgamesch zu vernichten trachtet. Das letzte Prinzip des Unbewussten ist das Ewig-Weibliche, und Ishtar macht mit echt weiblichem Geschick Gilgamesch Versprechungen, falls er ihr Liebhaber werde: Er würde wie ein Gott sein, und seine Macht und sein Reichtum würden über alle Maßen zunehmen. Aber Gilgamesch glaubt kein Wort davon; er weist sie mit unverschämten Worten zurück und wirft ihr all ihre Treulosigkeit und Grausamkeit gegenüber ihren Liebhabern vor. Ishtar veranlasst in ihrer Wut die Götter, einen gewaltigen Stier zu erschaffen, der vom Himmel herabsteigt und das Land verwüstet. Ein großer Kampf hebt an, und Hunderte von Menschen werden vom giftigen Atem des göttlichen Stiers getötet. Aber wieder erschlägt ihn Gilgamesch mit der Hilfe Enkidus, und der Sieg wird gefeiert.

Ischtar, von Wut und Schmerz überwältigt, steigt auf die Mauern der Stadt herab, und jetzt fordert Enkidu sie aufs schwerste heraus. Er verflucht sie und wirft ihr das Glied des toten Stiers ins Gesicht. Dies ist der Höhepunkt, und nun setzt die entscheidende Wendung ein. Enkidu hat weitere Träume ominöser Natur, er wird schwerkrank und stirbt.

Dies bedeutet, dass das Bewusstsein vollständig vom Unbewussten getrennt wird; das Unbewusste zieht sich zurück, und Gilgamesch bleibt von Schmerz übermannt allein. Er kann schon den Verlust seines Freundes schwer annehmen, aber was ihn am meisten quält, ist die Todesangst. Er hat seinen Freund sterben sehen und steht der Tatsache gegenüber, dass auch er sterblich ist. Ein weiterer Wunsch setzt ihm zu – der Wunsch nach Unsterblichkeit. Er macht sich heldenhaft auf den Weg und findet das Kraut gegen den Tod, denn er kennt einen alten Mann, seinen Ahnen, der das ewige Leben besitzt und weit weg im Westen lebt. So beginnt nun die Reise in die Unterwelt, die Nekyia, und er reist wie die Sonne durch das Tor des Himmelsberges nach Westen. Er überwindet enorme Schwierigkeiten, und sogar die Götter stellen sich seinem Unternehmen nicht entgegen, wenn sie ihm auch sagen, dass er vergeblich suchen wird. Schließlich kommt er ans Ziel und überredet den alten Mann, ihm von dem Kraut zu erzählen. Auf dem Meeresgrund findet er das magische Kraut der Unsterblichkeit, das pharmakon athanasias, und bringt es nach Hause. Obwohl müde von der Reise, ist er voll Freude, denn er besitzt ja die wunderbare Medizin und braucht den Tod nicht mehr zu fürchten. Während er sich aber beim Bad in einem Teich erfrischt, riecht eine Schlange das Unsterblichkeitskraut und stiehlt es ihm. Nach seiner Rückkehr macht er weitere Pläne für die Befestigung seiner Stadt, findet aber keine Ruhe. Er möchte wissen, was mit den Menschen nach dem Tod geschieht, und es gelingt ihm schließlich, Enkidus Geist zu zitieren, der aus einem Loch in der Erde hervorkommt und Gilgamesch sehr melancholische Informationen gibt. Hiermit schließt das Epos. Der letzte Sieg liegt beim kaltblütigen Tier.

Aus der Antike sind uns eine ganze Anzahl Träume mit ähnlichen Motiven überliefert, und ich will Ihnen nun zeigen, wie unsere alten Kollegen – die Traumdeuter des 1. Jahrhunderts vor Christus – vorgegangen sind. Wir erfahren das aus der »Geschichte des jüdischen Krieges« von Flavius Josephus[47], der darin auch über die Zerstörung Jerusalems berichtet. Es gab damals als Tetrarchen von Jerusalem einen römischen Gouverneur namens Archelaos, der sehr grausam war und wie fast alle Provinzgouverneure jener Zeit seine Stellung vor allem als eine Gelegenheit zur Bereicherung seiner selbst betrachtete und stahl, was ihm nur in die Hände kam. Daher wurde eine Delegation an den Kaiser Augustus gesandt, um sich über ihn zu beklagen. Das war im zehnten Jahr von Archelaos' Herrschaft als Gouverneur. Ungefähr zu jener Zeit hatte er einen Traum, *in dem er neun reife Weizenähren sah, die von hungrigen Ochsen gefressen wurden.* Darüber beunruhigt, berief er seinen Hof-Psychoanalytiker. Der wusste aber nicht, was der Traum bedeutete, oder er hatte Angst, die Wahrheit zu sagen, und wand sich irgendwie heraus. Archelaos berief andere

47 XVII, 13, 3, S. 553.

»Psychoanalytiker« zur Konsultation, aber auch sie behaupteten, nichts über die Bedeutung des Traumes aussagen zu können.

Nun gab es aber damals eine besondere Sekte, die Essener oder Therapeutai, die unabhängigen Geistes waren. Sie lebten in Ägypten in der Nähe des Toten Meeres, und es ist nicht ausgeschlossen, dass sowohl Johannes der Täufer als auch Simon Magus zu ihnen gehörten. Daher schickte man als letzten Ausweg zu einem Mann namens Simon der Essener, und der sagte zu Archelaos: »Die Weizenähren bedeuten die Jahre deiner Herrschaft und die Ochsen den Wandel der Dinge. Die neun Jahre sind erfüllt, und in deinem Schicksal wird sich eine große Veränderung ereignen. Die hungrigen Ochsen bedeuten deine Vernichtung.« In jenen Ländern war ein solches Traumbild leicht vorstellbar. Die Felder mussten gegen Futter suchendes Vieh stets sorgfältig geschützt werden. Es gibt wenig Gras, und es kommt schon einer Katastrophe gleich, wenn die Ochsen während der Nacht durch den Hag in die Felder einbrechen und das stehende Korn niedertrampeln und fressen, so dass am Morgen das Brot eines Jahres vernichtet ist. Nun zur Bestätigung der Deutung: Nach ein paar Jahren erschien ein römischer Gesandter zur Untersuchung, entließ Archelaos, nahm ihm all sein Eigentum weg und verbannte ihn nach Gallien.

Archelaos war verheiratet, und seine Frau Glaphyra hatte ebenfalls einen Traum. Sie war natürlich beeindruckt von dem, was ihrem Mann geschehen war. Sie träumte von ihrem ersten Ehegatten – Archelaos war der dritte –, den man in sehr unhöflicher Weise losgeworden war: Er war ermordet worden, und sehr wahrscheinlich war Archelaos der Mörder gewesen. Es ging etwas rau zu in jener Zeit. *Dieser frühere Ehemann, Alexandros, erschien ihr im Traum, tadelte sie für ihr Verhalten und sagte, er nehme sie in sein Haus zurück.* Diesen Traum deutete Simon nicht, so dass uns die Analyse freisteht. Bedeutsam ist, dass Alexandros bereits tot war und Glaphyra also den verstorbenen Gatten in ihrem Traum sah. Zu jener Zeit hieß das natürlich, dass ihr sein Geist erschien.

Wenn er ihr also sagte, er hole sie in sein Haus zurück, so bedeutete das, dass er sie in den Hades holen wollte. Tatsächlich beging sie ein paar Tage später Selbstmord.

Die Art, wie der Traumdeuter mit dem Traum des Archelaos umging, war sehr vernünftig. Er verstand den Traum genau so, wie wir es tun würden, obwohl jene Träume viel einfacher sind als die meisten der unsrigen. Nach meiner Erfahrung sind die Träume so einfach oder so kompliziert wie der Träumer, nur sind sie seinem Bewusstsein immer ein wenig voraus. Ich verstehe meine eigenen Träume nicht besser als irgendjemand von Ihnen, denn sie liegen immer ein wenig jenseits meiner Reichweite, und ich habe mit ihnen die gleiche Mühe wie jemand, der überhaupt nichts von Traumdeutung weiß. Wissen nützt einem gar nichts, wenn es um die eigenen Träume geht.

Eine weitere interessante Parallele zu unserem Fall ist die Ihnen allen bekannte Geschichte im vierten Kapitel des *Buches Daniel*[48]. Nachdem König Nebukadnezar ganz Mesopotamien und Ägypten erobert hatte, wähnte er sich sehr groß, da er ja die ganze bekannte Welt besaß. Daraufhin hatte er den typischen Traum des Emporkömmlings, der zu hoch gestiegen ist. Er träumte *von einem riesigen Baum, der bis zum Himmel wuchs und seinen Schatten über die ganze Erde warf. Aber dann befahl ein Wächter und heiliger Mann vom Himmel, dass der Baum gefällt, die Äste abgesägt und die Blätter geschüttelt werden sollten, so dass nur der Stumpf bliebe, und dass er selbst mit den Tieren leben, sein menschliches Herz von ihm genommen und ihm ein Tierherz eingesetzt werden solle.*

Natürlich behaupteten darauf sämtliche Astrologen, Weisen und Traumdeuter, sie verstünden den Traum nicht. Nur Daniel, der sich schon im zweiten Kapitel als mutiger Analytiker erwiesen hatte – er hatte sogar die Vision eines Traumes, an den Nebukadnezar sich nicht erinnern konnte –, verstand seine Bedeutung. Er

48 Vgl. Jung, *Allgemeine Gesichtspunkte zur Psychologie des Traumes* (GW 8), §§ 484 ff.; ferner Titelbild von GW 8.

legte dem König dringend nahe, seine Habsucht und seine Ungerechtigkeit zu bereuen, da sich sonst der Traum erfüllen würde. Aber der König fuhr fort wie bisher und war sehr stolz auf seine Macht. Da verfluchte ihn eine Stimme vom Himmel, indem sie die Prophezeiung des Traumes wiederholte. Und es geschah alles, wie es vorhergesagt war. Nebukadnezar wurde unter die Tiere geworfen und wurde selbst zum Tier. Er fraß Gras wie die Ochsen, sein Körper wurde nass vom Tau, sein Haar wuchs wie Adlerfedern, und seine Nägel bildeten sich zu Vogelkrallen aus. Er verwandelte sich in einen primitiven Menschen zurück, und da er seinen Verstand missbraucht hatte, wurde er ihm vollständig genommen. Er regredierte sogar noch hinter den Primitiven zurück und wurde völlig unmenschlich: Er wurde zu Chumbaba, dem Ungeheuer. All dies symbolisiert die vollstän-dige regressive Degeneration eines Menschen, der zu hoch hinauswollte.

In seinem Fall ist, wie in dem unseres Patienten, das ewige Problem des erfolgreichen Mannes dargestellt, der seine Grenzen überschreitet und dessen Pläne vom Unbewussten durchkreuzt werden. Der Widerspruch des Unbewussten zeigt sich zuerst in den Träumen, und wenn er nicht angenommen wird, muss er schicksalhaft in der äußeren Wirklichkeit erfahren werden. Diese historischen Träume haben, wie alle Träume, eine *kompensatorische Funktion:* Sie sind ein Hinweis darauf – ein Symptom, wenn Sie lieber wollen –, dass sich der Betreffende nicht im Einklang mit der unbewussten Situation befindet, dass er irgendwo von seinem natürlichen Weg abgewichen ist. Irgendwo ist er ein Opfer seines Ehrgeizes und seiner lächerlichen Pläne geworden, und wenn er nicht achtgibt, wird der Abgrund immer größer, und er wird, wie unser Patient, hineinfallen.

Ich möchte betonen, dass man keinen Traum interpretieren sollte, ohne die Einzelheiten des Kontextes sehr sorgfältig zu berücksichtigen. Gehen Sie nie mit einer Theorie an ihn heran, sondern fragen Sie den Patienten immer, was die Traumbilder *für ihn* bedeuten. Träume beziehen sich immer auf ein bestimmtes Problem des Träumers, das dieser vom Bewusstsein aus falsch beurteilt. Träume sind Reaktionen auf unsere bewusste Einstellung, so wie der Körper reagiert, wenn wir zu viel oder zu wenig essen oder ihn sonstwie schlecht behandeln. *Träume sind die natürliche Reaktion des sich selbst regulierenden psychischen System.* Diese Formulierung kommt dem, was ich über Struktur und Funktion des Traumes theoretisch sagen kann, am nächsten. Ich bin der Meinung, dass Träume genauso mannigfaltig und unberechenbar sind wie die Menschen, die man einen Tag lang beobachtet. Wenn man einem Menschen in einem Augenblick und dann wieder in einem anderen begegnet, dann sieht und hört man von ihm die verschiedenartigsten Reaktionen, und genauso ist es mit den Träumen. In unseren Träumen sind wir so vielseitig wie im täglichen Leben, und so wenig, wie man eine Theorie über die vielen Aspekte der bewussten Persönlichkeit aufstellen kann, so wenig kann man eine allgemeine Traumtheorie formulieren. Wäre es anders, dann hätten wir ein fast göttliches Wissen um den Menschen, und das ist ja keineswegs der Fall. Wir wissen sogar außerordentlich wenig über ihn, und deshalb nennen wir all das, was wir nicht kennen, das Unbewusste.

Heute werde ich mir aber selbst widersprechen und all meinen Grundsätzen untreu werden. Ich werde Ihnen einen einzelnen Traum, also nicht einen aus einer Serie, interpretieren; ferner kenne ich den Träumer nicht, und sodann liegen mir keine Assoziationen vor. Die Deutung ist also willkürlich. Immerhin gibt es eine Rechtfertigung für dieses Vorgehen. Wenn ein Traum eindeutig aus *persönlichem* Material besteht, dann braucht man die persönlichen Assoziationen; ist er aber im Wesentlichen *mythologischer Struktur* – ein Unterschied, der unmittelbar in die Augen fällt –, dann spricht er eine universale Sprache, und Sie oder ich können Parallelen beiziehen, mit denen man den Kontext so gut wie irgendjemand anderer herstellen kann, immer vorausgesetzt, dass wir das nötige Wissen besitzen. Wenn der Traum zum Beispiel den Held-Drachen-Konflikt herausstellt, kann jeder etwas darüber sagen, weil jeder von uns Märchen und Legenden gelesen hat und etwas über Helden und Drachen weiß. Auf der kollektiven Ebene der Träume gibt es praktisch keinen Unterschied zwischen den Menschen; dieser zeigt sich erst auf der persönlichen Ebene.

Der Inhalt des Traumes, den ich Ihnen erzählen will, ist zur Hauptsache mythologisch. Hier müssen wir uns nun fragen: In welchen Situationen hat man mythologische Träume? Bei uns kommen sie eher selten vor, da unser Bewusstsein in starkem Maß von den ihm zugrunde liegenden archetypischen Schichten abgetrennt ist. Mythologische Träume werden daher bei uns als sehr fremdartig empfunden. Bei einer Mentalität, die noch näher bei der ursprünglichen Psyche liegt, ist das anders. Die Primitiven erachten solche Träume als sehr wichtig und nennen sie »große Träume«, im Unterschied zu den gewöhnlichen. Sie empfinden sie als bedeutsam und als Träger eines allgemeinen Sinnes. Daher fühlt sich in einer primitiven Gemeinschaft der Träumer verpflichtet, einen großen Traum der Gruppe zu berichten, und dann schließt sich ein ausgedehntes Palaver darüber an. Solche Träume wurden auch dem römischen Senat vorgetragen. Da gibt es zum Beispiel die Geschichte von der Tochter eines Senators aus dem 1. Jahrhundert v. Chr. Sie träumte, *dass die Göttin Minerva ihr erschienen war und sich beklagte, dass das römische Volk ihren Tempel vernachlässige*. Die Dame fühlte sich verpflichtet, den Traum dem Senat mitzuteilen, und dieser bewilligte eine bestimmte Summe Geldes für die Wiederherstellung des Tempels. Ein ähnlicher Fall wird von Sophokles erzählt. Als ein wertvolles goldenes Gefäß aus dem Tempel des Herakles gestohlen worden war, *erschien der Gott Sophokles im Traum und nannte ihm den Namen des Diebes.*[49] Nach der dritten Wiederholung des Traumes fand Sophokles, er müsse den Areopag informieren. Der in Frage stehende Mann wurde gefasst, und im anschließenden Verhör ge-

[49] Vgl. *Sophokles*, hg. von Schneidewin, I, Allgemeine Einleitung, S. XVI.

stand er und brachte das Gefäß zurück. Diese mythologischen oder kollektiven Träume sind so geartet, dass sie die Menschen instinktiv dazu treiben, sie zu erzählen. Dieser Instinkt ist sehr angebracht, denn solche Träume gehören nicht dem Einzelnen; sie haben vielmehr kollektive Bedeutung. Sie sind im Allgemeinen wahr in sich selbst, und im Besonderen sind sie wahr für Menschen in bestimmten Situationen. Daher wurden im Altertum und im Mittelalter Träume sehr hochgeachtet. Man spürte, dass sie eine kollektive menschliche Wahrheit ausdrückten.

Nun will ich Ihnen den Traum erzählen. Er wurde mir vor Jahren von einem Kollegen mit ein paar wenigen Bemerkungen über den Träumer geschickt. Mein Kollege war Nervenarzt an einer Klinik, und der Patient war ein gebildeter junger Franzose von zweiundzwanzig Jahren, sehr intelligent und sehr ästhetisch veranlagt. Er war von einer Spanienreise mit einer Depression zurückgekehrt, die als depressive Form eines manisch-depressiven Irreseins diagnostiziert wurde. Die Depression war nicht sehr stark, aber doch stark genug für eine Einweisung. Nach sechs Monaten wurde er entlassen, und einige Monate später beging er Selbstmord. Er litt zu jener Zeit nicht mehr an der Depression, die praktisch geheilt war; den Selbstmord beging er offenbar in einem Zustand ruhiger Überlegung. Vom Traum her werden wir verstehen, weshalb er sich das Leben nahm. Dieser trat zu Beginn der Depression auf und lautete wie folgt: *Unter der großen Kathedrale von Toledo ist eine mit Wasser gefüllte Zisterne, die eine unterirdische Verbindung mit dem Fluss Tajo hat, der die Stadt umfließt. Diese Zisterne ist ein kleiner schwarzer Raum. Im Wasser befindet sich eine riesige Schlange, deren Augen glitzern wie Juwelen. Nahebei ist eine goldene Schale, in der sich ein goldener Dolch befindet. Dieser Dolch ist der Schlüssel zu Toledo, und sein Besitzer herrscht über die Stadt. Der Träumer weiß, dass die Schlange der Freund und Beschützer von B. C. ist, einem jungen Freund von ihm, der ebenfalls anwesend ist. B. C. setzt seinen nackten Fuß in den Rachen der Schlange. Die Schlange leckt ihn freundlich, und B. C. genießt dieses Spiel mit der Schlange, er hat keine Angst vor ihr, da er ein argloses Kind ist. Im Traum scheint B. C. ungefähr siebenjährig zu sein;* er war in Wirklichkeit ein Kindheitsfreund des Träumers. *Seit jener Zeit,* heißt es im Traum, *war die Schlange in Vergessenheit geraten, und niemand wagte, in ihren Schlupfwinkel hinabzusteigen.* Dieser Teil ist eine Art Einführung, und jetzt beginnt die eigentliche Handlung. *Der Träumer ist allein mit der Schlange. Er spricht achtungsvoll, aber ohne Angst mit ihr. Die Schlange teilt dem Träumer mit, dass Spanien ihr gehört, da sie B. C.'s Freundin ist, und sie bittet ihn, den Knaben zurückzugeben. Der Träumer lehnt dies ab und verspricht dafür, selbst in die Dunkelheit der Höhle hinabzusteigen, um Freund der Schlange zu werden. Aber dann besinnt er sich anders, und statt sein Versprechen zu erfüllen, beschließt er, einen anderen Freund, einen S., zur Schlange zu schicken. Dieser Freund stammt von den spanischen Mauren ab, und um den Abstieg in die Zisterne wagen zu können, muss er den ursprünglichen Mut seines Volkes wiedergewinnen. Der Träumer rät ihm, das Schwert mit dem roten Griff zu holen, das sich in der Waffenschmiede auf dem anderen Ufer des Tajo befindet. Es soll ein sehr altes Schwert sein, das auf die alten Phoker*[50] *zurückgeht. S. verschafft sich das Schwert, steigt in die Zisterne hinab, und der Träumer fordert ihn auf, seine linke Handfläche mit dem Schert zu durchbohren. S. tut das, aber in Gegenwart der furchtbaren Schlange kann er seine Fassung nicht bewahren. Überwältigt von Schmerz und Angst schreit er auf und stolpert wieder hinauf, ohne den Dolch an sich genommen zu haben. Daher kann er Toledo nicht halten, und der Träumer konnte nichts dazu tun und musste ihn als bloße Wanddekoration dort unten stehenlassen.* – Dies ist das Ende des Traumes. Das Original ist natürlich französisch. Nun zum Kontext. Bezüglich der Freunde haben wir gewisse Hinweise. B. C. ist ein Freund aus seiner frühen Jugend, etwas älter als er, und er projizierte alles, was wunderbar und reizvoll

50 Bewohner von Phokaia in Kleinasien, Gründer von Massala (Marseille) und Kolonien an der Ostküste Spaniens.

war, in diesen Knaben, aus dem er eine Art Held machte. Später verlor er ihn aus den Augen, vielleicht war der Knabe gestorben. S. ist ein Freund aus jüngerer Zeit. Er soll von den spanischen Mauren abstammen. Ich kenne ihn nicht persönlich, aber seine Familie ist mir bekannt. Es ist eine sehr alte und angesehene Familie aus dem Süden Frankreichs, und der Name könnte durchaus maurisch sein. Der Träumer kannte diese Legende über die Familie S.

Wie ich Ihnen schon sagte, war der Träumer vor kurzem in Spanien gewesen und hatte natürlich auch Toledo gesehen. Den Traum hatte er nach seiner Rückkehr, und damals wurde er in die Klinik verbracht. Er war in schlechter Verfassung, nahezu verzweifelt, und er musste den Traum seinem Arzt erzählen. Mein Kollege wusste nicht, was er damit anfangen sollte, aber er empfand das Bedürfnis, mir den Traum zu schicken, da er ihn für sehr wichtig hielt. Zur Zeit, als ich ihn erhielt, konnte ich ihn nicht verstehen. Immerhin habe ich den Eindruck, dass ich, wenn ich damals etwas mehr über solche Träume gewusst und den Fall selbst behandelt hätte, vielleicht in der Lage gewesen wäre, dem jungen Mann zu helfen, so dass der Selbstmord hätte vermieden werden können. Seit jener Zeit habe ich viele Fälle ähnlicher Art gesehen. Oft kann man einen schwierigen Engpass überwinden, wenn man Träume wie diesen hier wirklich versteht. Bei einem derart sensiblen, feinsinnigen Menschen, der Kunstgeschichte studiert hat, ungewöhnlich intelligent und künstlerisch veranlagt ist, muss man höchst sorgfältig vorgehen. Banalitäten führen zu nichts; man muss mit großem Ernst auf das wirkliche Material eintreten.

Wir gehen wohl nicht fehl in der Annahme, dass der Träumer die Stadt Toledo aus einem bestimmten Grund ausgewählt hat – sowohl auf der Reise als auch im Traum; und der Traum bringt Material, das sich wohl jedem aufdrängen würde, der Toledo mit der gleichen psychischen Veranlagung, der gleichen Erziehung und feinsinnigen ästhetischen Empfindung und mit den entsprechenden Kenntnissen besucht hätte. Toledo ist eine außerordentlich eindrückliche Stadt. Es besitzt eine der herrlichsten gotischen Kathedralen der Welt. Es ist ein Ort mit einer sehr alten Tradition: Es ist das alte römische Toletum und war während Jahrhunderten der Sitz des Kardinal-Erzbischofs und Primas' von Spanien. Vom 6. bis zum 8. Jahrhundert war es die Hauptstadt der Westgoten; vom 8. bis 11. eine Provinzhauptstadt des maurischen Königreiches und vom 11. bis 16. die Hauptstadt von Kastilien. Die Kathedrale von Toledo, ein derart eindrücklicher und schöner Bau, bedeutet natürlich alles, was sie darstellt: die Größe und die Macht, den Glanz und das Geheimnis des mittelalterlichen Christentums, das seinen eigentlichen Ausdruck in der Kirche fand. Die Kathedrale ist daher die Verkörperung des geistigen Königreiches, denn im Mittelalter wurde die Welt vom Kaiser und von Gott regiert. So bringt die Kathedrale die christliche Philosophie oder Weltanschauung des Mittelalters zum Ausdruck.

Der Traum sagt, dass sich unter der Kathedrale ein geheimnisvoller Ort befindet, der in Wirklichkeit nicht zu einer christlichen Kirche gehört. Was befindet sich unter einer Kathedrale jener Zeit? Es gibt da immer die sogenannte Unterkirche oder Krypta. Sie kennen vermutlich die große Krypta in Chartres; sie vermittelt einem ein gutes Bild von dem geheimnisvollen Charakter einer Krypta. Die Krypta in Chartres war früher ein altes Heiligtum mit einem Brunnen, wo eine Jungfrau verehrt wurde – nicht die Jungfrau Maria wie heute, sondern eine keltische Göttin. Unter jeder christlichen Kirche des Mittelalters befindet sich ein geheimer Ort, an dem in alten Zeiten die Mysterien gefeiert wurden. Was wir heute die kirchlichen Sakramente nennen, waren für die frühen Christen die Mysterien. Auf Provenzalisch heißt die Krypta »le musset«, das heißt Geheimnis: Das Wort könnte ursprünglich von »mysteria« kommen und einen geheimnisvollen Ort bezeichnen. In Aosta, wo ein provenzalischer Dialekt gesprochen wird, gibt es ein musset unter der Kathedrale.

Die Krypta wurde vermutlich aus dem Mithraskult übernommen. In der Mithrasreligion fand die Hauptzeremonie in einem halb in die Erde versenkten Gewölbe statt, und die Gemeinde blieb für sich in der oberen Hauptkirche. Dort waren Gucklöcher angebracht, so dass die Gläubigen die Priester und Auserwählten unten ihre Riten singen und zelebrieren sehen und hören konnten, ohne aber zu ihnen zugelassen zu sein. Dies war den Eingeweihten vorbehalten. Die Trennung von Baptisterium und Hauptgebäude in der christlichen Kirche leitet sich von der gleichen Vorstellung her, denn Taufe und Kommunion waren Mysterien, von denen man nicht direkt sprechen durfte. Man musste eine Art allegorischer Vergleiche benutzen, um das Geheimnis nicht zu verraten. Das Mysterium war auch mit dem Namen Christi verbunden, der daher nicht erwähnt werden durfte; stattdessen wurde er mit dem Namen Ichthys, der Fisch, bezeichnet. Sie kennen wahrscheinlich Reproduktionen von sehr alten christlichen Malereien, in denen Christus als Fisch erscheint. Dieses mit dem heiligen Namen verbundene Geheimnis ist wahrscheinlich der Grund dafür, dass der Name Christi in einem frühen christlichen Dokument von ungefähr 140 nicht erwähnt wird, das als *Der Hirte des Hermas*[51] bekannt ist – ein wichtiger Bestandteil der von der Kirche bis ungefähr zum 5. Jahrhundert anerkannten christlichen Literatur. Der Verfasser dieses Buches über Visionen, Hermas, soll der Bruder des römischen Bischofs Pius gewesen sein. Der geistliche Lehrer, der Hermas erscheint, wird der Poimen, der Hirte, genannt, und nicht Christus.

Die Vorstellung der Krypta oder des geheimnisvollen Ortes führt uns also zu etwas, das unterhalb der christlichen Weltanschauung liegt, das älter ist als das Christentum, wie der heidnische Brunnen unter der Kathedrale von Chartres, oder wie eine antike Höhle, in der eine Schlange lebt. Der Brunnen mit der Schlange ist natürlich nicht etwas wirklich Vorhandenes, das der

[51] Vgl. Jung, *Psychologische Typen* (GW 6), §§ 430 ff.

Träumer auf seiner Reise durch Spanien gesehen hat. Dieses Traumbild ist keine persönliche Erfahrung, und die Parallelen dazu können daher aufgrund archäologischer und mythologischer Kenntnisse gefunden werden. Ich muss Ihnen etwas von diesem Parallelismus mitteilen, damit Sie sehen können, in was für einem Kontext oder Gewebe eine solche symbolische Anordnung erscheint, wenn man sie im Licht vergleichender Forschungsarbeit betrachtet. Sie wissen, dass jede Kirche noch ihr Taufbecken hat. Dieses war ursprünglich die piscina, der Teich, in dem die Eingeweihten gebadet oder symbolisch ertränkt wurden. Nach dem bildlichen Tod im Taufbad kamen sie als die verwandelten »quasi modo geniti« (gleichsam Wiedergeborenen) heraus. So können wir annehmen, dass die Krypta oder das Taufbecken die Bedeutung eines Ortes des Schreckens und Todes wie auch der Wiedergeburt hat; sie ist der Ort, an dem dunkle Einweihungen stattfinden.

Die Schlange in der Höhle ist ein Bild, das in der Antike häufig anzutreffen ist. Es ist wichtig, im Auge zu behalten, dass in der klassischen Antike wie in anderen Kulturen die Schlange nicht nur Furcht und Gefahr bedeutete, sondern auch Heilung. Daher ist Asklepios, der Gott der Ärzte, mit der Schlange verbunden; Sie kennen alle sein Emblem, das heute noch verwendet wird. In den Tempeln von Asklepios, den Asklepieia, das heißt den alten Kliniken, befand sich ein mit einem Stein bedecktes Loch, und in diesem Loch lebte die heilige Schlange. Im Stein war ein Schlitz, durch den die Menschen, die den Heilungsort aufsuchten, das Honorar für die Ärzte warfen. Die Schlange war also auch der Kassier der Klinik und Einzüger der Gaben, die in ihre Höhle geworfen wurden. Während der großen Cholera-Epidemie zur Zeit von Diokletian wurde die berühmte Schlange des Asklepieion von Epidauros nach Rom gebracht, um als Gegengift gegen die Epidemie zu wirken. Sie stellte den Gott selbst dar.

Die Schlange ist nicht nur der Heilgott; sie besitzt auch die Gabe der Weisheit und Prophetie. In der Kastalischen Quelle bei

Delphi lebte ursprünglich eine Pythonschlange. Apollo bekämpfte und besiegte sie, und von jener Zeit an war Delphi der Sitz des berühmten Orakels und Apollo sein Gott, bis er die Hälfte seiner Macht Dionysos überließ, der in einer späteren Zeit vom Osten dorthin kam. In der Unterwelt, dem Ort der Totengeister, gibt es immer Wasser und Schlangen, wie Sie in Aristophanes' »Die Frösche« nachlesen können. In der Legende findet sich die Schlange oft durch den Drachen ersetzt; das lateinische draco heißt einfach Schlange. Eine besonders suggestive Parallele zu unserem Traum findet sich in einer christlichen Legende des 5. Jahrhunderts über den heiligen Sylvester.[52] Ein furchtbarer Drache lebte in einer Höhle unter dem Tarpejischen Felsen in Rom, bei dem Jungfrauen geopfert wurden. Nach einer anderen Legende war es kein wirklicher, sondern ein künstlicher Drache, und als ein Mönch hinabstieg, um zu beweisen, dass er nicht lebendig war, stellte er fest, dass der Drache ein Schwert im Rachen hielt und seine Augen aus blitzenden Juwelen bestanden.

Sehr oft enthalten diese Höhlen, wie diejenige der Kastalia, Quellen. Diese Quellen spielten eine sehr wichtige Rolle im Mithraskult, von dem viele Elemente der frühen Kirche ihren Ursprung nahmen. Porphyrius[53] erzählt, dass Zoroaster, der Gründer der persischen Religion, Mithras eine Höhle mit vielen Quellen weihte. Diejenigen von Ihnen, die schon in Deutschland waren und die Saalburg bei Frankfurt gesehen haben, werden die Quelle bei der Mithrasgrotte bemerkt haben. Der Mithraskult ist immer mit einer Quelle verbunden. Es gibt ein sehr schönes Mithräum in der Provence, das eine große piscina hat mit herrlichem, kristallklarem Wasser und einem Felsen im Hintergrund, auf dem der Mithras Tauroktonos eingraviert ist – Mithras der Stiertöter. Diese Heiligtümer waren immer ein großes Ärgernis

52 Vgl. Jung, *Symbole der Wandlung* (GW 5), §§ 572 ff.

53 Ebd., § 48418: Porphyrios *(De antro nympharum)*, zit. bei Dieterich, *Eine Mithrasliturgie*, S. 63.

für die ersten Christen. Sie hassten all diese naturhaften Anordnungen, da sie keine Freunde der Natur waren. In Rom ist zehn Fuß unter der Kirche von San Clemente ein Mithräum entdeckt worden. Es ist noch in gutem Zustand, aber mit Wasser angefüllt, und wenn man es auspumpt, fließt das Wasser wieder herein. Es ist immer unter Wasser, weil eine in der Nähe befindliche Quelle laufend das Innere überflutet. Die Quelle ist nie gefunden worden. Wir kennen andere religiöse Vorstellungen in der Antike, zum Beispiel im orphischen Kult, wo immer Unterwelt und Wasser zusammen vorkommen.

Dieses Material gibt Ihnen wohl eine Vorstellung davon, dass die Schlange in der mit Wasser gefüllten Höhle ein Bild ist, das in der Antike wohlbekannt war und eine große Rolle spielte. Sie werden bemerkt haben, dass ich meine Beispiele ausschließlich aus der Antike gewählt habe; ich hätte auch andere Parallelen aus anderen Kulturen wählen können, und es wäre immer das Gleiche gewesen. Das Wasser in der Tiefe drückt das Unbewusste aus. In der Tiefe wird meist ein Schatz von einer Schlange oder einem Drachen bewacht; in unserem Traum ist der Schatz die goldene Schale mit dem Dolch darin. Um den Schatz wiederzugewinnen, muss der Drache besiegt werden. Der Schatz ist von sehr geheimnisvoller Natur. Er ist auf seltsame Weise mit der Schlange verbunden; die merkwürdige Natur der Schlange bezeichnet die Art des Schatzes, so als ob die beiden eins wären. Oft ist auch von einer goldenen Schlange mit dem Schatz die Rede. Gold ist etwas, das jeder sucht, so dass es aussieht, als wäre die Schlange selbst der große Schatz, die Quelle ungeheurer Kraft. So ist in frühen griechischen Mythen der Bewohner der Höhle ein Held, wie zum Beispiel Kekrops, der Gründer Athens. Oben ist er halb Mann, halb Weib, ein Hermaphrodit, aber der untere Körperteil ist eine Schlange; er ist eindeutig ein Monstrum. Das Gleiche wird von Erechtheus berichtet, einem anderen mythischen König Athens.

Dies möge als Vorbereitung dienen für das Verständnis der goldenen Schale mit dem Dolch in unserem Traum. Wenn Sie

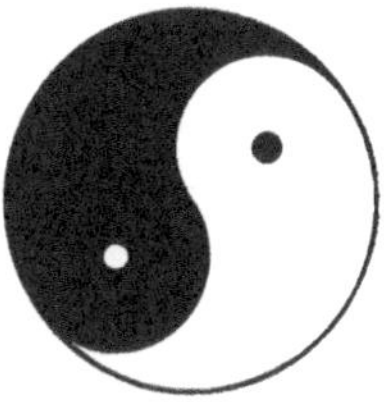

Abb. 13: Das Tao

Wagners »Parsifal« gesehen haben, wissen Sie, dass die Schale dem Gral entspricht und der Dolch dem Speer, und dass die beiden zusammengehören; sie sind das männliche und das weibliche Prinzip, die in ihrer Gemeinschaft die Vereinigung der Gegensätze darstellen. Die Höhle oder Unterwelt stellt eine Schicht des Unbewussten dar, in der es noch keinerlei Unterscheidung gibt, nicht einmal den Unterschied zwischen männlich und weiblich, der erste Unterschied, den die Primitiven machen. Sie unterscheiden zum Beispiel Gegenstände nach diesem Prinzip, so wie auch wir das gelegentlich noch tun. Gewisse Schlüssel zum Beispiel haben ein Loch im Bart, während andere massiv sind. Man nennt sie weibliche und männliche Schlüssel. Sie kennen die italienischen Ziegeldächer. Die konvexen Ziegel werden über die konkaven, darunterliegenden gelegt. Die oberen werden Mönche und die unteren Nonnen genannt. Dies ist nicht etwa ein unanständiger italienischer Witz, sondern die Quintessenz der Unterscheidung.

Wenn das Unbewusste das Männliche und das Weibliche zusammenbringt, werden die Dinge fast nicht mehr unterscheidbar, und wir können nicht mehr sagen, ob sie männlich oder weiblich sind, so wie Kekrops aus einer derart mythischen Ferne kam, dass man nicht mehr sagen konnte, ob er Mann oder Frau, Mensch oder Schlange war. So sehen wir auch, dass der Zisternengrund in unserem Traum durch eine vollständige Vereinigung der Gegensätze gekennzeichnet ist. Dies ist der Urzustand der Dinge und zugleich das erstrebenswerteste Ziel, nämlich die Vereinigung von Elementen, die sich ewig als Gegensätze gegenüberstehen. Der

Konflikt ruht, und alles ist noch oder wieder im ursprünglichen Zustand ununterscheidbarer Harmonie. Die gleiche Vorstellung findet sich in der alten chinesischen Philosophie. Der Idealzustand heißt Tao und besteht in der völligen Harmonie von Himmel und Erde. Abbildung 13 ist das Symbol für Tao. Es ist auf der einen Seite weiß mit einem schwarzen Punkt und auf der anderen Seite schwarz mit einem weißen Punkt. Die weiße Seite ist das heiße, trockene, feurige Prinzip, der Süden; die schwarze Seite ist das kalte, feuchte, dunkle Prinzip, der Norden. Der Tao-Zustand ist der Anfang der Welt, an dem noch nichts begonnen hat – er ist auch der Zustand, der durch eine Haltung höchster Weisheit zu erreichen versucht wird. Die Vorstellung der Vereinigung der zwei entgegengesetzten Prinzipien, des Männlichen und des Weiblichen, ist ein archetypisches Bild. Ich erlebte einmal ein sehr hübsches Beispiel davon in seiner noch lebendigen primitiven Form. Als ich während des Krieges mit der Gebirgsartillerie im Militärdienst war, mussten die Soldaten ein tiefes Loch graben, um eine schwere Kanone in Stellung zu bringen. Der Boden war sehr widerspenstig, und sie fluchten erheblich, während sie die schweren Blöcke aushuben. Ich saß verborgen hinter einem Felsen, rauchte meine Pfeife und hörte ihnen zu. Da sagte einer:

»Verdammt noch mal, wir haben hier in die Tiefe dieses verfluchten alten Tales gegraben, wo die alten Seebewohner lebten und wo Vater und Mutter immer noch zusammen schlafen.« Das ist, sehr naiv ausgedrückt, die gleiche Vorstellung. Ein Negermythus besagt, dass der Urmann und die Urfrau zusammen in der Kalebasse schliefen; sie waren ganz unbewusst, bis sie feststellten, dass sie auseinandergerissen waren und das, was zwischen ihnen lag, der Sohn war. Der Mensch war dazwischen, und von jener Zeit an waren sie getrennt, und dann erkannten sie sich. Der ursprüngliche Zustand absoluter Unbewusstheit wird als völlig ruhevoller Zustand ausgedrückt, in dem nichts geschieht.

Wenn der Träumer auf diese Symbole stößt, erreicht er die Schicht völliger Unbewusstheit, die als größter Schatz dargestellt wird. Das zentrale Motiv in Wagners »Parsifal« lautet dahin, dass der Speer zum Gral zurückkommen muss, da sie in Ewigkeit zusammengehören. Diese Vereinigung ist ein Symbol vollständiger Erfüllung – Ewigkeit vor und nach der Erschaffung der Welt, ein Schlafzustand. Das ist wahrscheinlich das, wonach der Mensch im Grunde sucht. Daher wagt er sich in die Höhle des Drachen, denn dort hofft er jenen Zustand zu finden, wo Bewusstsein und Unbewusstes so völlig vereint sind, dass er weder bewusst noch unbewusst ist. Wo und wann immer die beiden zu stark getrennt sind, sucht das Bewusstsein sie wieder zu vereinigen, indem es sich in die Tiefe begibt, wo sie einmal eins waren. So wird im Tantra-Yoga oder Kunda-lini-Yoga der Zustand zu erreichen versucht, in dem Shiva in ewiger Vereinigung mit Shakti lebt. Shiva ist der ewig unausgedehnte Punkt, der vom weiblichen Prinzip, Shakti, in Form einer kreisförmigen Schlange umgeben ist.

Ich könnte Ihnen noch viele andere Beispiele dieser Vorstellung geben. Sie spielte in der geheimen Überlieferung des Mittelalters eine große Rolle. In mittelalterlichen alchemistischen Texten gibt es zum Beispiel Bilder von der Vereinigung von Sol und Luna, dem männlichen und dem weiblichen Prinzip. Spuren einer analogen Symbolik finden sich in christlichen Berichten über die antiken Mysterien. In einem solchen Bericht eines Bischofs Asterios über Eleusis wird gesagt, dass der Priester jedes Jahr die katabasis oder den Abstieg in die Höhle vollzog. Der Priester des Apollo und die Priesterin der Demeter, der Erdmutter, feierten den hieros gamos, die heilige Hochzeit, um die Erde fruchtbar zu machen. Es handelt sich hier um eine christliche Behauptung, die nicht belegt ist. Die Eingeweihten der Eleusinischen Mysterien bewahrten das strikteste Geheimnis; wenn sie irgendetwas verrieten, wurden sie mit dem Tod bestraft. Daher sind uns ihre Riten praktisch unbekannt. Andererseits wissen wir, dass während der Demeter-Mysterien gewisse Obszönitäten stattfanden, da man von ihnen eine günstige Wirkung für die Fruchtbarkeit der Erde erwartete. Die vornehmen Damen Athens versammelten sich unter dem Vorsitz der Demeter-Priesterin. Sie nahmen ein gutes Mahl zu sich und vollzogen anschließend den Ritus der aischrologia. Das heißt, sie mussten unanständige Witze erzählen. Dies galt als religiöse Pflicht, da es als günstig für die folgende Fruchtbarkeitsperiode angesehen wurde.[54] Ein ähnlicher Ritus wurde in Bubastis in Ägypten zur Zeit der Isis-Mysterien begangen. Die Dorfbewohner des oberen Nils kamen gruppenweise herunter, und die Frauen in den Kähnen pflegten sich den Frauen am anderen Nilufer darzubieten. Das geschah vermutlich ebenfalls, um die Erdfruchtbarkeit zu fördern. Man kann darüber bei Herodot lesen.[55] In Süddeutschland pflegte noch bis ins 19. Jahrhundert hinein der Bauer seine Frau auf die Felder mitzunehmen und sich mit ihr in einer Ackerfurche zu vereinigen. Das nennt man Sympathiezauber.

Die Schale ist ein Gefäß, das empfängt oder enthält, und ist daher weiblich. Sie ist ein Symbol des Leibes, der die Anima, den Atem und die Flüssigkeit des Lebens enthält, während der Dolch als Durchbohrendes und Eindringendes männlich ist. Er schneidet, unterscheidet und unterteilt, und ist demnach ein Symbol des männlichen Logos-Prinzips.

In unserem Traum heißt es, der Dolch sei der Schlüssel zu Toledo. Die Vorstellung des Schlüssels ist mit den Höhlenmysterien häufig verbunden. Im Mithraskult gibt es einen seltsamen König, den Schlüsselkönig Aion, den man sich nicht erklären konnte; er scheint mir aber ganz verständlich. Er wird als geflügelter Mann mit einem Löwenkopf dargestellt, den eine Schlange umzingelt, die sich bis über seinen Kopf erhebt.[56] Man kann sich diese Figur im Britischen Museum ansehen. Er ist die Unendliche Zeit und die Lange Dauer; er ist der höchste Gott der Mithras-Hierarchie

---

54 Jung, *Psychologie und Alchemie* (GW 12), § 105; Foucart, *Les Mystères d'Eleusis*, S. 55 f.

55 *Neun Bücher der Geschichte*, 2, 60.

56 Jung, *Symbole der Wandlung* (GW 5, Abb. 84.

und schafft und zerstört alle Dinge, wie Bergsons »durée créatrice«. Er ist ein Sonnengott. Löwe ist das Tierkreiszeichen, das die Sonne im Sommer durchläuft, während die Schlange den Winter oder die nasse Zeit symbolisiert. So stellt Aion, der löwenköpfige Gott mit der Schlange um seinen Körper, wiederum die Vereinigung der Gegensätze dar, von Licht und Dunkelheit, männlich und weiblich, Erschöpfung und Zerstörung. Der Gott wird mit gekreuzten Armen und einem Schlüssel in jeder Hand dargestellt. Er ist der geistige Vater des heiligen Petrus, der ebenfalls die Schlüssel trägt. Die Schlüssel Aions sind die Schlüssel der Vergangenheit und zur Zukunft.

Zu alten Mysterienkulten gehörten immer seelenführende Gottheiten. Einige dieser Gottheiten besitzen Schlüssel zur Unterwelt, da sie als Torwächter über den Abstieg der Eingeweihten ins Dunkel wachen und diese zu den Mysterien führen. Eine von ihnen ist Hekate.

Da in unserem Traum der Schlüssel derjenige für Toledo ist, müssen wir uns mit der symbolischen Bedeutung von Toledo und der Stadt im Allgemeinen beschäftigen. Als alte spanische Hauptstadt war Toledo eine sehr starke Festung und das Ideal einer Feudalstadt, ein Refugium und Bollwerk, das von außen nicht leicht erschüttert werden konnte. Die Stadt stellt eine in sich geschlossene Ganzheit dar, eine unzerstörbare Macht, die, aus vergangenen Jahrhunderten stammend, auch in künftigen Jahrhunderten bestehen wird. Daher symbolisiert die Stadt die Ganzheit des Menschen, das innere Wissen um eine Ganzheit, die nicht zerstört werden kann.

Als Synonym für das Selbst, für die psychische Ganzheit, ist die Stadt ein altes und bekanntes Bild. So lesen wir zum Beispiel in den *Oxyrhynchus-Sprüchen* Jesu[57]: »Eine auf dem Gipfel eines

---

57 Hennecke (Hg.), *Neutestamentliche Apokryphen*, »Versprengte Herrenworte c) Spruchsammlung«, S. 36; Grenfell and Hunt, *New Sayings of Jesus and Fragment of a Lost Gospel*, S. 38 und 16.

hohen Hügels gebaute und befestigte Stadt kann weder fallen noch verborgen werden.« Und:

»Strebt daher danach, euch selbst zu kennen, und ihr werdet feststellen, dass Ihr die Söhne des allmächtigen Vaters seid; und ihr werdet wissen, dass ihr in der Stadt Gottes seid, und ihr seid die Stadt.« Es gibt eine koptische Abhandlung im *Codex Brucianus*, in der wir die Idee des Monogenes finden, des einzigen Sohnes Gottes, der auch der Anthropos, das heißt der Mensch, ist.[58] Er wird die Stadt mit den vier Toren genannt. Die Stadt mit den vier Toren symbolisiert die Ganzheit; sie ist das Individuum, das vier Tore zur Welt, die vier psychologischen Funktionen, besitzt und das daher im Selbst beschlossen ist. Die Stadt mit den vier Toren ist seine unzerstörbare Ganzheit – Bewusstsein und Unbewusstes vereint.

So enthalten die Tiefen, die Schichten äußerster Unbewusstheit, in unserem Traum zugleich den Schlüssel zur individuellen Ganzheit, mit anderen Worten, zur Heilung. Die Bedeutung von »ganz« oder »Ganzheit« liegt im Heiligmachen oder Heilen (englisch: whole = holy, healing). Der Abstieg in die Tiefe führt zur Heilung. Er ist der Weg zum ganzen Sein, zum Schatz, den die leidende Menschheit dauernd sucht und der an einem von etwas furchtbar Gefährlichem bewachten Ort verborgen ist. Es ist der Ort ursprünglicher Unbewusstheit und zu gleicher Zeit der Ort des Heils und der Erlösung, weil er das Juwel der Ganzheit enthält. Er ist die Höhle, in der der Drache des Chaos haust, und auch die unzerstörbare Stadt, der magische Kreis oder temenos, der heilige Bezirk, in dem alle abgespaltenen Teile der Persönlichkeit vereinigt werden können.

Der Gebrauch eines magischen Kreises oder eines Mandalas, wie es im Osten genannt wird, zu Heilzwecken ist eine archetypische Vorstellung. Wenn bei den Pueblo-Indianern von New Me-

[58] Ms. Bruce 96, Bodleian Library, Oxford. Vgl. auch Jung, *Psychologie und Alchemie* (GW 12), §§ 138 ff.

xico jemand krank ist, zeichnet man in den Sand ein Mandala mit vier Toren. In dessen Mitte baut man das sogenannte Schwitzhaus oder den Medizinraum, wo der Patient sich der Schwitzkur unterziehen muss. Auf den Boden des Medizinraumes wird ein weiterer magischen Kreis gezeichnet – der sich somit im Zentrum des großen Mandalas befindet –, in dessen Mitte die Schale mit dem heilenden Wasser gestellt wird. Das Wasser symbolisiert das Eingehen in die Unterwelt. Der Heilungsprozess dieser Zeremonie entspricht genau der Symbolik, die wir im kollektiven Unbewussten antreffen. Er ist ein Individuationsprozess, ein Identischwerden mit der Ganzheit der Persönlichkeit, dem Selbst. In der christlichen Symbolik ist die Ganzheit Christus, und der Heilungsvorgang besteht in der imitatio Christi. Die vier Tore sind durch die vier Arme des Kreuzes ersetzt.

Die Schlange in der Höhle unseres Traumes ist mit B. C. befreundet, dem Kindheitshelden des Träumers, in den dieser alles projiziert hatte, was er zu werden wünschte, und alle Tugenden, nach denen er strebte. Dieser junge Freund lebt mit der Schlange in Frieden. Er ist ein argloses Kind, ist unschuldig und weiß noch von keinem Konflikt. Daher besitzt er den Schlüssel zu Toledo und die Macht über die vier Tore.

Diskussion

Dr. David Yellowlees:
Ich brauche wohl nicht zu betonen, dass ich nicht versuchen will, über irgend etwas von dem, was heute Abend gesagt wurde, zu diskutieren. Wir freuen uns alle, dass Professor Jung uns einen so außerordentlich faszinierenden Bericht über seine eigenen Anschauungen gegeben hat, statt mit kritischen Auseinandersetzungen Zeit zu verlieren. Ich glaube immerhin, dass einige von uns dankbar wären, wenn er dem Umstand Rechnung tragen würde, dass unser Zugang zu Psychologie und Psychotherapie vielleicht

zwar nicht ausschließlich freudianisch ist, sich aber doch in den Bahnen gewisser grundlegender Prinzipien bewegt, mit denen Freuds Name verbunden ist, wenn sie auch nicht unbedingt von ihm stammen. Wir sind sehr dankbar dafür, dass Professor Jung uns eine, wie wir glauben, erweiterte Schau eröffnet hat. Einige von uns ziehen diese vor, und vielleicht können die Freudianer uns sagen, warum. Aber schon neulich abends wurde die Frage gestellt, wie sich der Begriff des Unbewussten, den Professor Jung uns vorgelegt hat, zu demjenigen Freuds verhalte, und ich hoffe, Professor Jung kann uns in dieser Hinsicht etwas behilflich sein. Ich bin mir sehr wohl bewusst, dass ich ihn vielleicht falsch verstehe, aber am Dienstagabend schien mir, er habe gesagt, dass er selbst mit Tatsachen und Freud mit Theorien zu tun habe. Er weiß so gut wie ich, dass eine so unverblümte Behauptung weitere Erläuterungen benötigt, und ich wäre froh, wenn er uns zum Beispiel sagen könnte, was wir vom therapeutischen Gesichtspunkt aus tun sollten, wenn wir einen Patienten vor uns haben, der spontan Dinge vorbringt, die ich freudianisches Material nennen möchte, und inwieweit wir die Freud'schen Theorien lediglich als Theorien ansehen sollen, wenn uns Material vorliegt, von dem bewiesen werden kann, dass es eine infantile Fixierung der Libido – oral, anal, genital usw. – zum Ausdruck bringt. Wir wären sehr dankbar, wenn Professor Jung uns etwas über mögliche Beziehungen sagen könnte.

C.G. Jung:
Ich sagte Ihnen zu Anfang, dass es mir nicht um eine kritische Stellungnahme geht. Ich will Ihnen einfach einen eigenen Standpunkt darlegen und Ihnen sagen, wie ich psychologisches Material betrachte, und ich nehme an, dass Sie, wenn Sie gehört haben, was ich vorzubringen habe, sich über diese Fragen selbst ein Bild machen und dann entscheiden können, wie vielem von Freud, von Adler oder von mir oder von wem sonst Sie folgen möchten. Immerhin sage ich Ihnen gern etwas über meine Beziehung zu

Freud, wenn Sie das wünschen. Ich begann ursprünglich ganz nach den Ideen von Freud. Ich wurde sogar als sein bester Schüler angesehen. Ich verstand mich ausgezeichnet mit ihm, bis mir die Idee kam, dass gewisse Dinge symbolisch sind. Dem wollte Freud nicht zustimmen; er identifizierte seine Methode mit der Theorie und die Theorie mit der Methode. Das ist aber nicht möglich, man kann nicht eine Methode mit der Wissenschaft identifizieren. Ich sagte ihm, dass ich angesichts dieser Situation das »Jahrbuch«[59] nicht länger herausgeben könne, und trat zurück.

Ich bin mir aber der Verdienste von Freud voll und ganz bewusst und möchte sie keineswegs herabmindern. Ich weiß, dass das, was Freud sagt, auf viele Menschen passt, und ich nehme an, dass diese Menschen genau die Psychologie haben, die er beschreibt. Adler, der völlig andersartige Ansichten vertritt, hat ebenfalls eine große Gefolgschaft, und ich bin überzeugt, dass viele Menschen eine Adler'sche Psychologie besitzen. Ich meinerseits habe ebenfalls eine Gefolgschaft – keine so große wie Freud –, die vermutlich aus Menschen besteht, die meine Psychologie haben. Ich betrachte meinen Beitrag zur Psychologie als mein subjektives Bekenntnis. Es entspricht meiner persönlichen Psychologie, meinem »Vorurteil«, dass ich psychologische Tatsachen so sehe, wie ich es tue. Ich gebe zu, dass ich die Dinge auf diese spezielle Art sehe. Aber ich erwarte, dass Freud und Adler das Gleiche tun und bekennen, dass ihre Ideen ihrem subjektiven Gesichtspunkt entsprechen. Insoweit wir unser persönliches Vorurteil zugeben, tragen wir in Wirklichkeit zu einer objektiven Psychologie bei. Wir können nicht anders, als von unseren Vorfahren geprägt zu sein, die die Dinge in einer bestimmten Art sehen wollten, und daher sind uns instinktiv gewisse Gesichtspunkte eigen. Ich wäre neurotisch, wenn ich die Dinge anders sehen würde, als mein Instinkt mich zu tun drängt; meine Schlange

[59] Jahrbuch für psychoanalytische und psychopathologische Forschungen (Leipzig und Wien). Jung trat 1913 als Herausgeber zurück.

würde sich gegen mich wenden, wie die Primitiven sagen. Wenn Freud gewisse Dinge sagte, konnte meine Schlange dem nicht zustimmen. Und ich bewege mich auf dem Weg, den mir meine Schlange vorschreibt, weil mir das gut bekommt. Ich habe aber Patienten, mit denen ich eine Freud'sche Analyse mache und in alle Details gehe, die Freud sehr richtig beschrieben hat. In anderen Fällen sehe ich mich gezwungen, einen Adler'schen Gesichtspunkt zu vertreten, da es sich um Leute mit einem Machtkomplex handelt. Menschen, die fähig sind, sich anzupassen, und die Erfolg haben, besitzen vermutlich eher eine freudianische Psychologie, denn ein Mensch in solcher Lage sucht nach der Erfüllung seiner Wünsche. Der Erfolglose hingegen hat keine Zeit, über allfällige Wünsche nachzudenken. Er hat nur den einen Wunsch, ans Ziel zu kommen, und wird daher eine Adler'sche Psychologie haben, denn jemand, der dauernd auf dem zweiten Platz steht, entwickelt bestimmt einen Machtkomplex.

Ich habe in dieser Hinsicht keinen Machtkomplex, da ich genügend Erfolg hatte und in fast jeder Beziehung fähig war, mich anzupassen. Es ist mir absolut gleichgültig, ob die ganze Welt meine Anschauungen ablehnt. Ich fühle mich sehr wohl in der Schweiz, ich genieße das Leben, und wenn meine Werke niemand freuen, so freuen sie doch mich. Ich kenne nichts Schöneres, als in meiner Bibliothek zu sitzen, und wenn ich in meinen Büchern etwas entdecke, so ist das herrlich. Ich kann nicht sagen, ich hätte eine Freud'sche Psychologie, da ich mit meinen Wünschen nie solche Schwierigkeiten hatte. Als Knabe lebte ich auf dem Land und nahm die Dinge sehr natürlich, und die natürlichen und unnatürlichen Dinge, von denen Freud spricht, interessierten mich nicht. Über den Inzestkomplex zu sprechen, langweilt mich zu Tränen. Aber ich weiß genau, wie ich mich selbst neurotisch machen könnte: wenn ich etwas sagen oder glauben würde, was nicht ich selbst bin. Wenn ich sage, was ich sehe, und jemand mit mir übereinstimmt, so freut mich das, und wenn mir niemand zustimmt, so ist mir das gleichgültig. Ich kann mich weder dem Adler'schen noch dem Freud'schen Bekenntnis anschließen. Ich kann nur dem Jung'schen Bekenntnis zustimmen, denn ich sehe die Dinge in dieser Weise, auch wenn nicht ein einziger Mensch auf der ganzen Welt meine Ansicht teilt. Das Einzige, was ich hoffe, ist, Ihnen einige interessante Ideen vorlegen zu können und Ihnen zu zeigen, wie ich an die Dinge herangehe.

Es hat mich immer interessiert, einem Handwerker bei der Arbeit zuzuschauen. Seine Geschicklichkeit macht den Reiz des Handwerks aus. Psychotherapie ist ein Handwerk, und ich gehe auf meine individuelle Weise – eine sehr bescheidene und sehr wenig spektakuläre Weise – an die Dinge heran, mit denen ich zu tun habe. Ich glaube keinen Augenblick, dass ich absolut recht habe. Niemand hat absolut recht in psychologischen Dingen. Sie dürfen nicht vergessen, dass in der Psychologie das *Mittel*, mit dem man die Psyche beurteilt und beobachtet, die *Psyche* selbst ist. Haben Sie je von einem Hammer gehört, der sich selbst hämmert? In der Psychologie ist der Beobachter der Beobachtete. Die Psyche ist nicht nur das *Objekt*, sondern auch das *Subjekt* unserer Wissenschaft. Sie sehen also, wir bewegen uns in einem Teufelskreis und müssen sehr bescheiden sein. Das Höchste, was wir in der Psychologie erreichen können, ist, dass jeder seine Karten auf den Tisch legt und zugibt: »Ich gehe die Dinge in dieser oder jener Weise an, und ich sehe sie so und so.« Dann kann man Erfahrungen austauschen.

Ich habe immer eigene Anschauungen mit Freud und Adler verglichen. Drei Bücher wurden von Schülern von mir geschrieben im Versuch, eine Übersicht über die drei Gesichtspunkte zu geben.[60] Von der anderen Seite hat man nichts Entsprechendes gehört. Das hängt mit unserem schweizerischen Temperament zusammen. Wir sind liberal und versuchen, die Dinge nebeneinan-

60 Kranefeldt, Die Psychoanalyse: Psychoanalytische Psychologie (1930); Heyer, Der Organismus der Seele (1932); Gerhard Adler, Entdeckung der Seele (1934).

der, miteinander zu sehen. Von meinem Standpunkt aus wäre es am besten festzustellen, dass es offenbar Tausende von Menschen mit einer Freud'schen Psychologie und Tausende mit einer Adler'schen Psychologie gibt. Einige suchen Wunscherfüllung, andere Machterfüllung, und wieder andere wollen die Welt so sehen, wie sie ist, und die Dinge in Ruhe lassen. Wir wollen nichts ändern. Die Welt ist recht, so wie sie ist.

Es gibt sehr viele verschiedene Arten von Psychologie. Eine amerikanische Universität veröffentlicht jedes Jahr einen Band über die *Psychologien* von 1934, 1935 und so weiter. Es herrscht ein vollständiges Chaos in der Psychologie; nehmen Sie daher psychologische Theorien nicht so furchtbar ernst. Psychologie ist kein religiöser Glaube, sondern ein Gesichtspunkt, und wenn wir uns menschlich dazu einstellen, werden wir uns gegenseitig verstehen können. Ich gebe zu, dass einige Leute sexuelle und andere Leute andere Nöte haben. Ich habe hauptsächlich andere Nöte. Sie haben jetzt ungefähr eine Vorstellung davon, wie ich die Dinge ansehe. Mein Problem ist das Ringen mit dem gewaltigen Ungeheuer der historischen Vergangenheit, der großen Schlange der Jahrhunderte, der Last des menschlichen Geistes, dem Problem des Christentums. Es wäre so viel einfacher, wenn ich nichts wüsste; aber ich weiß zu viel – von meinen Ahnen her und durch meine eigene Erziehung. Andere lassen sich von diesen Problemen nicht beunruhigen, sie sorgen sich nicht um die historische Last, die das Christentum uns aufgebürdet hat. Es gibt aber Menschen, die sich mit dem großen Kampf zwischen der Gegenwart und der Vergangenheit oder der Zukunft auseinandersetzen. Dies ist ein ungeheures menschliches Problem. Es gibt Menschen, die Geschichte machen, und andere, die sich in der Nähe der Stadt ein Häuschen bauen. Der Fall Mussolini wird nicht dadurch gelöst, dass man sagt, er habe einen Machtkomplex. Er befasst sich mit Politik, und das bedeutet für ihn Leben und Tod. Die Welt ist riesengroß, und es gibt nicht nur eine Theorie, um alles zu erklären.

Für Freud ist das Unbewusste hauptsächlich ein Gefäß für verdrängte Dinge. Er betrachtet es aus dem Blickwinkel der Kinderstube. Für mich ist es ein gewaltiger historischer Lagerraum. Ich gebe zu, dass ich auch eine Kinderstube habe, aber sie ist klein im Vergleich zu den riesigen Zeiträumen, die mich von Kindheit an mehr interessierten als die Kinderstube. Es gibt viele Leute wie mich, ich bin in dieser Hinsicht optimistisch. Es gab eine Zeit, in der ich dachte, es gebe niemanden wie mich; ich fürchtete, meine Art zu denken sei größenwahnsinnig. Dann stellte ich fest, dass viele Menschen meine Anschauungen teilten, und es erfüllte mich mit Befriedigung, dass ich vielleicht eine Minderheit von Leuten vertrete, deren grundlegende psychologische Gegebenheiten durch meine Formulierungen mehr oder weniger glücklich zum Ausdruck kommen. Wenn man solche Leute in Analyse bekommt, merkt man, dass sie nicht mit Freuds oder Adlers Gesichtspunkt übereinstimmen, sondern mit meinem. Man hat mir meine Naivität vorgeworfen. Wenn ich bei einem Patienten nicht sicher bin, gebe ich ihm Bücher von Freud und Adler und fordere ihn auf, zu wählen, in der Hoffnung, dass wir auf die richtige Spur kommen. Es kommt vor, dass wir auf dem falschen Weg sind. In der Regel teilen Menschen, die eine gewisse Reife erreicht haben, die philosophisch veranlagt, in der Welt mehr oder weniger erfolgreich und nicht allzu neurotisch sind, meine Auffassungen. Sie dürfen aber von dem, was ich Ihnen hier vorlege, nicht darauf schließen, dass ich meine Karten immer auf den Tisch lege und den Patienten alles sage, was ich Ihnen hier erzähle. Schon aus Zeitgründen könnte ich nicht in all diese Deutungseinzelheiten gehen. Es gibt aber einige wenige, für die es notwendig ist, sich ein großes Wissen zu erwerben, und die dankbar sind für einen Weg, der sie zu einer Erweiterung ihrer Ansichten führt.

Ich kann nicht sagen, wie ich mich mit Freud auf einem gemeinsamen Boden finden könnte, wenn er einen bestimmten Teil des Unbewussten das »Es« nennt. Warum ihm einen solch seltsamen Namen geben? Es ist das Unbewusste, und das ist etwas, was wir nicht kennen. Warum es das Es nennen? Natürlich führt der Unterschied der Temperamente zu verschiedenen Auffassungen. Ich konnte mich nie dazu aufraffen, mich für diese Sex-Fälle so enorm zu interessieren. Es gibt sie natürlich, es sind Menschen mit einem neurotischen Geschlechtsleben, und man muss mit ihnen darüber reden, bis sie genug davon haben und man diese langweiligen Dinge verlassen kann. Natürlich hoffe ich angesichts meines eigenen Temperaments, dass wir damit so rasch wie möglich zu Ende kommen. Es ist neurotisches Zeug, und kein vernünftiger normaler Mensch redet lange darüber. Es ist nicht natürlich, sich über solche Dinge lang zu verbreiten. Die Primitiven sind diesbezüglich sehr zurückhaltend. Sie weisen auf den Geschlechtsverkehr mit einem Wort hin, das soviel heißt wie »pst«. Sexuelle Dinge sind für sie tabu, wie das auch für uns der Fall ist, wenn wir natürlich sind. Aber tabuierte Dinge und Orte waren schon immer geeignet, zum Gefäß für alle möglichen Projektionen zu werden. Daher liegt das eigentliche Problem gar nicht dort. Mancher macht sich unnötige Schwierigkeiten bezüglich sexueller Dinge, während sein eigentliches Problem ganz woanders liegt.

Einmal kam ein junger Mann mit einer Zwangsneurose zu mir. Er brachte mir ein von ihm verfasstes Manuskript von hundertvierzig Seiten, eine vollständige freudianische Analyse seines Falles. Sie war nach allen Regeln der Kunst ausgearbeitet, sie hätte im »Jahrbuch« veröffentlicht werden können. Er sagte zu mir: »Wollen Sie dies bitte lesen und mir sagen, warum ich nicht geheilt bin, obwohl ich eine vollständige Psychoanalyse durchgemacht habe?« Ich sagte: »Ich verstehe das auch nicht. Sie sollten nach allen Regeln der Kunst geheilt sein, aber wenn Sie mir sagen, Sie seien nicht geheilt, dann muss ich es Ihnen glauben.« Er wiederholte: »Warum bin ich nicht geheilt, wenn ich doch die Struktur meiner Neurose voll einsehe?« Ich sagte: »Ich habe gegen Ihre Abhandlung nichts einzuwenden. Das Ganze ist großartig dargestellt. Es bleibt mir nur eine, vielleicht sehr törichte Frage: Sie erwähnen nicht, wo Sie herkommen und wer Ihre Eltern sind. Sie sagen, Sie verbrachten den letzten Winter an der Riviera und den Sommer in Sankt Moritz. Haben Sie sich Ihre Eltern so sorgfältig ausgesucht?« »Keineswegs.« »Sie haben wohl ein ausgezeichnet gehendes Geschäft und verdienen eine Menge Geld?«

»Nein, ich kann kein Geld verdienen.« »Dann besitzen Sie ein großes Vermögen von einem Onkel?« »Nein.« »Wo kommt dann aber das Geld her?« Er antwortete: »Ich habe eine Vereinbarung getroffen. Eine befreundete Person gibt mir das Geld.« Ich sagte: »Das muss ein wunderbarer Freund sein«, und er antwortete: »Es ist eine Frau.« Sie war viel älter als er, sechsunddreißig Jahre alt, Lehrerin an einer Primarschule mit einem kleinen Gehalt, die sich, als ältliche Junggesellin, in den achtundzwanzigjährigen Burschen verliebt hatte. Sie lebte von Brot und Milch, damit er seinen Winter an der Riviera und seinen Sommer in Sankt Moritz verbringen konnte. Ich sagte: »Und Sie fragen, weshalb Sie krank sind!« Er sagte: »Ach, Sie moralisieren ja; das ist nicht wissenschaftlich.« Ich sagte: »Das Geld in Ihrer Tasche ist das Geld der Frau, die Sie ausnutzen.« Er sagte: »Nein, wir haben ernsthaft darüber gesprochen, und darüber, dass ich das Geld von ihr erhalte, braucht nicht diskutiert zu werden.« Ich sagte: »Sie machen sich selbst vor, es sei nicht Ihr Geld, aber Sie leben davon, und das ist unmoralisch. Es ist der Grund Ihrer Zwangsneurose. Sie ist eine Kompensation und eine Bestrafung für Ihre unmoralische Haltung.« Ein äußerst unwissenschaftlicher Standpunkt natürlich, aber nach meiner Überzeugung verdient er seine Zwangsneurose und wird sie bis zum letzten Tag seines Lebens behalten, wenn er sich weiter benimmt wie ein Schwein.

Dr. T. A. Ross:
Kam das in der Analyse nicht heraus?

C. G. Jung:
Er ging weg wie ein Gott und dachte: »Dr. Jung ist nur ein Moralist, kein Wissenschaftler. Jeder andere hätte sich von dem interes-

santen Fall beeindrucken lassen, statt nach einfachen Dingen zu suchen.« Er begeht ein Verbrechen, indem er die Lebensersparnisse einer einfachen Frau stiehlt, um damit sein Leben zu genießen. Dieser Bursche gehört ins Gefängnis, und seine Zwangsneurose liefert ihn genau dieser Situation aus.

Dr. P.W. L. Carnps:

Ich bin nur ein einfacher praktischer Arzt, kein Psychologe, und bin hier ein Outsider. Am ersten Abend fand ich, ich hätte kein Recht, hier zu sein; am zweiten Abend war ich wieder hier; am dritten Abend war ich froh, hier zu sein; und am vierten Abend befinde ich mich in einem mythologischen Labyrinth.

Ich möchte etwas wegen gestern Abend fragen. Wir wurden entlassen mit der Vorstellung, dass Vollkommenheit höchst unerwünscht, dagegen Vollständigkeit das Ende und Ziel der Existenz sei. Ich habe zwar gut geschlafen, aber irgendwie stehe ich unter einem ethischen Schock. Vielleicht bin ich intellektuell nicht sehr begabt, und ich erlitt auch einen intellektuellen Schock. Professor Jung erklärt sich als Deterministen oder Fatalisten. Als ein junger Mann, den er in Analyse hatte, ihn enttäuscht verließ und dann zugrunde ging, fand Professor Jung das ganz in Ordnung. Ihr Psychologen, nehme ich an, versucht doch Menschen zu heilen und seht eine Aufgabe im Leben, die nicht nur darin besteht, euren Interessen zu frönen, ob diese nun die Mythologie oder das Studium der menschlichen Natur betreffen. Ihr versucht, der menschlichen Natur auf den Grund zu kommen und sie wenn möglich zu etwas Besserem aufzubauen.

Ich lauschte mit größtem Interesse Professor Jungs einfachen englischen Ausdrücken und habe sie genossen. Diese ganze neue Terminologie hat mich etwas durcheinandergebracht. Von unserem Empfinden, Denken, Fühlen und Intuieren zu hören – wozu möglicherweise noch ein X für etwas anderes angefügt werden könnte –, war für mich als durchschnittlichen Menschen höchst aufschlussreich.

Wir haben aber nichts darüber gehört, wie sich das Bewusstsein oder vielleicht eher das Unbewusste des Kindes entwickelt. Ich glaube, wir haben nicht genug über Kinder gehört. Ich würde Herrn Professor Jung gern fragen, wo und wann das Unbewusste des Kindes zum Bewusstsein wird.

Ferner wüsste ich gern, ob wir nicht etwas irregeführt werden durch all diese Diagramme, Abgrenzungen, Ichs und Es und all das andere, das uns hier vorgeführt wurde; ich frage mich, ob man diese Diagramme nicht dadurch verbessern könnte, dass man sich die Dinge als Stufenabfolge vorstellt.

Professor Jung hat darauf hingewiesen, dass wir Gesichter und Augen und Ohren vererbt bekommen haben. Es gibt eine ungeheure Vielfalt von Gesichtern, und in der Psychologie gibt es ebenfalls eine Vielfalt von Typen. Wäre es nicht vernünftig, anzunehmen, dass sich auf dieses Erbe eine Unzahl möglicher Varianten aufpflanzt, die eine Art Netzwerk, sozusagen ein Sieb darstellen, das die Eindrücke aufnimmt, sie in den unbewussten Jahren der frühen Kindheit auswählt und später ins Bewusstsein weiterleitet? Ich möchte fragen, ob solche Gedanken den Geist eines eminenten Psychologen, wie er einer ist – des allergrößten Psychologen meines Erachtens –, heute Abend gestreift haben.

C.G. Jung:
Nach diesem schweren Vorwurf, ich verhalte mich unmoralisch, schulde ich Ihnen eine Erklärung für meine zynischen Bemerkungen von gestern. Ganz so schlecht bin ich doch nicht. Natürlich tue ich mein Möglichstes für die Patienten; aber es ist sehr wichtig in der Psychologie, dass der Arzt nicht eine Heilung um jeden Preis anstrebt. Wir müssen außerordentlich vorsichtig sein, um dem Patienten nicht unseren eigenen Willen und unsere Überzeugungen aufzuzwingen. Wir müssen ihm ein gewisses Maß an Freiheit zugestehen. Man kann Menschen nicht ihrem Schicksal entwinden, so wie man in der Medizin einen Patienten nicht heilen kann, wenn die Natur ihn zum Sterben bestimmt hat. Manch-

mal steht man wirklich vor der Frage, ob es einem erlaubt sei, jemanden vor einem Schicksal zu retten, das er im Interesse seiner späteren Entwicklung auf sich nehmen muss. Man kann gewisse Leute nicht zurückhalten, furchtbar törichte Dinge zu tun, weil das einfach zu ihrem Wesen gehört. Wenn ich sie ihnen wegnehme, haben sie gar nichts davon. Wir kommen zu einer psychologischen Entwicklung nur dadurch, dass wir uns selbst so annehmen, wie wir sind, und das Leben, das uns anvertraut ist, ernsthaft zu leben versuchen. Unsere Sünden und Irrtümer und Fehler sind für uns notwendig, da wir sonst der wertvollsten Entwicklungsanreize beraubt würden. Wenn jemand, nachdem er etwas gehört hat, was seine innere Verfassung ändern könnte, weggeht, ohne darauf zu achten, dann rufe ich ihn nicht zurück. Sie können mich unchristlich nennen, aber das berührt mich nicht. Ich stehe auf der Seite der Natur. Das alte chinesische Weisheitsbuch sagt: Der Meister sagt es *einmal*[61]. Er läuft den Leuten nicht nach, das nützt nichts. Diejenigen, die hören sollen, werden verstehen, und diejenigen, die nicht verstehen sollen, werden nicht hören.

Ich war der Meinung, mein Publikum setze sich hauptsächlich aus Psychotherapeuten zusammen. Wenn ich gewusst hätte, dass Mediziner hier anwesend sind, hätte ich mich etwas höflicher ausgedrückt. Die Psychotherapeuten werden mich aber verstehen. Freud – um des Meisters eigene Worte zu zitieren – sagt, es sei nicht gut, um jeden Preis zu heilen. Er hat das mir gegenüber oft wiederholt, und er hat recht.

Psychologische Wahrheiten sind zweischneidig, und alles, was ich sage, kann so gedreht werden, dass es das Schlechteste, die größte Zerstörung und absoluten Unsinn bewirken könnte. Auch nicht *eine* Feststellung, die ich gemacht habe, ist nicht schon ins Gegenteil verkehrt worden. So bestehe ich auf keiner meiner Behauptungen. Sie können sie annehmen, aber wenn Sie es nicht tun, dann ist es auch recht. Sie können mich vielleicht dafür ta-

[61] Vgl. *I Ging*, Hexagramm 4.

deln, aber ich vertraue darauf, dass in jedem Menschen ein Lebenswille am Werk ist, der ihm hilft, das zu wählen, was ihm entspricht. Wenn ich jemanden behandle, muss ich außerordentlich aufpassen, dass ich ihn nicht mit meinen Anschauungen oder meiner Persönlichkeit überrenne, denn er muss während seines ganzen Lebens seinen einsamen Kampf kämpfen, und er muss fähig sein, seinem vielleicht sehr unvollständigen Rüstzeug und seinem vielleicht sehr unvollkommenen Ziel zu vertrauen. Wenn ich sage: »Das ist nicht gut und sollte besser sein«, dann entmutige ich ihn. Er muss sein Feld mit einem Pflug pflügen, der vielleicht nicht gut ist; meiner ist vielleicht besser, aber was nützt er ihm? Er besitzt meinen Pflug nicht, sondern ich besitze ihn, und er kann ihn sich nicht ausleihen; er muss seine vielleicht sehr unvollständigen Werkzeuge benützen und mit seinen eigenen ererbten Fähigkeiten arbeiten, was immer die sein mögen. Natürlich helfe ich ihm. Ich sage zum Beispiel: »Ihr Denken ist ausgezeichnet, aber vielleicht könnten Sie in anderer Hinsicht einiges verbessern.« Wenn er das nicht hören will, so insistiere ich nicht, da ich ihn nicht von seinem Weg abbringen will.

Dr. Marion Mackenzie:
So wie der reiche junge Mann nicht zurückgerufen wurde, sondern traurig von dannen ging?[62]

C.G. Jung:
Ja, es ist die gleiche Methode. Wenn ich zu jemandem sagen würde: »Sie sollten nicht weglaufen«, dann käme er nie wieder. Ich muss zu ihm sagen: »Tun Sie, was Sie müssen.« Dann wird er mir vertrauen.

Was die Frage nach den Kindern angeht, so hat man in den letzten Jahrzehnten derart viel über Kinder geredet, dass ich mir bei solchen Zusammenkünften manchmal an den Kopf greife

62 Vgl. Mt 19,16–22.

und mich frage: »Sind das alles Hebammen und Kindermädchen?« Besteht die Welt nicht vor allem aus Eltern und Großeltern? Die Probleme liegen bei den Erwachsenen. Lassen wir doch die armen Kinder aus dem Spiel. Die Neurose der Kinder wird durch die Eltern geschaffen.

Sicher sind Forschungen über die Bewusstseinsentwicklung interessant. Das Einsetzen des Bewusstseins ist ein fließender Übergang, und man kann nicht genau sagen, wann das Kind wirklich bewusstgeworden ist und wann es das noch nicht war. Aber das gehört zu einem ganz anderen Kapitel: zur Psychologie der Lebensalter. Es gibt eine Psychologie der frühen Kindheit, die offenbar in der Psychologie der Eltern besteht; eine Psychologie der Periode vom Kleinkind bis zur Pubertät; eine Psychologie der Pubertät, des jungen Mannes, des Erwachsenen mit fünfunddreißig, des Mannes in der zweiten Lebenshälfte, des alten Menschen. Das ist eine Wissenschaft für sich, und ich könnte unmöglich all das hier auch noch vorbringen. Es fällt mir schon schwer genug, auch nur einen einzigen Traum zu erläutern. Wissenschaft ist komplex. Es ist, wie wenn Sie von einem Physiker, der über die Lichttheorie spricht, erwarten würden, dass er zu gleicher Zeit auch die ganze mechanische Physik erklärt. Das ist einfach nicht möglich. Psychologie ist kein Einführungskurs für Kindermädchen; sie ist eine sehr ernsthafte Wissenschaft und verlangt einen Haufen Wissen; verlangen Sie also bitte nicht zu viel von mir. Ich tue mein Bestes, um mich mit den Träumen auseinanderzusetzen und Ihnen etwas darüber zu sagen, und ich kann natürlich nicht alle Erwartungen erfüllen.

Zur Frage nach der Vollkommenheit: Nach Vollkommenheit zu streben, ist ein hohes Ideal. Ich sage aber: »Bringt lieber etwas zustande, was ihr zustande bringen könnt, statt dem nachzujagen, was ihr nie erreichen werdet.« Niemand ist vollkommen. Denken Sie an den Ausspruch: »Niemand ist gut außer Gott allein.«[63] Nie-

[63] Lk 18,19.

mand kann es sein. Es ist eine Illusion. Das Einzige, was wir tun können, ist, bescheiden danach zu streben, uns selbst zu erfüllen und möglichst vollständige Menschen zu werden, und das ist schon anstrengend genug.

Dr. Eric B. Strauss:
Beabsichtigen Sie, die Gründe zu publizieren, die Sie dazu führten, gewisse archetypische Symbole mit physiologischen Abläufen gleichzusetzen?

C.G. Jung:
Der Fall, den Sie im Auge haben, war mir von Dr. Davie vorgelegt worden, und er hat ihn später ohne mein Wissen publiziert.[64] Ich möchte über diesen Zusammenhang nicht mehr sagen, da ich mich auf diesem Boden noch nicht sehr sicher fühle. Die Fragen der Differentialdiagnose zwischen organischer Krankheit und psychologischer Symbolik sind sehr schwierig, und ich möchte für den Augenblick hierauf lieber nicht näher eintreten.

Dr. Strauss:
Sie gründeten Ihre Diagnose aber auf den Trauminhalten?

C.G. Jung:
Ja, denn die organische Störung beeinflusste die seelischen Funktionen. Es lag eine ernsthafte Depression vor und vermutlich eine tiefliegende Störung des sympathischen Nervensystems.

Dr. H. Crichton-Miller:
Morgen haben wir unser letztes Seminar, und es gibt noch einen Punkt, der uns interessiert und auf den noch nicht hingewiesen wurde. Es geht um das schwierige Problem der Übertragung. Es würde mich interessieren, ob Professor Jung es für angezeigt hält,

64 Vgl. *Über Grundlagen der Analytischen Psychologie* (GW 18/I), § 13526

uns morgen seine Auffassungen über die Übertragung und ihre adäquate Behandlung bekanntzugeben, ohne unbedingt auf die Auffassungen anderer Schulen einzutreten.

Fünfte Vorlesung

Der Vorsitzende, Dr. J. R. Rees:
Meine Damen und Herren, Sie werden festgestellt haben, dass die einleitenden Bemerkungen des Vorsitzenden jedes Mal kürzer geworden sind. Gestern hörte Professor Jung in der Mitte einer zusammenhängenden Geschichte auf, und ich glaube, wir wünschen alle, dass er damit gleich weiterfahre.

C.G. Jung:
Meine Damen und Herren, wie Sie sich erinnern, habe ich damit begonnen, Ihnen das zu dem Traum gehörige Material vorzulegen. Ich bin nun mittendrin, und es kommt noch viel dazu. Aber am Ende der gestrigen Vorlesung bat ich Dr. Crichton-Miller, über das Problem der Übertragung zu sprechen. Das zeigte mir etwas, was von praktischer Bedeutung zu sein scheint. Wenn ich einen solchen Traum sorgfältig analysiere und sehr viel Arbeit darauf verwende, wundern sich meine Kollegen oft, weshalb ich eine solche Menge gelehrten Materials zusammentrage. Sie denken: »Nun ja, man sieht natürlich seinen Eifer und seinen guten Willen, etwas aus dem Traum zu machen. Aber was ist der praktische Zweck all dieser Parallelen?«

Ich habe gar nichts gegen diese Zweifel. Ich war aber gerade dabei, etwas zu dem Problem Gehörendes zu bringen, und gerade bei diesem Versuch stellte mir Dr. Crichton-Miller die Frage, die jeder praktische Arzt stellen würde. Praktische Ärzte haben es mit praktischen Problemen zu tun und nicht mit theoretischen Fragen; daher werden sie beim Anhören theoretischer Erläuterungen immer etwas ungeduldig. Das halb amüsante, halb schmerzliche, unter Umständen sogar tragische Problem der Übertragung beschäftigt sie ganz besonders. Hätten Sie ein bisschen mehr Geduld gehabt, dann hätten Sie gesehen, dass ich gerade das Material behandelte, anhand dessen die Übertragung analysiert werden kann. Da aber die Frage gestellt wurde, sollte ich vielleicht Ihrem Wunsch doch entsprechen und über die Psychologie und Behandlung der Übertragung reden. Ich möchte den Entscheid Ihnen überlassen. Gehe ich richtig in der Annahme, dass Dr. Crichton-Miller im Namen der Mehrheit von Ihnen gesprochen hat?

Mitglieder:
Ja.

C.G. Jung:
Ich glaube, Sie haben recht, denn wenn ich über Übertragung spreche, so gibt mir das Gelegenheit, auf das zurückzukommen, was ich ursprünglich mit der Analyse jenes Traumes im Sinn hatte. Ich fürchte, wir werden nicht fertig werden damit; vermutlich ist es aber besser, von Ihren aktuellen Problemen und Ihren aktuellen Schwierigkeiten auszugehen.

Ich hätte mich nie gezwungen gefühlt, diese ausgedehnte Symbolik und das sorgfältige Studium der Parallelen auszuarbeiten, wenn mich nicht das Übertragungsproblem so stark beunruhigt hätte. Daher ergibt sich über die Besprechung der Übertragung ein Weg zu der Art von Arbeit, die ich Ihnen in meiner gestrigen Vorlesung zu beschreiben versucht habe. Ich sagte Ihnen gleich zu Anfang, dass meine Vorlesungen ein trauriger Torso bleiben werden. Es ist mir einfach unmöglich, Ihnen in fünf Abenden eine vollständige Übersicht über das zu geben, was ich zu sagen habe, selbst wenn ich die Dinge so komprimiere, wie ich es getan habe.

Wenn wir von Übertragung sprechen, müssen wir zuerst den Begriff definieren, damit wir auch wirklich wissen, worüber wir sprechen. Sie wissen, dass das Wort Übertragung, ursprünglich von Freud geprägt, fast zu einem Wort der Umgangssprache geworden ist; es hat sogar den Weg ins Volk gefunden. Man versteht darunter im Allgemeinen eine unbeholfene Anhänglichkeit, eine Art klebriger Beziehung.

Übertragung heißt wörtlich: etwas von einem Ort an einen anderen tragen. Der Ausdruck wird auch im bildlichen (»übertragenen«) Sinn gebraucht, um zu bezeichnen, dass etwas in eine andere Form gebracht wird. Daher ist er im Deutschen synonym mit Übersetzung.

Der psychologische Vorgang der Übertragung ist eine spezifische Form des allgemeineren Vorganges der Projektion. Es ist wichtig, diese beiden Begriffe zusammenzubringen und sich klar darüber zu sein, dass die Übertragung ein Spezialfall der Projektion ist – mindestens verstehe ich die Dinge in diesem Sinn. Natürlich ist jeder frei, den Ausdruck nach seinem Belieben zu verwenden.

Die Projektion ist ein allgemeiner psychologischer Mechanismus, der subjektive Inhalte irgendeiner Art auf ein Objekt überträgt. Wenn ich zum Beispiel sage: »Die Farbe dieses Zimmers ist Gelb«, so ist das eine Projektion, weil das Objekt an sich nicht gelb ist; Gelb existiert nur in uns. Sie wissen, dass Farbe eine subjektive Erfahrung ist. So ist auch der Ton, den ich höre, eine Projektion, denn der Ton existiert nicht an sich; er ist nur in meinem Kopf ein Ton, er ist ein psychisches Phänomen, das ich projiziere.

Übertragung im speziellen Sinn ist ein Vorgang, der sich zwischen zwei Menschen abspielt und nicht zwischen einem menschlichen Subjekt und einem physischen Objekt, wenn es auch Ausnahmen gibt; während der allgemeinere Mechanismus der Projektion, wie wir gesehen haben, sich genauso gut auf physische Objekte beziehen kann. Der Projektionsmechanismus, durch den subjektive Inhalte auf das Objekt übertragen werden und als zu diesem gehörig erscheinen, beruht niemals auf einem Willensakt, und die Übertragung als Spezialform der Projektion bildet hiervon keine Ausnahme. Man kann nicht bewusst und absichtlich projizieren, weil man dann ja immer wüsste, dass man eigene subjektive Inhalte projiziert; in diesem Fall kann man sie aber nicht ins Objekt hineinverlegen, denn man weiß ja, dass sie zu einem selbst gehören. Bei Vorliegen einer Projektion ist der Anschein, mit dem man im Objekt konfrontiert ist, in Wirklichkeit eine Illusion; man nimmt aber an, dass das, was man im Objekt beobachtet, nicht subjektiven Ursprungs, sondern objektiv vorhanden ist. Daher wird die Projektion fallengelassen, wenn man feststellt, dass die scheinbar objektiven Tatsachen in Wirklichkeit subjektive Inhalte sind. Dann werden diese Inhalte der eigenen Psychologie zugeordnet, und man kann sie nicht mehr dem Objekt zuschreiben.

Zuweilen ist man sich der eigenen Projektionen durchaus bewusst, wenn man auch nicht ihr ganzes Ausmaß kennt. Und jener Teil, der einem nicht bekannt ist, bleibt unbewusst und erscheint immer noch als dem Objekt zugehörig. Dies geschieht in der analytischen Praxis sehr oft. Man sagt zum Beispiel: »Schauen Sie, Sie projizieren einfach das Bild Ihres Vaters in jenen Mann, oder in mich«, und man meint, das sei eine vollständig befriedigende Erklärung und genüge durchaus, um die Projektion aufzulösen. Sie ist vielleicht befriedigend für den Arzt, aber nicht für den Patienten. Denn wenn da noch mehr in dieser Projektion ist, wird der Patient weiter projizieren. Das hängt nicht von seinem Willen ab; es ist einfach ein Phänomen, das sich selbst erzeugt. Die Projektion geschieht automatisch und spontan. Sie ist eben da; man weiß nicht, wie sie entsteht. Man findet sie einfach vor. Und diese Regel, die für die Projektion im Allgemeinen gilt, gilt auch für die Übertragung. Übertragung ist etwas, was einfach da ist. Wo sie sich vorfindet, ist sie a priori da. Die Projektion ist immer ein *unbewusster* Vorgang; daher wird sie vom Bewusstsein oder durch bewusstes Gewahrwerden zerstört.

Wie ich schon gesagt habe, ist die Übertragung im engeren Sinn eine Projektion, die sich zwischen zwei Individuen abspielt und die in der Regel emotionaler und zwingender Art ist. Emotionen sind an sich schon immer von überwältigender Auswirkung für das Subjekt, da sie unwillkürliche Vorgänge sind, welche die

Absichten des Ich überrennen. Außerdem hängen sie sich ans Subjekt, und dieses kann sich nicht von sich aus davon befreien. Gleichzeitig aber wird dieser unwillkürliche Vorgang vom Subjekt in das Objekt projiziert, und dadurch bildet sich ein unauflösliches Band, das auf das Subjekt einen zwingenden Einfluss ausübt.

Emotionen sind nicht ablösbar wie Ideen oder Gedanken, weil sie mit gewissen physischen Vorgängen identisch und daher tief im Stoff des Körpers verwurzelt sind. Deshalb bilden die mit den projizierten Inhalten verbundenen Emotionen immer eine Verbindung, eine Art dynamischer Beziehung zwischen Subjekt und Objekt, und das ist die Übertragung. Natürlich kann eine solche emotionale Verbindung oder Brücke oder ein solches Gummiband positiver oder negativer Art sein, wie Sie ja wissen.

Die Projektion emotionaler Inhalte hat immer eine merkwürdige Wirkung. Emotionen sind ansteckend, weil sie tief im sympathischen Nervensystem verwurzelt sind; daher das Wort »Sympathikus«. Jeder emotionale Vorgang löst unmittelbar ähnliche Vorgänge in anderen aus. Wenn man sich in einer emotional erregten Menge befindet, kann man nicht umhin, von der gleichen Emotion angesteckt zu werden. Nehmen Sie an, Sie befinden sich in einem Land, dessen Sprache Sie nicht verstehen, und jemand macht einen Scherz, der die Leute zum Lachen bringt; dann lachen Sie ganz idiotisch mit, einfach weil Sie lachen müssen. Oder wenn Sie sich in einer politisch erregten Menge befinden, werden Sie automatisch ebenfalls erregt, auch wenn Sie die Überzeugungen der anderen gar nicht teilen; die Emotion hat diese suggestive Wirkung. Die französischen Psychologen haben sich mit dieser »contagion mentale« beschäftigt, es gibt sehr gute Bücher zu dieser Frage, besonders das von Le Bon *(»Psychologie der Massen«)*.

In der Psychotherapie hat die Tatsache, dass der Patient Emotionen hat, einen Einfluss auf den Arzt, auch wenn dieser von den emotionalen Inhalten des Patienten ganz losgelöst ist. Und es ist ein großer Fehler, zu denken, der Arzt könne sich heraushalten. Er kann sich nur bewusstmachen, dass er affiziert ist. Wenn er das nicht sieht, ist er zu unbeteiligt und redet an der Sache vorbei. Er ist sogar verpflichtet, die Emotionen des Patienten anzunehmen und sie widerzuspiegeln. Das ist auch der Grund, weshalb ich es ablehne, den Patienten auf ein Sofa zu legen und hinter ihm zu sitzen. Ich setze meine Patienten mir gegenüber und spreche zu ihnen wie ein natürlicher Mensch zu einem anderen; ich exportiere mich vollständig und reagiere ohne Zurückhaltung.

Ich erinnere mich gut an den Fall einer älteren Frau von ungefähr achtundfünfzig Jahren – eine Ärztin – aus den Vereinigten Staaten. Sie kam in einem Zustand äußerster Verwirrung nach Zürich. Sie war zunächst so durcheinander, dass ich sie für halb verrückt hielt, bis ich entdeckte, dass sie in einer Analyse gewesen war. Sie erzählte mir gewisse Dinge, die sie in ihrer Verwirrung getan hatte, und es war ganz offensichtlich, dass sie diese Dinge nie getan hätte, wenn ihr Analytiker ein menschliches Wesen gewesen wäre und nicht eine mystische Chiffre, die hinter ihr saß, gelegentlich aus den Wolken herab ein weises Wort von sich gab und niemals eine Gefühlsbewegung zeigte. So verirrte sie sich völlig in ihren eigenen Nebeln und machte törichte Dinge, vor denen er sie leicht hätte verschonen können, wenn er wie ein menschliches Wesen reagiert hätte. Als sie mir das alles erzählt hatte, hatte ich natürlich eine emotionale Reaktion und fluchte oder etwas dergleichen. Worauf sie von ihrem Stuhl aufschoss und vorwurfsvoll sagte: »Aber Sie haben ja eine Emotion!« Ich antwortete: »Ja, natürlich habe ich eine Emotion.« Sie sagte: »Das sollten Sie aber nicht.« Ich antwortete: »Warum nicht? Ich habe ein gutes Recht auf Emotionen.« Sie widersprach: »Sie sind doch Analytiker!« Ich sagte: »Ja, ich bin Analytiker, und ich habe Emotionen. Meinen Sie, ich sei ein Idiot oder kataton?« »Aber Analytiker haben doch keine Emotionen.« Ich bemerkte: »Nun, Ihr Analytiker hatte offenbar keine Emotionen, und er war, wenn ich so sagen darf, ein Narr.« In diesem Moment hellte sich alles in ihr auf, von da an war sie völlig verändert. Sie sagte: »Gott sei Dank! Jetzt weiß ich, woran ich bin. Ich weiß, dass ich einen Menschen mit menschlichen Emotionen vor mir habe.« Meine emotionale Reaktion hatte ihr eine Orientierung gegeben. Sie war kein Denktyp; sie war ein Fühltyp und brauchte daher eine solche Art der Orientierung. Ihr Analytiker hingegen war ein Mensch, der rein aus seinem Intellekt heraus dachte und existierte und keine Beziehung zu seinem Gefühlsleben hatte. Sie war eine hochemotionale, sanguinische Person, die die Emotionalität und Gefühlsgebärde eines anderen menschlichen Wesens benötigte, um sich nicht verloren zu fühlen. Wenn ein Fühltyp behandelt und nur intellektuelles Zeug zu ihm gesprochen wird, ist das genau so, wie wenn man als einziger Intellektueller zu einer Gesellschaft von Fühltypen spräche. Man wäre vollständig verloren; man käme sich vor wie am Nordpol, denn man würde nicht verstanden; niemand würde auf die vorgebrachten Ideen reagieren. Die Leute wären alle furchtbar liebenswürdig – und man käme sich äußerst töricht vor, weil niemand auf die eigene Denkweise einginge.

Man muss den Leuten immer in ihrer Hauptfunktion antworten, sonst kann kein Kontakt hergestellt werden. Daher muss ich, um meinen Patienten zu zeigen, dass ihre Reaktionen in meinem System angekommen sind, sie mir gegenübersetzen, so dass sie die Reaktionen in meinem Gesicht ablesen und sehen können, dass ich zuhöre. Wenn ich hinter ihnen sitze, kann ich gähnen, schlafen, meinen eigenen Gedanken nachhängen und tun, was mir gefällt. Sie wissen nie, was dabei in mir vorgeht, und dann verbleiben sie in einem autoerotischen und isolierten Zustand, der für Durchschnittsmenschen nicht gut ist. Es wäre natürlich etwas anderes, wenn sie sich für ein Eremitendasein im Himalaja vorbereiteten.

Die Emotionen eines Patienten sind immer leicht ansteckend, und sie sind *sehr* ansteckend, wenn die Inhalte, die der Patient auf den Analytiker projiziert, mit den unbewussten Inhalten des Analytikers identisch sind. Dann fallen beide in das gleiche dunkle Loch der Unbewusstheit und gelangen in den Zustand der Partizipation. Dies ist das Phänomen, das Freud als Gegenübertragung beschrieben hat. Es besteht aus einem gegenseitig Aufeinander-

Projizieren und wird durch die gemeinsame Unbewusstheit zusammengehalten. Partizipation ist, wie schon gesagt, ein Kennzeichen der primitiven Psychologie, das heißt einer psychologischen Ebene, auf der es keine bewusste Unterscheidung zwischen Subjekt und Objekt gibt. Gegenseitige Unbewusstheit ist natürlich sowohl für den Analytiker als auch für den Patienten höchst verwirrend; es gibt keine Orientierung mehr, und eine solche Analyse wird in der Katastrophe enden.

Selbst Analytiker sind nicht absolut vollkommen, und daher kommt es vor, dass sie gelegentlich in gewisser Hinsicht unbewusst sind. Aus diesem Grund habe ich vor langer Zeit bereits gefordert, dass Analytiker selbst analysiert sein müssen; sie sollten einen Beichtvater oder eine Beichtmutter haben. Sogar der Papst ist trotz seiner Unfehlbarkeit verpflichtet, von Zeit zu Zeit zu beichten, und zwar nicht bei einem Monsignore oder einem Kardinal, sondern bei einem einfachen Priester. Wenn der Analytiker nicht mit seinem Unbewussten objektiv in Verbindung bleibt, ist keine Garantie dafür gegeben, dass der Patient nicht in das Unbewusste des Analytikers fallen wird. Sie kennen sicher alle gewisse Patienten, die eine diabolische Geschicklichkeit besitzen, den schwachen Punkt, die verwundbare Stelle der Psyche des Analytikers herauszufinden. An diese Stelle suchen sie die Projektionen ihres eigenen Unbewussten anzuhängen. Man sagt gewöhnlich, das sei ein Kennzeichen der Frauen; das ist aber nicht wahr, Männer machen es genauso. Sie finden diese verwundbare Stelle im Analytiker immer heraus, und er kann sicher sein, dass wenn immer etwas in ihn eindringt, es genau an dem Ort geschehen wird, wo er wehrlos ist. Das ist der Ort, wo er selbst unbewusst ist und wo er zu den genau gleichen Projektionen fähig ist wie der Patient. Dann kommt es zum Zustand der Partizipation oder, genauer gesagt, zum Zustand persönlicher Ansteckung durch gegenseitige Unbewusstheit.

Es gibt natürlich viele Auffassungen von der Übertragung, und wir stehen alle noch etwas unter dem Einfluss der Definition, die

Freud vorgelegt hat; man ist immer geneigt anzunehmen, es müsse sich um eine erotische Übertragung handeln. Nach meiner Erfahrung ist es aber nicht so, dass ausschließlich erotische Inhalte oder Kindheitserfahrungen projiziert werden. Ich habe festgestellt, dass alles und jedes projiziert werden kann, und die erotische Übertragung ist nur eine Form unter vielen. Es gibt viele andere Inhalte im menschlichen Unbewussten, die ebenfalls hochemotionaler Natur sind, und sie können sich genauso gut wie die Sexualität projizieren. Alle aktivierten Inhalte des Unbewussten haben die Tendenz, in der Projektion aufzutreten. Es ist sogar die Regel, dass ein konstellierter unbewusster Inhalt zuerst in der Projektion auftritt. Jeder aktivierte Archetypus kann in Projektion erscheinen, entweder in einer äußeren Situation oder in Menschen oder in Umständen und Situationen – kurz, in jeder Art von Objekt. Es gibt sogar Übertragungen auf Tiere oder Dinge.

Vor nicht langer Zeit hatte ich einen außergewöhnlich intelligenten Mann zu behandeln. Ich erklärte ihm eine Projektion, die er »gemacht« hatte; er hatte sein unbewusstes Frauenbild in eine reale Frau projiziert, und die Träume zeigten sehr deutlich, inwiefern die wirkliche Person völlig verschieden war von dem, was er von ihr erwartete. Dies schlug ein. Dann sagte er: »Wenn ich das vor zwei Jahren gewusst hätte, hätte ich mir 40 000 Franken sparen können!« Ich fragte: »Wieso das?« »Nun, jemand zeigte mir eine alte ägyptische Skulptur, und ich verliebte mich sofort in sie. Es war eine ägyptische Katze, etwas außerordentlich Schönes.« Er kaufte sie sofort für 40 000 Franken und stellte sie auf das Kaminsims in seinem Salon. Aber dann merkte er, dass er seinen Seelenfrieden verloren hatte. Sein Büro befand sich im unteren Stock, und beinahe jede Stunde einmal musste er von seiner Arbeit aufspringen und die Katze betrachten, und wenn er seinen Wunsch befriedigt hatte, kehrte er zur Arbeit zurück, nur um nach einiger Zeit wieder hinaufzugehen.

Diese Ruhelosigkeit wurde so unangenehm, dass er die Katze auf sein Pult direkt in sein Blickfeld setzte – um festzustellen, dass er überhaupt nicht mehr arbeiten konnte! Er sah sich gezwungen, sie im Estrich einzuschließen, um sich von ihrem Einfluss zu befreien, musste dann aber dauernd gegen die Versuchung ankämpfen, die Schachtel zu öffnen und die Katze wieder anzuschauen. Als ihm klar wurde, dass er das Bild des Weiblichen ganz allgemein projizierte – denn die Katze symbolisierte natürlich die Frau –, war der ganze Reiz und die Faszination durch die Skulptur verflogen.

Hier handelt es sich um die Projektion auf ein physisches Objekt, welche die Katze in ein lebendiges Wesen verwandelte, zu dem er dauernd zurückkehren musste, so wie manche Menschen zum Analytiker laufen müssen. Wie Sie wissen, wird der Analytiker oft beschuldigt, er habe Schlangenaugen, er magnetisiere oder hypnotisiere die Menschen, er zwinge sie, zu ihm zurückzukehren, er lasse sie nicht gehen. Sicher gibt es außergewöhnlich schlimme Fälle von Gegenübertragung, in denen der Analytiker den Patienten wirklich nicht gehen lassen kann; aber im Allgemeinen sind solche Anschuldigungen der Ausdruck einer sehr unangenehmen Art von Projektion, die sich sogar bis zu Verfolgungsideen versteigen kann.

Die Intensität der Übertragungsbeziehung entspricht jeweils der Bedeutung ihrer Inhalte für das Subjekt. Im Fall einer außergewöhnlich intensiven Übertragung kann man sicher sein, dass die Inhalte der Übertragung, wenn sie einmal herausgefunden und bewusstgemacht worden sind, für den Patienten genauso wichtig sein werden, wie es die Übertragung war. Wenn eine Übertragung zusammenfällt, löst sie sich nicht in Luft auf, ihre Intensität, oder ein entsprechender Energiebetrag, wird an einem anderen Ort erscheinen, zum Beispiel in einer anderen Beziehung oder in irgendeiner anderen wichtigen psychologischen Form. Die Intensität der Übertragung ist eben eine intensive Emotion, die ganz real zum Patienten gehört. Nach Auflösung der Übertragung fällt die ganze projizierte Emotion in das Subjekt zurück, und der Patient ist dann selber im Besitz des Schatzes, den er vorher, in der Übertragung, einfach verschleudert hatte.

Nun müssen wir noch ein paar Worte über die Ätiologie der Übertragung sagen. Die Übertragung kann eine völlig spontane und unprovozierte Reaktion sein, eine Art »Liebe auf den ersten Blick«. Natürlich sollte Übertragung nicht als Liebe missverstanden werden; sie hat überhaupt nichts mit Liebe zu tun. Die Übertragung missbraucht die Liebe nur. Es kann so aussehen, als ob Übertragung Liebe wäre; unerfahrene Analytiker machen den Fehler, sie für Liebe zu halten, und Patienten machen den gleichen Fehler und sagen, sie seien in den Analytiker verliebt. Sie sind aber überhaupt nicht verliebt.

Gelegentlich kann eine Übertragung sogar *vor* dem ersten Blick auftreten, das heißt vor oder außerhalb der Behandlung. Und wenn das einem Menschen geschieht, der nachher nicht in die Analyse kommt, kann man die Gründe dafür nicht herausfinden. Das zeigt aber nur umso besser, dass sie überhaupt nichts mit der wirklichen Persönlichkeit des Analytikers zu tun hat.

Einmal kam eine Dame zu mir, die ich ungefähr drei Wochen zuvor an einem gesellschaftlichen Anlass gesehen hatte. Ich hatte damals nicht einmal mit ihr gesprochen, sondern nur mit ihrem Gatten, den ich nur oberflächlich kannte, ein paar Worte gewechselt. Die Dame ersuchte mich dann schriftlich um eine Konsultation, und ich gab ihr einen Termin an. Sie kam, und als sie an der Tür meines Sprechzimmers war, sagte sie: »Ich will nicht hereinkommen.« Ich antwortete: »Sie brauchen nicht hereinzukommen, Sie können natürlich ebenso gut wieder fortgehen! Es liegt mir gar nichts daran, Sie hier zu haben, wenn Sie nicht kommen wollen.« Dann sagte sie: »Ich muss aber!« Ich antwortete: »Ich zwinge Sie nicht.« »Aber Sie haben mich gezwungen, zu kommen.« »Inwiefern habe ich das getan?« Ich dachte, sie sei verrückt, aber sie war gar nicht verrückt, sie hatte nur eine Übertragung, die sie zu mir zog. In der Zwischenzeit war eine Projektion entstanden, und diese Projektion hatte für sie einen derart hohen emotionalen Wert, dass sie ihr nicht widerstehen konnte; ihr inneres »Gummiband« zog sie magisch zu mir. Im Lauf der Analyse fanden wir natürlich heraus, welches die Inhalte dieser nicht provozierten Übertragung waren.

Üblicherweise stellt sich die Übertragung erst während der Analyse ein. Sehr oft resultiert sie aus der Schwierigkeit, einen Kontakt, eine emotionale Harmonie zwischen Arzt und Patient herzustellen, das heißt das, was die französischen Psychologen zur Zeit der Hypnose- und Suggestionstherapie »le rapport« nannten. Ein guter Rapport bedeutet, dass Arzt und Patient sich gut verstehen, dass sie wirklich miteinander sprechen können und dass ein gewisses gegenseitiges Vertrauen herrscht. Es ist klar, dass zur Zeit der Hypnosetherapie die hypnotische und suggestive Wirkung ganz vom Vorhandensein oder Nichtvorhandensein dieses Rapports abhing. In der analytischen Therapie ist das anders. Wenn der Rapport zwischen Analytiker und Patient wegen Persönlichkeitsunterschieden schwierig herzustellen ist, oder falls andere psychologische Divergenzen die therapeutische Wirkung behindern, dann versucht das Unbewusste des Patienten, den Mangel an Kontakt kompensatorisch zu überbrücken. Da kein gemeinsamer Boden vorhanden ist, keine Möglichkeit, irgendeine Art von Beziehung herzustellen, versucht ein leidenschaftliches Gefühl oder eine erotische Fantasie in die Lücke zu springen.

Dies geschieht oft bei Menschen, die im Allgemeinen einen Widerstand gegen andere haben – sei es aufgrund eines Minderwertigkeitskomplexes oder eines Größenwahns oder aus anderen Gründen – und die psychologisch sehr isoliert sind. Aus Angst, völlig verlorenzugehen, bemüht sich ihre Natur aufs heftigste, sich emotional an den Analytiker zu binden. Sie haben die verzweifelte Angst, dass vielleicht auch er sie nicht verstehen könnte; so versuchen sie, die Umstände oder den Analytiker oder ihren eigenen Widerstand durch eine Art sexueller Attraktion günstig zu stimmen.

Alle diese kompensatorischen Phänomene können auch umgekehrt und auf den Analytiker angewendet werden. Nehmen wir zum Beispiel an, ein Analytiker habe eine Frau zu behandeln, die ihn nicht sonderlich interessiert; da entdeckt er aber plötzlich, dass er eine sexuelle Fantasie über sie hat. Nun wünsche ich zwar den Analytikern nicht etwa, solche Fantasien zu haben, aber wenn sie sie haben, seien sie sich ihrer möglichst bewusst, denn sie bedeuten die wichtige Mitteilung ihres Unbewussten, dass ihr menschlicher Kontakt mit der Patientin nicht gut ist und eine Störung des Rapports vorliegt. Das Unbewusste des Analytikers zwingt ihm anstelle des fehlenden natürlichen menschlichen Kontaktes eine Fantasie auf, um die innere Entfernung zu überbrücken. Diese Fantasien können visuell sein oder in Form eines Gefühls oder einer Empfindung auftreten – einer sexuellen Empfindung zum Beispiel. Sie sind ohne Ausnahme ein Zeichen dafür, dass die Haltung des Analytikers dem Patienten gegenüber falsch ist, dass er ihn über- oder unterbewertet oder ihm nicht die nötige Aufmerksamkeit widmet. Diese Einstellungskorrektur kann auch durch einen Traum erfolgen. Wenn man also von einem Patienten träumt, muss man immer aufpassen und zu sehen versuchen, ob der Traum einem zeigen will, dass man sich irgendwie falsch verhält. Die Patienten sind einem für Ehrlichkeit in dieser Hinsicht außerordentlich dankbar, und sie reagieren sehr stark auf Unehrlichkeit oder Vernachlässigung.

Ich hatte einmal einen sehr eindrücklichen Fall dieser Art. Ich behandelte ein junges Mädchen von ungefähr zwanzig oder vierundzwanzig Jahren. Sie hatte eine eigenartige Kindheit verbracht. In Java als Kind einer sehr guten europäischen Familie zur Welt gekommen, hatte sie eine eingeborene Kinderfrau.[65] Wie das bei in Kolonien geborenen Kindern häufig geschieht, gingen ihr die exotische Umgebung und die fremdartige, in diesem Fall sogar barbarische Kultur »unter die Haut«, und das ganze emo-

65 Dieser Fall ist ausführlicher dargestellt in: »Die Wirklichkeit der psychotherapeutischen Praxis«. Vortrag, gehalten an der Zweiten Tagung für Psychotherapie in Bern, 28. Mai 1937. Der Text ist enthalten in den *Collected Works* XVI, 2. Aufl., Appendix. Vgl. auch *Über Mandalasymbolik* (GW 9/I); die Bilder 7, 8, 9 wurden von der Patientin gemalt.

tionale und Instinktleben des Kindes wurde von jener seltsamen Atmosphäre beeinflusst. Diese ist etwas, von dem sich der Weiße im Osten selten Rechenschaft gibt; es ist die psychische Atmosphäre des Eingeborenen in Bezug auf den Weißen, eine Atmosphäre intensiver Furcht – Furcht vor der Grausamkeit, der Rücksichtslosigkeit und der ungeheuren und unberechenbaren Macht des weißen Mannes. Diese Atmosphäre infiziert die im Osten geborenen Kinder; die Angst kriecht in sie hinein, erfüllt sie mit unbewussten Fantasien über die Grausamkeit der Weißen, ihre Psychologie wird seltsam verdreht, und ihre Mentalität geht oft völlig falsche Wege. Sie leiden unter unverständlichen Alpträumen und Panikgefühlen und sind außerstande, sich auf normale Weise anzupassen, wenn es um das Problem von Liebe, Ehe und so weiter geht. Das war auch im Falle dieses Mädchens so. Sie war außer Rand und Band geraten, hatte sich in die riskantesten erotischen Situationen verstrickt und einen sehr schlechten Ruf erworben. Sie nahm minderwertige Verhaltensweisen an, begann sich zu schminken und extravaganten Schmuck zu tragen, um die primitive Frau in ihrem Blut, oder besser in ihrer Haut, zufriedenzustellen, damit diese sich mit ihr vereinigen und ihr helfen könnte, zu leben. Da sie nicht ohne ihre Instinkte leben konnte und das natürlich auch nicht wollte, musste sie vieles tun, was sie auf eine zu niedrige Stufe führte. So erlag sie zum Beispiel leicht schlechtem Geschmack; sie trug furchtbare Farben, um dem primitiven Unbewussten in ihr zu gefallen, damit es mitmachte, wenn sie einen Mann interessieren wollte. Natürlich waren aber auch die Männer ihrer Wahl von niedrigem Niveau, und so geriet sie in die schlimmsten Verstrickungen. Ihr Übername war »die große Hure von Babylon«. All das war natürlich höchst unselig für ein sonst anständiges Mädchen. Sie sah tatsächlich verboten aus, und das war mir schon wegen meiner Hausangestellten peinlich, wenn sie für eine Stunde in meine Praxis kam. Ich sagte zu ihr: »Sehen Sie, so können Sie wirklich nicht daherkommen, Sie sehen aus wie …«, und ich gebrauchte sehr drastische Worte. Sie war darüber sehr betrübt, konnte aber nichts dagegen tun.

Da träumte ich von ihr Folgendes: *Ich war auf einer Straße am Fuß eines hohen Hügels, auf dem Hügel war ein Schloss, und im Schloss war ein hoher Turm, der Donjon. Auf der Spitze dieses hohen Turmes war eine Loggia, eine sehr schöne, offene Konstruktion mit Pfeilern und einer wundervollen Marmorbalustrade, und auf dieser Balustrade saß eine elegante Frauengestalt. Ich blickte auf – ich musste so stark emporschauen, dass ich den Schmerz in meinem Nacken später noch spürte –, und die Gestalt war meine Patientin!* Dann erwachte ich und dachte sofort: »Himmel! Warum setzt mein Unbewusstes dieses Mädchen derart hoch hinauf?« Und unmittelbar traf mich der Gedanke: »Ich habe auf sie herabgeschaut.« Ich hatte sie nämlich wirklich als schlecht angesehen. Mein Traum zeigte mir, dass das falsch war, und es wurde mir klar, dass ich ein schlechter Arzt gewesen war. Daher sagte ich am nächsten Tag zu ihr: »Ich hatte einen Traum von Ihnen, in dem ich so sehr zu Ihnen aufblicken musste, dass mein Nacken schmerzte, und der Grund für diese Kompensation liegt darin, dass ich auf Sie hinuntergesehen hatte.« Das wirkte Wunder, kann ich Ihnen sagen! Keine Schwierigkeiten mehr mit der Übertragung, weil ich einfach mit ihr zurechtkam und ihr auf der richtigen Ebene begegnen konnte.

Ich könnte Ihnen eine ganze Reihe solcher vielsagender Träume erzählen, die zu der Einstellung des Arztes Stellung beziehen. Und wenn man wirklich versucht, dem Patienten auf der gleichen Ebene zu begegnen, nicht zu hoch und nicht zu tief, wenn man die richtige Einstellung hat und die Werte richtig setzt, dann hat man mit der Übertragung viel weniger Mühe. Man wird nicht ganz um sie herumkommen, aber man wird bestimmt nicht mit jenen schlimmen Übertragungsformen konfrontiert, die nur Überkompensationen für einen fehlenden Rapport sind.

Es gibt noch einen weiteren Grund für die Überkompensation durch Übertragung bei Patienten mit gänzlich autoerotischer

Haltung, das heißt bei Patienten, die in einer autoerotischen Isolierung eingeschlossen sind und einen dicken Panzer oder dicke Mauern mit einem Burggraben darum um sich haben. Diese Menschen haben ein verzweifeltes Bedürfnis nach menschlichem Kontakt, und sie sehnen sich natürlich nach einem menschlichen Wesen außerhalb der Mauern. Sie tun aber nichts dafür. Sie rühren keinen Finger, und ebenso wenig erlauben sie irgendjemandem, an sie heranzukommen. Aus dieser Haltung heraus entsteht eine enorme Übertragung. Solche Übertragungen darf man nicht berühren, weil die Patienten sich zu gut von allen Seiten her verteidigen. Im Gegenteil – wenn man versucht, die Übertragung irgendwie anzugehen, dann empfinden sie das als eine Art Aggression und verteidigen sich nur noch mehr. Daher muss man diese Leute in ihrem eigenen Saft schmoren lassen, bis sie genug haben und freiwillig aus ihrer Festung herauskommen. Sie werden sich natürlich lautstark über den Mangel an Verständnis usw. beklagen, aber man kann dabei nur Geduld zeigen und sagen: »Nun, Sie sind eben drinnen, Sie zeigen nichts von sich, und solange Sie nichts zeigen, kann ich ebenfalls nichts tun.«

In einem solchen Fall kann die Übertragung fast bis zum Siedepunkt ansteigen, denn nur ein starkes Feuer kann den Menschen zwingen, die Burg zu verlassen. Das äußert sich natürlich in einem großen Ausbruch; aber der Ausbruch muss vom Arzt ruhig ausgehalten werden, und der Patient wird später sehr dankbar dafür sein, dass er nicht beim Wort genommen wurde. Ich erinnere mich an eine Kollegin – und ich kann Ihnen diesen Fall ruhig erzählen, da sie nicht mehr lebt –, eine Amerikanerin, die unter sehr komplizierten Umständen zu mir kam. Am Anfang setzte sie sich sehr aufs hohe Ross. Wie Sie wissen, gibt es in Amerika merkwürdige Einrichtungen, die sich Universitäten und Colleges für Frauen nennen; in unserer technischen Sprache nennen wir sie Animus-Brutstätten, und sie entlassen Jahr für Jahr eine große Zahl furchterregender Persönlichkeiten. Diese Frau also war ein solcher Vogel. Sie war

»sehr kompetent« und doch in eine unangenehme Übertragungssituation geraten. Sie war Analytikerin und hatte einen verheirateten Mann in Behandlung, der sich dem Anschein nach wahnsinnig in sie verliebt hatte. Es war natürlich nicht Liebe, sondern Übertragung. Er projizierte in sie, dass sie ihn gern heiraten würde, aber nicht zugeben könne, dass sie ihn liebe, und so überschüttete er sie mit Blumen, Schokolade und modischen Dingen, und schließlich bedrohte er sie noch mit dem Revolver. Sie musste daher sofort abreisen und kam zu mir.

Es wurde bald klar, dass sie keine Ahnung vom Gefühlsleben einer Frau hatte. Als Ärztin war sie in Ordnung, aber alles, was die Sphäre des Mannes betraf, war ihr völlig fremd. Sie war sogar von einer seligen Unwissenheit bezüglich der männlichen Anatomie, denn an der Universität, an der sie studierte, wurden nur weibliche Leichen seziert. Sie können sich also vorstellen, womit ich konfrontiert war.

Ich sah es natürlich kommen, und ich sah auch gleich, weshalb der Mann in die Falle gegangen war. Sie war über sich selbst als Frau vollständig unbewusst; sie war der Geist eines Mannes mit Flügeln darunter, und der weibliche Körper existierte überhaupt nicht; ihr Patient war daher natürlicherweise gezwungen, die Lücke zu schließen. Er musste ihr beweisen, dass ein Mann existiert und einen Anspruch hat, und dass sie eine Frau war und auf ihn reagieren sollte. Es war ihr weibliches Nichtvorhandensein, das die Falle gestellt hatte. Der Mann war natürlich ebenso unbewusst, da er überhaupt nicht sah, dass sie als Frau gar nicht existierte. Er war ebenfalls so ein Vogel, der nur aus Kopf und Flügeln darunter bestand. Er war auch kein Mann. Wir sehen das oft bei Amerikanern, dass sie erschreckend unbewusst über sich sind. Zuweilen werden sie sich ihrer selbst plötzlich bewusst, und dann kann es zu solchen erstaunlichen Begebenheiten kommen, dass zum Beispiel anständige junge Mädchen mit Chinesen oder Negern auf und davon laufen. Das kommt davon her, dass jene primitive Schicht, die für uns vielleicht etwas schwer zu akzeptieren ist, für den Amerikaner eine ausgesprochen unangenehme Bedeutung hat, weil sie bei ihm viel tiefer liegt. Es ist das gleiche Phänomen wie das »going black« oder »going native« in Afrika.

Nun gerieten also diese beiden Menschen in eine grässliche Übertragungssituation, und man kann wohl sagen, dass beide völlig verrückt waren, so dass die Frau davonrennen musste. Die Behandlung war natürlich klar. Man musste sie ihrer selbst als Frau bewusstmachen, und eine Frau wird ihrer selbst nie bewusst, solange sie nicht die Tatsache ihrer Gefühle annehmen kann. Daher arrangierte ihr Unbewusstes eine wundervolle Übertragung auf mich, die sie natürlich nicht annehmen konnte, und ich zwang sie auch nicht dazu. Sie war eben so ein Fall vollständiger Isolierung, und wenn ich sie mit dieser ihrer Übertragung konfrontiert hätte, hätte ich sie nur in eine Verteidigungsstellung hineingetrieben, die das ganze Behandlungsziel zunichtegemacht hätte. Daher sprach ich nie davon, ließ die Dinge einfach geschehen und arbeitete ruhig an den Träumen. Die Träume informierten, wie sie das immer tun, laufend über den Fortschritt der Übertragung. Ich sah den Höhepunkt kommen und wusste, dass es eines Tages eine plötzliche Explosion geben würde. Natürlich würde diese etwas unangenehm und sehr emotional sein, wie Sie das vielleicht aus Ihrer eigenen Erfahrung kennen, und ich sah eine hochgefühlgeladene Situation voraus. Nun, dem muss man sich eben stellen; man kann nichts dagegen tun. Nach sechs Monaten einer sehr ruhigen und sorgfältig-systematischen Arbeit konnte sie sich nicht länger zurückhalten, und plötzlich schrie sie beinahe heraus: »Ich liebe Sie ja!« Und dann brach sie zusammen, fiel auf die Knie und war völlig durcheinander.

Solche Augenblicke muss man einfach aushalten. Es ist wirklich schlimm, vierunddreißig Jahre alt zu sein und plötzlich zu entdecken, dass man menschlich ist. Das kommt dann natürlich als dicker Brocken auf einen zu, und oft ist dieser Brocken unverdaulich. Hätte ich ihr sechs Monate früher gesagt, dass der Augenblick kommen werde, in dem sie mir eine Liebeserklärung machen würde, so wäre sie an die Decke gesprungen. Sie befand sich eben in dem geschilderten Zustand autoerotischer Isolierung, und die aufsteigende Flamme, das wachsende Feuer ihrer Emotion, brannte schließlich durch die Mauern, und natürlich brach alles wie eine Art organischer Eruption heraus. Dieses Geschehen verbesserte ihren Zustand, und in jenem Augenblick kam sogar die Übertragungssituation in Amerika in Ordnung.

Sie finden sicher, das klinge alles sehr kaltblütig. In Wirklichkeit kann man mit einer solchen Situation nur zurechtkommen, wenn man sich nicht so benimmt, als ob man überlegen wäre. Man muss den Prozess begleiten, das Bewusstsein hinabsinken lassen und sich in die Situation einfühlen, um sich nicht allzu sehr vom Patienten zu unterscheiden; anderenfalls fühlt er sich gedemütigt und wird später die schlimmsten Ressentiments entwickeln. Es ist daher ganz gut, eine gewisse Gefühlsreserve zu besitzen, die man bei solchen Gelegenheiten einsetzen kann. Es verlangt natürlich einige Erfahrung und Routine, um die richtige Saite anzuschlagen. Es ist nicht immer leicht, aber man muss diese peinlichen Augenblicke überbrücken können, damit die Reaktionen des Patienten nicht allzu schlimm werden.

Ich habe bereits noch einen weiteren Grund für die Übertragung genannt, und das ist die wechselseitige Unbewusstheit und Ansteckung. Der Fall, den ich Ihnen soeben erzählte, liefert ein Beispiel dafür. Ansteckung durch beiderseitige Unbewusstheit tritt im Allgemeinen dann ein, wenn der Analytiker in ähnlicher Weise wie der Patient schlecht angepasst ist; mit anderen Worten, wenn er neurotisch ist. Insoweit als der Analytiker neurotisch ist – sei nun seine Neurose gut oder schlecht –, hat er eine offene Wunde; irgendwo ist da eine offene Tür, über die er keine Kontrolle besitzt, und da kann der Patient hereinkommen, und der Analytiker wird angesteckt. Daher ist die Forderung so wichtig, dass der Analytiker so viel wie möglich über sich selbst weiß.

Ich erinnere mich an den Fall eines jungen Mädchens. Bevor sie zu mir kam, war sie bei zwei Analytikern gewesen, und als sie kam, hatte sie genau den gleichen Traum wie bei jenen Analytikern.[66] Jedes Mal hatte sie zu Beginn ihrer Analyse das Folgende geträumt: *Sie kam zur Grenze und wollte sie überschreiten, konnte aber das Zollgebäude nicht finden, in dem sie hätte deklarieren müssen, was immer sie bei sich trug.* Im ersten Traum *suchte sie die Grenze, aber sie gelangte nicht einmal bis zu ihr.* Jener Traum gab ihr das Gefühl, dass sie niemals die richtige Beziehung zu ihrem Analytiker finden würde; da sie aber Minderwertigkeitsgefühle hatte und ihrem Urteil nicht traute, blieb sie bei ihm, und es kam überhaupt nichts heraus. Sie arbeitete mit ihm während zwei Monaten und verließ ihn dann.

Dann ging sie zu einem anderen Analytiker. Wieder träumte sie, *sie komme zur Grenze; es war schwarze Nacht, und das Einzige, was sie sehen konnte, war ein schwaches kleines Licht. Jemand sagte, das sei das Licht im Zollgebäude, und sie versuchte, zu ihm zu gelangen. Auf dem Weg ging sie einen Hügel hinunter und überquerte ein Tal. In den Tiefen des Tals war ein dunkler Wald, und sie fürchtete sich weiterzugehen, ging aber trotzdem hindurch, und plötzlich spürte sie, dass sich etwas im Dunkeln an sie hängte. Sie versuchte sich freizuschütteln, aber das Etwas hängte sich noch fester an sie, und sie entdeckte plötzlich, dass es ihr Analytiker war.* Nach dreimonatiger Arbeit entwickelte der Analytiker eine heftige Gegenübertragung auf sie, die vom Initialtraum vorhergesehen worden war.

Als sie zu mir kam – sie hatte mich zuvor in einer Vorlesung gesehen und sich entschlossen, mit mir zu arbeiten –, träumte sie, *dass sie zur Schweizer Grenze komme. Es war Tag, und sie sah das Zollgebäude. Sie überquerte die Grenze und ging ins Zollhaus, und dort stand ein schweizerischer Zollbeamter. Eine Frau ging vor ihr her, und er ließ diese Frau passieren; dann kam sie an die Reihe. Sie hatte nur eine kleine Handtasche bei sich und glaubte, sie würde unbeachtet durchgehen können. Der Beamte sah sie aber an und fragte.*

66 Der gleiche Fall wie in Über Grundlagen der Analytischen Psychologie (GW 18/I), §§ 334 ff.

»Was haben Sie in Ihrer Tasche?« Sie antwortete: »Oh, gar nichts« und öffnete sie. Er streckte seine Hand hinein und zog etwas heraus, das größer und größer wurde, bis es zwei vollständige Betten waren. Ihr Problem war, dass sie einen Widerstand gegen die Ehe hatte; sie war verlobt und wollte aus bestimmten Gründen nicht heiraten, und diese Betten waren die Ehebetten. Ich zog diesen Komplex aus ihr heraus, und bald darauf heiratete sie.

Initialträume sind oft sehr instruktiv. Daher frage ich einen neuen Patienten, wenn er das erste Mal zu mir kommt, immer: »Wussten Sie schon länger, dass Sie kommen würden? Haben Sie mich früher schon gesehen? Hatten Sie kürzlich einen Traum, vielleicht letzte Nacht?« – denn wenn das zutrifft, gibt es mir einen äußerst wertvollen Hinweis auf seine Einstellung. Und wenn man in enger Fühlung mit dem Unbewussten bleibt, kann man manch schwierigen Punkt überwinden. Eine Übertragung ist immer hinderlich; sie ist nie ein Vorteil. Man heilt trotz der Übertragung, nicht wegen ihr.

Ein anderer Grund für die Übertragung, vor allem für schlechte Formen davon, ist die Provozierung vonseiten des Analytikers. Es gibt, wie ich leider zugeben muss, Analytiker, die bewusst auf die Übertragung hinarbeiten, da sie aus mir unerfindlichen Gründen der Meinung sind, die Übertragung sei ein nützlicher und sogar notwendiger Teil der Behandlung, die Patienten *sollten* daher eine Übertragung haben. Das ist natürlich eine ganz falsche Vorstellung. Ich habe oft Fälle erlebt, die nach einer vorhergegangenen Analyse zu mir kamen und nach ungefähr vierzehn Tagen fast verzweifelten. Bis dahin war alles recht gutgegangen, und ich war fest überzeugt, dass die Behandlung erfolgreich verlaufen würde – da plötzlich teilten mir die Patienten mit, sie könnten nicht weitermachen, und dann flossen Tränen. Ich fragte: »Warum können Sie nicht weitermachen? Haben Sie kein Geld, oder was ist los?« Sie sagte: »O nein, das ist nicht der Grund. Aber ich habe keine Übertragung.« Ich sagte: »Gott sei Dank haben Sie keine Übertragung! Übertragung ist Krankheit. Es ist nicht normal, eine Übertragung zu haben. Normale Menschen haben nie Übertragungen.« Daraufhin konnte die Analyse wieder ruhig und befriedigend weitergehen.

Wir brauchen die Übertragung ebenso wenig, wie wir Projektionen brauchen. Natürlich hat man sie trotzdem. Die Menschen haben immer Projektionen, nur nicht diejenigen, die sie erwarten. Sie haben Freuds Schriften über Übertragung gelesen oder waren bei einem anderen Analytiker, und es ist ihnen die Idee eingeimpft worden, dass sie ohne Übertragung nie geheilt werden könnten. Das ist absoluter Unsinn. Übertragung oder keine Übertragung, das hat nichts mit der Behandlung zu tun. Die Projektionen treten nur aufgrund eines merkwürdigen seelischen Zustandes auf, und genauso wie man sie auflöst, indem man sie bewusstmacht, muss man auch die Übertragung durch Bewusstmachung auflösen. Je weniger Übertragung, desto besser. Man bekommt das Material auch ohne sie. Nicht die Übertragung bringt den Patienten dazu, sein Material zutage zu fördern; man kann alles gewünschte Material aus den Träumen beziehen. Die Träume bringen das Notwendige herauf. Wenn man auf die Übertragung hinarbeitet, tritt sie sehr wahrscheinlich ein, und dann wird die Analyse schlecht ausgehen; denn man kann eine Übertragung nur provozieren, indem man falsche Dinge vorgaukelt, Erwartungen weckt und verschleierte Versprechungen macht, von denen man weiß, dass man sie nicht halten wird, weil man es gar nicht kann. Man kann unmöglich Liebesbeziehungen mit elftausend Jungfrauen haben, also betrügt man die Leute. Der Analytiker darf nicht zu freundlich sein, sonst wird er selbst in die Falle gehen; er wird eine Wirkung erzielen, die seine Möglichkeiten übersteigt. Er kann die Rechnung nicht bezahlen, wenn sie ihm präsentiert wird, und er sollte nicht etwas provozieren, für das er nicht gewillt ist zu zahlen. Sogar dann, wenn der Analytiker dies nur im Interesse des Patienten zu tun glaubt, ist es ein ganz falscher Weg und immer ein großer Fehler. Man soll die Leute lassen, wo sie sind. Es kommt nicht darauf an, ob sie den Analytiker lieben oder nicht. Wir sind nicht jene

Deutschen, die geliebt werden wollen, wenn man ihnen ein Paar Sockenhalter abkauft. Das ist sentimental. Das Hauptproblem des Patienten ist ja gerade, sein eigenes Leben zu leben, und man hilft ihm nicht, wenn man sich hineinmischt.

Dies sind einige der Gründe für eine Übertragung. Der allgemeine Grund für eine Projektion liegt immer in einem aktivierten Unbewussten, das nach Ausdruck sucht. Die Intensität der Übertragung entspricht der Bedeutsamkeit des projizierten Inhalts. Eine starke Übertragung heftiger Art entspricht einem feurigen Inhalt; sie enthält etwas Wichtiges, etwas für den Patienten höchst Wertvolles. Solange dies aber projiziert ist, scheint der Analytiker dieses wertvolle und wichtige Etwas zu verkörpern. Er kann an dieser unglücklichen Situation nichts ändern, aber er muss diesen Wert dem Patienten zurückgeben, und die Analyse ist nicht beendet, solange der Patient den Schatz nicht integriert hat. Wenn daher der Patient einen Erlöserkomplex in Sie projiziert, müssen Sie ihm nicht weniger als einen Erlöser zurückgeben – was immer das heißen mag. Aber Sie sind nicht der Erlöser – ganz bestimmt nicht.

Projektionen archetypischer Natur sind für den Analytiker besonders schwierig. Jeder Beruf besitzt seine spezifische Gefährdung, und die Gefahr der Analyse besteht darin, sich durch Übertragungsprojektionen infizieren zu lassen, besonders durch solche archetypischer Natur. Wenn der Patient findet, der Analytiker sei der Gipfel seiner Träume, er sei kein gewöhnlicher Arzt, sondern ein geistiger Held und eine Art Heiland, dann sagt sich der Arzt natürlich: »Welch ein Unsinn! Das ist einfach krankhaft. Es ist eine hysterische Übertreibung.« Und doch – es schmeichelt ihm; es ist einfach zu schön. Und darüber hinaus trägt er den gleichen Archetyp in sich selbst. Daher schleicht sich der Gedanke in ihn ein: »Wenn es überhaupt Erlöser gibt, nun, dann ist es ja vielleicht möglich, dass ich einer bin«, und er fällt darauf herein, zuerst zögernd, aber dann wird es ihm immer klarer, dass er tatsächlich eine Art außerordentliches Individuum ist. Langsam wird er von der Idee fasziniert und sondert sich ab. Er wird äußerst empfindlich, misstrauisch und macht sich vielleicht in ärztlichen Kreisen unmöglich. Er kann mit seinen Kollegen nicht mehr sprechen, weil er – ich weiß nicht was ist. Er wird sehr unangenehm oder zieht sich ganz zurück, isoliert sich, und schließlich wird es ihm immer klarer, dass er tatsächlich ein äußerst wichtiger Mensch ist, ein Mensch von großer geistiger Bedeutung, wahrscheinlich so etwas wie die Mahatmas im Himalaja, und vermutlich gehört er auch zu der großen Bruderschaft. Und dann ist er für seinen Beruf verloren.

Wir haben höchst unglückselige Beispiele dieser Art. Ich kenne eine ganze Reihe von Kollegen, die diesen Weg gegangen sind. Sie waren nicht fähig, dem dauernden Ansturm des kollektiven Unbewussten der Patienten standzuhalten, wenn einer nach dem anderen den Erlöserkomplex sowie religiöse Erwartungen und die Hoffnung projizierte, dieser Analytiker besitze vielleicht in seinem »Geheimwissen« den Schlüssel, den die Kirche verloren hat, und er könne ihm vielleicht die erlösende Wahrheit offenbaren. All dies sind sehr subtile und einschmeichelnde Versuchungen, und jene Analytiker sind ihnen erlegen. Sie identifizieren sich mit dem Archetyp, sie entdecken eine eigene Religion, und da sie Jünger benötigen, die daran glauben, gründen sie eine Sekte.

Das gleiche Problem macht es auch Psychologen verschiedener Schulen so schwer, über ihre auseinandergehenden Auffassungen in vernünftig-freundschaftlicher Art zu diskutieren. Es liegt ferner der für unsere Wissenschaft typischen Tendenz zugrunde, sich in kleine Gruppen und wissenschaftliche Sekten mit eigenem Glauben abzusondern. All diese Gruppen zweifeln im Grunde an der Ausschließlichkeit ihrer Wahrheit, und daher sitzen sie ständig zusammen und wiederholen die gleichen Dinge, bis sie sie schließlich glauben. Fanatismus ist stets ein Zeichen verdrängten Zweifels. Das kann man in der Kirchengeschichte studieren. Wann immer die Kirche zu wanken beginnt, wird ihr Stil fanatisch, oder es tauchen fanatische Sekten auf, weil der geheime Zweifel unterdrückt werden muss. Wer wirklich überzeugt ist, ist absolut ruhig und kann über seine eigenen Erzeugungen als persönlichen Gesichtspunkt ohne jegliches Ressentiment diskutieren.

Es ist ein typisches Berufsrisiko des Psychotherapeuten, von den Projektionen, denen er ausgesetzt ist, psychisch infiziert und vergiftet zu werden. Er muss dauernd aufpassen, nicht in eine Inflation zu geraten. Das Gift affiziert ihn aber nicht nur psychisch; es kann sogar sein sympathisches Nervensystem stören. Ich habe eine ganze Anzahl höchst außergewöhnlicher Fälle von physischer Krankheit bei Psychotherapeuten beobachtet, von Krankheiten, die nicht in die bekannte medizinische Symptomatologie hineinpassen und die ich der Wirkung dieses dauernden Ansturms von Projektionen zuschreibe, von denen der Analytiker seine eigene Psychologie nicht unterscheidet. Die spezifische emotionale Verfassung des Patienten wirkt ansteckend. Man könnte fast sagen, sie verursache entsprechende Vibrationen im Nervensystem des Analytikers, und deshalb werden Psychotherapeuten wie Nervenärzte leicht etwas merkwürdig. Man tut gut daran, dieses Problem im Auge zu behalten. Es gehört ganz ausgesprochen zum Problem der Übertragung.

Nun müssen wir uns mit der *Behandlung* der Übertragung[67] beschäftigen. Dies ist ein enorm schwieriges und kompliziertes Thema, und ich fürchte, Ihnen Dinge zu sagen, die Ihnen genauso gut bekannt sind wie mir, die ich aber um der Systematik willen nicht übergehen kann.

Es ist offensichtlich, dass die Übertragung in der gleichen Weise aufgelöst und behandelt werden muss, wie der Analytiker das mit jeder anderen Projektion tun würde. Praktisch heißt das: Man muss den Patienten dazu bringen, den *subjektiven* Wert der persönlichen und unpersönlichen Inhalte seiner Übertragung zu erkennen, denn er projiziert nicht nur persönliches Material. Wie Sie soeben gehört haben, können die Inhalte ebenso gut unper-

67 Vgl. Jung, Die Psychologie der Übertragung (GW 16).

sönlicher, das heißt archetypischer Natur sein. Der Erlöserkomplex ist sicher kein persönliches Motiv; er ist eine weltweite Erwartung, eine Idee, die man überall auf der Welt und in jeder Epoche der Geschichte antrifft. Es ist die archetypische Vorstellung von der magischen Persönlichkeit.[68]

Zu Beginn einer Analyse sind die Übertragungsprojektionen unvermeidlich Wiederholungen früherer persönlicher Erfahrungen des Patienten. In dieser Phase muss man alle Beziehungen durchnehmen, die der Patient früher erlebt hat. War dieser zum Beispiel schon in vielen Kuranstalten mit den für solche Orte typischen Ärzten gewesen, dann wird er diese Erfahrungen auf den Analytiker projizieren; daher muss man zunächst alle diese Kollegen in Badeorten und Sanatorien mit ihren enormen Honoraren und dem erforderlichen Theaterrummel durcharbeiten, da der Patient ganz natürlicherweise annimmt, man sei auch so ein Vogel. Man muss die ganze Reihe der Leute durchgehen, mit denen der Patient zu tun hatte – Ärzte, Rechtsanwälte, Lehrer, Onkel, Cousinen, Brüder und den Vater. Und wenn man dann die ganze Prozession durchgenommen hat und bis zum Kinderzimmer gekommen ist, meint man, jetzt sei man fertig damit; aber weit gefehlt. Es ist, wie wenn hinter dem Vater noch mehr liegen würde, und man beginnt zu vermuten, dass der Großvater projiziert wird. Das ist durchaus möglich; ich weiß zwar von keinem Urgroßvater, der in mich projiziert wurde, aber von einem Großvater schon. Wenn man bis zur Wiege vorgedrungen ist und sozusagen auf der anderen Seite der Existenz wieder hinausschaut, dann hat man die Möglichkeiten des *Bewusstseins* erschöpft; und wenn die Übertragung trotz aller Anstrengungen hier nicht beendet wird, dann liegt der Grund dafür in *unpersönlichen* Inhalten. Man erkennt das Vorhandensein unpersönlicher Projektionen an der merkwürdig unpersönlichen Art ihrer Inhalte, wie zum Bei-

68 Vgl. Jung, Die Beziehungen zwischen dem Ich und dem Unbewußten (GW 7), §§ 374 ff.

spiel den Erlöserkomplex oder ein archaisches Gottesbild. Der archetypische Charakter dieser Bilder erzeugt eine

»magische«, das heißt eine überwältigende Wirkung. Mit unserem rationalen Bewusstsein können wir uns das nicht erklären. Gott zum Beispiel ist Geist, und Geist ist für uns nichts Stoffliches oder Dynamisches. Wenn man aber die ursprüngliche Bedeutung dieser Ausdrücke studiert, gelangt man zur wirklichen Natur dieser Urerfahrungen, und man versteht, wie sie den primitiven Geist und in ähnlicher Weise die primitive Psyche in uns selbst affizieren. Geist, spiritus oder pneuma, meint tatsächlich Luft, Wind, Atem; spiritus und pneuma sind in ihrem archetypischen Charakter dynamische und halbstoffliche Wirkkräfte; man wird von ihnen bewegt wie vom Wind, sie werden in einen hineingeatmet, und dann hat man eine Inflation.

Die projizierten archetypischen Figuren können ebenso gut negativer Art sein: das Bild des Zauberers, des Teufels, von Dämonen usw. Sogar Analytiker sind hier nicht ganz feuerfest. Ich kenne Kollegen, die die wundervollsten Fantasien über mich produzieren und glauben, ich sei mit dem Teufel im Bunde und betreibe schwarze Magie. Und bei Menschen, die vorher nie auf die Idee gekommen wären, es könne so etwas wie den Teufel geben, tauchen in der Übertragung unpersönlicher Inhalte die unglaublichsten Dinge auf. Die Projektion von Bildern, die mit dem Elterneinfluss zusammenhängen, kann mit den üblichen Mitteln normaler Überlegungen und des gesunden Menschenverstandes aufgelöst werden; aber den Einfluss unpersönlicher Bilder kann man nicht einfach mittels des Verstandes vernichten. Es wäre sogar nicht einmal richtig, ihn zu vernichten, da diese Bilder ganz außerordentlich bedeutsam sind. Um Ihnen dies zu erklären, muss ich leider wieder zur Geschichte des menschlichen Geistes zurückkehren.

Dass archetypische Bilder projiziert werden, ist keine neue Entdeckung. In Tat und Wahrheit müssen sie projiziert werden, weil sie sonst das Bewusstsein überschwemmen würden. Die

Frage ist nur, wie man eine Form als adäquaten Behälter gewinnt. Hier gibt es nun eine uralte Institution, die den Menschen dazu verhilft, unpersönliche Bilder zu projizieren. Sie kennen sie sehr gut; wahrscheinlich haben Sie alle den Prozess durchgemacht, aber leider waren Sie damals zu jung, um seine Bedeutung zu erkennen. Diese Institution ist die religiöse Einweihung – bei uns die Taufe. Sobald der faszinierende und einzigartige Einfluss der Elternbilder gelockert werden muss, damit das Kind von seiner ursprünglichen biologischen Partizipation mit den Eltern befreit werden kann, bewirkt die Natur, das heißt die unbewusste Natur des Menschen, in ihrer unendlichen Weisheit eine gewisse Art der Initiation. Man trifft diese bei sehr primitiven Stämmen an – es ist die Einweihung in die Männlichkeit, in die Gemeinschaft des geistigen und sozialen Lebens des Stammes. Im Laufe der Bewusstseinsdifferenzierung hat sich die Form der Einweihung vielfach verändert, bis sie bei uns zur christlichen Institution der Taufe ausgearbeitet wurde. Bei der Taufe sind zwei Funktionäre erforderlich, Pate und Patin. In unserem Schweizer Dialekt bezeichnen wir sie mit dem Namen Gottes, »Götti« und »Gotte«. »Götti« ist die männliche Form und bedeutet Erzeuger; Gotte ist die weibliche Form. Das Wort »Gott« hat nichts mit »gut« zu tun; in Wirklichkeit bedeutet es den Erzeuger. Die Taufe, mit den geistigen Eltern in Form von Pate und Patin, drückt das Mysterium des Zweimal-Geborenen aus. Wie Sie wissen, tragen alle Mitglieder der höheren Kasten in Indien den Ehrentitel »Zweimal-Geborener«. Auch der Pharao hatte das Vorrecht, zweimalgeboren zu sein. Daher findet man in ägyptischen Tempeln neben dem Hauptraum oft die sogenannte Geburtskammer, in der ein oder zwei Räume für den Ritus vorgesehen waren. In diesen wird die zweifache Geburt des Pharao beschrieben, der einmal im Fleisch von normalen Eltern als menschliches Wesen geboren, anderseits aber auch vom Gott erzeugt, von der Göttin ausgetragen und zur Welt gebracht wird. Er wird als Sohn des Menschen und Gottes geboren.

Unsere Taufe bedeutet die Loslösung des Kindes von den natürlichen Eltern und von dem überwältigenden Einfluss der Elternimagines. Zu diesem Zweck werden die biologischen Eltern durch geistige Eltern ersetzt; Pate und Patin stellen die intercessio divina durch das Medium der Kirche dar, der sichtbaren Form des geistigen Königreiches. Im katholischen Ritus greift die Kirche sogar in die Hochzeit ein – bei der man doch als das Allerwichtigste annehmen sollte, dass dieser besondere Mann und diese besondere Frau vereinigt und sich gegenübergestellt werden; die intercessio sacerdotis verhindert den unmittelbaren Kontakt der Partner. Der Priester vertritt die Kirche, und die Kirche steht in der – obligatorischen – Form der Beichte immer dazwischen. Diese Intervention beruht nicht auf einer speziellen List der Kirche; sie ist eher ein Ausdruck ihrer großen Weisheit, die bis auf die Urzeit des Christentums zurückgeht, in der die Vorstellung herrschte, dass wir nicht nur als Mann und Frau verheiratet sind; wir sind in Christo verheiratet. Ich besitze eine antike Vase, auf der eine frühchristliche Hochzeit dargestellt ist. Mann und Frau halten sich an den Händen im Fisch; der Fisch ist zwischen ihnen, und der Fisch ist Christus. Auf diese Weise ist das Paar im Fisch verbunden. Christus trennt und verbindet sie; Christus ist zwischen ihnen; er vertritt die Macht, die den Menschen von den rein natürlichen Kräften trennen soll.

Diesem Prozess der Trennung von der Natur unterziehen sich die Menschen in den bekannten Initiations- oder Pubertätsriten der Primitiven. Beim Herannahen der Pubertät werden die Knaben plötzlich weggerufen. In der Nacht hören sie die Stimme der Geister, das Brüllen der Stiere, und keine Frau darf sich außer Hauses begeben, da sie sonst sofort getötet werde. Dann werden die Knaben hinaus ins Buschhaus gebracht, wo sie eine ganze Reihe grausamer Prüfungen zu bestehen haben. Sie dürfen nicht sprechen; man sagt ihnen, sie seien tot, und dann sagt man ihnen, sie seien wiedergeboren; sie erhalten neue Namen zum Beweis dafür, dass sie nicht mehr die gleiche Persönlichkeit sind wie vorher; und damit sind sie nicht mehr die Kinder ihrer Eltern. Die Initiation kann sogar so weit gehen, dass nach ihrer Rückkehr die Mütter nicht mehr mit ihren Söhnen sprechen dürfen, da die jungen Männer nicht mehr ihre Kinder sind. Bei den Hottentotten musste hie und da der Knabe sogar einen einmaligen Inzest mit seiner Mutter begehen, um zu beweisen, dass sie nicht mehr seine Mutter war, sondern eine Frau wie alle anderen. Unser entsprechender christlicher Mythus hat viel von seiner Bedeutung verloren; wenn man aber die Symbolik der Taufe studiert, wird einem an gewissen Spuren der ursprüngliche Sinn bewusst. Das Taufbecken ist unser Geburtsraum; es ist wirklich die piscina, der Fischteich, in dem man sich wie ein kleiner Fisch befindet: Man wird symbolisch ertränkt und dann wiederbelebt. Wie Sie wissen, sind die ersten Christen tatsächlich im Taufbad untergetaucht worden, das viel größer war als das heutige Becken; in vielen alten Kirchen war das Baptisterium ein Gebäude für sich, das immer über dem Grundriss eines Kreises erbaut war. Die katholische Kirche kennt am Tage vor Ostern eine spezielle Zeremonie für die Einsegnung des Taufbeckens, die Benedictio fontis. Das rein natürliche Wasser wird von den Beimischungen böser Mächte gereinigt und in den wiederbelebenden und reinigenden Lebensbrunnen verwandelt, den unbefleckten Schoß der göttlichen Quelle. Daraufhin teilt der Priester das Wasser in die Vierform des Kreuzes, haucht dreimal darauf, taucht die geweihte Osterkerze als Symbol des ewigen Lichtes dreimal hinein, und zur gleichen Zeit bewirkt seine heilige Beschwörung das Herabsteigen der Kraft des Heiligen Geistes in das Becken. Der Mensch wird aus dem hieros gamos, der heiligen Hochzeit zwischen dem Heiligen Geist und dem Taufwasser als dem Schoß der Kirche, in die wahre Unschuld des neuen Kindseins wiedergeboren. Die Sündenbefleckung ist von ihm genommen, und seine Natur wird mit dem Bilde Gottes vereinigt. Er ist nicht mehr mit den rein natürlichen Kräften kontaminiert, sondern als geistiges Wesen neu erstanden.

Es gibt noch andere Institutionen, die das Ziel haben, den Menschen von seinen natürlichen Daseinsbedingungen abzulösen. Ich kann hier nicht in Einzelheiten gehen; aber wenn man die Psychologie der Primitiven studiert, kann man feststellen, dass alle wichtigen Lebensereignisse mit ausführlichen Zeremonien verbunden sind, die den Zweck haben, den Menschen von der vorhergehenden Phase der Existenz zu lösen und ihm zu helfen, seine psychische Energie auf die nächste Phase überzuleiten. Wenn ein Mädchen heiratet, muss es sich von den Elternbildern lösen und darf nicht in einer Projektion des Vaterbildes auf den Gatten befangen sein. In Babylon gab es daher einen speziellen Ritus, der das Mädchen vom Vaterbild lösen sollte. Das ist der Ritus der Tempelprostitution, in dem Mädchen aus guter Familie sich einem fremden Tempelbesucher, der vermutlich niemals wiederkehrte, hingeben und die Nacht mit ihm verbringen mussten. Im Mittelalter gab es bei uns eine ähnliche Institution, das »ius primae noctis«, das Recht der ersten Nacht, das der Feudalherr seinen Leibeigenen gegenüber besaß. Die Braut musste ihre Hochzeitsnacht mit dem Feudalherrn verbringen. Der Ritus der Tempelprostitution schuf ein sehr eindrückliches Bild, das mit dem Bild des Mannes, den das Mädchen zu heiraten beabsichtigte, kollidierte. Wenn also später eheliche Störungen auftraten – denn selbst in jenen Zeiten traten gelegentlich Störungen auf –, ging die Regression (die natürliche Folge davon) nicht zum Vaterbild zurück, sondern zu dem Fremden, mit dem sie einmal zusammen war, dem Liebhaber aus unbekannten Landen. Sie fiel dann nicht in die Kindheit zurück, sondern auf ein ihrem Alter entsprechendes menschliches Wesen, wodurch sie gegen eine infantile Regression geschützt war.

Dieser Ritus enthüllt eine sehr schöne Beachtung der menschlichen Psyche. In der Frau lebt stets das archetypische Bild eines Geliebten aus einem entfernten, unbekannten Land, eines Mannes, der über das Meer herkommt, ihr einmal begegnet und dann weiterzieht. Sie kennen dieses Motiv aus Wagners »Fliegendem

Holländer« und Ibsens »Frau vom Meer«. In beiden Dramen wartet die Heldin auf den Fremden, der von weit her über das Meer kommt, um mit ihr die große Liebe zu erleben. In Wagners Oper hat sie sich zuvor schon in ein Bild verliebt, und sie kennt ihn bereits, bevor er eintrifft. Die Frau vom Meer hat ihn früher einmal gekannt und lebt unter dem Zwang, immer zum Meer gehen zu müssen, um seine Rückkehr zu erwarten. In dem erwähnten babylonischen Ritus wird das archetypische Bild konkret gelebt, um die Frau von den Elternimagines zu lösen, die echte archetypische Bilder und daher außerordentlich machtvoll sind. Ich habe ein kleines Buch über »Die Beziehungen zwischen dem Ich und dem Unbewußten« geschrieben, in dem ich den Fall einer Projektion des Vaterbildes durch eine Frau geschildert habe, die bei mir in Behandlung war, und wo ich zeigte, wie sich durch die Analyse des archetypischen Bildes, das dieser Vaterübertragung zugrunde lag, das Problem erweiterte und erhellt.[69]

Im ersten Stadium der Übertragungsbehandlung muss der Patient nicht nur erkennen, dass er die Welt immer noch aus dem Blickwinkel des Kinderzimmers, der Schulsituation usw. betrachtet, in dem er alle positiven und negativen Autoritätsfiguren seiner persönlichen Erfahrung projiziert; diese Einsicht bezieht sich nur auf die objektive Seite. Um eine wirklich erwachsene Einstellung aufbauen zu können, muss der Patient die *subjektive* Bedeutung all dieser Bilder sehen, die ihm Schwierigkeiten zu bereiten scheinen. Er muss sie in seine eigene Psychologie integrieren; er muss herausfinden, inwiefern sie Teile seiner selbst sind; wie er zum Beispiel einem Objekt einen positiven Wert zumisst, den er in Wirklichkeit als seinen eigenen Wert entwickeln könnte und sollte. Und ebenso, wenn er negative Eigenschaften projiziert und daher das Objekt hasst und verdammt, dann muss er sehen können, dass er seine eigene minderwertige Seite, sozusagen seinen Schatten, projiziert, weil es für ihn angenehmer ist, ein optimisti-

69 Ebd., §§ 206 ff.

sches und einseitiges Bild von sich selbst zu haben. Freud befasst sich bekanntlich nur mit der objektiven Seite. Man kann aber einem Patienten nicht zur echten Assimilierung seiner neurotischen Inhalte verhelfen, wenn man ihn in seiner kindlichen Verantwortungslosigkeit belässt oder in der passiven Hinnahme eines blinden Geschickes, dessen Opfer er geworden ist. Seine Neurose hat den Sinn, dass er zu einer vollständigen Persönlichkeit werde, und das schließt Anerkennung seines ganzen Wesens, seiner guten und schlechten Seiten, seiner entwickelten und minderwertigen Funktionen ein sowie die Fähigkeit, selbst die Verantwortung dafür zu übernehmen. Nehmen wir nun einmal an, dass die Projektionen persönlicher Bilder durchgearbeitet und genügend behandelt worden sind und dass trotzdem eine Übertragung bestehen bleibt, die sich einfach nicht auflösen lässt. Damit kommen wir zum zweiten Stadium in der Übertragungsbehandlung. Hier handelt es sich um die *Unterscheidung von persönlichen und unpersönlichen Inhalten.* Die persönlichen Projektionen müssen, wie wir gesehen haben, aufgelöst werden; das kann auf dem Weg der Bewusstmachung geschehen. Die unpersönlichen Projektionen aber können nicht zerstört werden, weil sie zu den Strukturelementen der Psyche gehören. Sie sind nicht Relikte einer Vergangenheit, die überwachsen werden muss; sie sind im Gegenteil zielgerichtete und kompensatorische Funktionen von höchster Bedeutsamkeit. Sie sind ein wesentlicher Schutz gegen Situationen, in denen man den Kopf verlieren könnte. Bei jedem Vorliegen einer Paniksituation – äußerer oder innerer Art – greifen die Archetypen ein und verhelfen dem Menschen dazu, in instinktiv angepasster Weise zu reagieren, so wie wenn er die Situation schon immer gekannt hätte: er reagiert so, wie die Menschheit schon immer reagiert hat. Daher ist dieser Mechanismus lebenswichtig.

Es ist klar, dass die Projektion dieser unpersönlichen Bilder auf den Analytiker zurückgezogen werden muss. Damit löst man aber lediglich den Projektionsakt auf; die *Inhalte* darf und kann man eigentlich nicht auflösen. Ebenso wenig kann natürlich der Patient die unpersönlichen Inhalte in seine persönliche Psychologie integrieren. Eben weil sie unpersönlich sind, werden sie projiziert; man spürt, dass sie nicht dem eigenen subjektiven Geist angehören, sie müssen irgendwo außerhalb vorhanden sein, und da keine adäquate Form zur Verfügung steht, wird ein menschliches Objekt zu ihrem Gefäß gemacht. Man muss daher außerordentlich vorsichtig sein im Umgang mit unpersönlichen Projektionen. Es wäre zum Beispiel ein Fehler, dem Patienten zu sagen: »Sehen Sie, Sie projizieren einfach das Erlöserbild in mich. Was für ein Unsinn, einen Erlöser zu erwarten und mich verantwortlich zu machen.« Eine solche Erwartung muss man ernst nehmen; sie ist keineswegs Unsinn. Die ganze Welt hegt die Erlöserhoffnung, man findet sie überall. Sehen Sie sich zum Beispiel Italien an oder Deutschland. Heute haben zwar Sie in England und wir in der Schweiz keinen Erlöser; glauben Sie aber nicht, wir seien so sehr verschieden vom übrigen Europa. Bei uns liegt die Situation ein wenig anders als bei den Italienern und den Deutschen; diese sind vielleicht etwas weniger ausgeglichen, aber auch bei uns würde es nur sehr wenig brauchen. In jenen Ländern herrscht der Erlöserkomplex als massenpsychologisches Symptom. Er ist ein archetypisches Bild des kollektiven Unbewussten, und in einer Zeit, die derart unruhig und desorientiert ist wie die unsrige, ist es nur natürlich, dass er aktiviert wird. In solchen kollektiven Geschehnissen können wir wie durch ein Vergrößerungsglas beobachten, was auch im Individuum auftreten kann. Es sind eben solche Momente der Panik, in denen die kompensatorischen psychischen Elemente in Aktion treten. Es handelt sich absolut nicht um ein abnormales Phänomen. Vielleicht erscheint es uns seltsam, dass es sich in politischer Form ausdrückt. Das kollektive Unbewusste ist aber ein sehr irrationaler Faktor, und unser rationales Bewusstsein kann ihm nicht vorschreiben, wie es in Erscheinung treten soll. Natürlich kann es, wenn ganz sich selbst überlassen, sehr destruktiv wirken; es kann zum Beispiel zu einer Psychose führen. Daher ist die Beziehung des Menschen zum kollektiven Unbewussten immer in Normen gefasst worden; es gibt eine charakteristische Form, in der die archetypischen Bilder ausgedrückt werden. Denn das kollektive Unbewusste ist eine Funktion, die immer am Werk ist, und der Mensch muss die Fühlung mit ihr behalten. Seine psychische und geistige Gesundheit hängt von der Mitarbeit der unpersönlichen Bilder ab. Daher hatte der Mensch stets seine Religionen.

Was sind Religionen? Religionen sind psychotherapeutische Systeme. Was tun denn wir, wir Psychotherapeuten? Wir versuchen, das Leiden des menschlichen Geistes, der menschlichen Psyche oder der menschlichen Seele zu heilen, und die Religionen befassen sich mit dem gleichen Problem. Deshalb ist Gott selbst ein Heiler; er ist Arzt, er heilt die Kranken, und er befasst sich mit den Störungen der Seele; und das ist genau, was wir Psychotherapie nennen. Es ist kein Spiel mit Worten, wenn ich die Religion ein psychotherapeutisches System nenne. Sie ist sogar das ausgefeilteste dieser Systeme, und es liegt eine große praktische Wahrheit dahinter. Meine Klientele ist recht ausgedehnt und stammt aus mehreren Kontinenten; und dort, wo ich lebe, sind wir praktisch überall von Katholiken umgeben; aber in den letzten dreißig Jahren hatte ich nicht mehr als vielleicht sechs praktizierende Katholiken unter meinen Patienten. Die weitaus überwiegende Mehrheit sind Protestanten und Juden. Ich habe einmal an mir unbekannte Menschen ein Zirkular verschickt, indem ich sie fragte: »Was würden Sie tun, wenn Sie in psychologischen Schwierigkeiten wären? Würden Sie zum Arzt gehen oder zum Priester beziehungsweise Pfarrer?« Ich weiß die genauen Zahlen nicht mehr; ich erinnere mich aber, dass ungefähr zwanzig Prozent der Protestanten sagten, sie gingen zum Pfarrer. Alle anderen waren mit Nachdruck gegen den Pfarrer und für den Arzt, und am nachdrücklichsten nahmen die Verwandten und Kinder von Pfarrern diesen Standpunkt ein. Unter den Antwortenden befand sich auch ein Chinese, und der brauchte eine sehr hübsche Formulierung. Er bemerkte: »Wenn ich jung bin, gehe ich zum Arzt, und wenn ich alt bin, gehe ich zum Philosophen.« Hingegen gaben achtundfünfzig oder sechzig Prozent der Katholiken an, dass sie auf alle Fälle zum Priester gehen würden. Dies zeigt, dass besonders die katholische Kirche mit ihrem rigorosen System von Beichte und Beichtvater eine therapeutische Institution ist. Ich habe einige Patienten gehabt, die nach einer Analyse mit mir sogar zur katholischen Kirche übergetreten sind, sowie einige, die jetzt der sogenannten Oxford-Bewegung angehören – mit meinem Segen! Ich halte es für durchaus in Ordnung, von diesen psychotherapeutischen Institutionen, die uns die Geschichte überliefert hat, Gebrauch zu machen, und ich wünschte, ich wäre noch ein mittelalterlicher Mensch, der einer solchen Glaubensgemeinschaft beitreten könnte. Leider braucht es dafür eine etwas mittelalterliche Psychologie, und ich bin nicht genügend mittelalterlich. Sie sehen aber aus dem Gesagten, dass ich die archetypischen Bilder und eine ihrer Projektion angemessene Form ernst nehme, und ich tue das, weil das kollektive Unbewusste tatsächlich ein ernstzunehmender Faktor in der menschlichen Psyche ist. Alle diese persönlichen Dinge wie Inzesttendenzen und andere Kindereien sind nur Oberfläche; was das Unbewusste in Wirklichkeit enthält, sind die großen kollektiven Zeitereignisse. Die Geschichte wird im kollektiven Unbewussten des Einzelnen vorbereitet; und wenn die Archetypen in einer ganzen Anzahl von Einzelnen aktiviert werden und an die Oberfläche gelangen, dann befinden wir uns inmitten der Geschichte, wie etwa heute. Das vom Augenblick benötigte archetypische Bild tritt ins Leben, und alle werden davon ergriffen. Das ist es, was wir heute erleben. Ich habe es kommen sehen. Schon 1918 sagte ich, dass die »blonde Bestie« sich im Schlaf bewege, und dass in Deutschland etwas geschehen werde.[70] Kein Psychologe verstand damals, was ich meinte, weil einfach niemand eine Vorstellung davon hatte, dass

70 *Über das Unbewusste* (GW 10). »Blonde Bestie«: Nietzsche, *Zur Genealogie der Moral*, Werke VII, S. 322 f.

unsere persönliche Psychologie nur eine dünne Haut ist, ein leichtes Kräuseln auf dem Ozean der kollektiven Psychologie. Der machtvolle Faktor, der Faktor, der unser Leben verändert, der die Oberfläche unserer bekannten Welt verändert und der Geschichte macht, ist die kollektive Psychologie, und die kollektive Psychologie bewegt sich nach Gesetzen, die von denen unseres Bewusstseins von Grund auf verschieden sind. Die Archetypen sind die großen entscheidenden Mächte, *sie* bringen die echten Ereignisse hervor, und nicht unser persönlicher Verstand und praktischer Intellekt. Vor dem Großen Krieg sagten alle intelligenten Menschen: »Es wird keinen Krieg mehr geben, wir sind viel zu vernünftig, um das geschehen zu lassen, und außerdem sind unser Handel und unsere Finanzen derart international verflochten, dass der Krieg überhaupt nicht in Frage kommt.« Und dann brachten wir den gewaltigsten aller Kriege hervor. Jetzt beginnt man wieder mit dem gleichen törichten Gerede über die Vernunft, über Friedenspläne und Ähnliches; die Leute verblenden sich selbst in ihrem Kleben an kindischem Optimismus – sehen Sie sich die Wirklichkeit an! Es sind ohne Zweifel die archetypischen Bilder, die das Schicksal des Menschen bestimmen. Die unbewusste Psychologie des Menschen entscheidet, und nicht das, was wir in der Gehirnkammer unseres Dachstübchens denken und reden.

Wer hätte im Jahr 1900 gedacht, dass dreißig Jahre später in Deutschland Dinge geschehen könnten, wie wir sie heute erleben? Hätten Sie geglaubt, dass eine ganze Nation intelligenter und gebildeter Menschen von der faszinierenden Macht eines Archetypus ergriffen werden könnte? Ich habe es kommen sehen, und ich kann es verstehen, weil ich die Macht des kollektiven Unbewussten kenne. An der Oberfläche jedoch sieht es völlig unglaubhaft aus. Sogar meine persönlichen Freunde stehen unter dieser Faszination, und wenn ich in Deutschland bin, glaube ich es selbst, ich verstehe alles, ich weiß, es muss so sein, wie es ist. Man kann dem nicht widerstehen. Es geht einem unter die Gürtellinie und nicht in den Kopf, das Gehirn zählt überhaupt nicht, das sympathische Nervensystem ist ergriffen. Es ist eine Macht, die die Menschen von innen her fasziniert, es ist das aktivierte kollektive Unbewusste, ein lebendig gewordener Archetyp, der ihnen allen gemeinsam ist. Und weil es ein Archetyp ist, hat es gewisse historische Aspekte, so dass wir ohne Kenntnis der Geschichte die Ereignisse nicht verstehen können.[71] Heute wird deutsche Geschichte gelebt, so wie der Faschismus lebendige italienische Geschichte ist. Wir können uns nicht wie Kinder dazu verhalten, intellektuelle und vernünftige Gedanken darüber haben und sagen: Es sollte nicht sein. Das ist einfach kindisch. Es geht um wirkliche Geschichte, um das, was dem Menschen geschieht und immer geschehen ist, und das ist sehr viel wesentlicher als unsere persönlichen kleinen Nöte und unsere per.sönlichen Erzeugungen. Ich kenne hochgebildete Deutsche, die ebenso vernünftig waren, wie ich es von mir oder Sie es von sich annehmen. Aber eine Welle hat sie überrollt und ihre Vernunft weggespült, und wenn man mit ihnen spricht, muss man zugeben, dass sie nicht anders konnten. Ein unverständliches Schicksal hat sie ergriffen, und davon kann man nicht sagen, es sei richtig oder falsch. Es hat nichts mit rationalem Urteil zu tun, es ist einfach Geschichte. Und wenn die Übertragung unserer Patienten die Archetypen berührt, berührt man eine Mine, die genauso explodieren kann, wie wir sie im Kollektiv explodieren sehen. Diese unpersönlichen Bilder enthalten eine enorme dynamische Energie. Bernhard Shaw sagt in »Mensch und Übermensch«, »dieses Geschöpf ›Mensch‹, das in seinen eigenen selbstsüchtigen Angelegenheiten feig bis auf die Knochen ist, wird für eine Idee kämpfen wie ein Held.«[72] Natürlich würden wir Faschismus oder Hitlerismus nicht Ideen nennen. Es sind Archetypen, und so könnte man sagen: Gebt den Menschen einen Archetypus, und sie werden alle wie *ein* Mann vorwärtsstürmen; es ist etwas Unwiderstehliches.

---

71 Vgl. Jung, *Wotan* (GW 10)

72 3. Akt, Monolog Don Juans, S. 245.

Wegen dieser erschreckend dynamischen Macht der Archetypen kann man sie nicht wegargumentieren. Daher ist das Einzige, was man im dritten Stadium der Übertragungsbehandlung tun kann, *die persönliche Beziehung zum Analytiker von den unpersönlichen Faktoren zu unterscheiden.* Es ist durchaus begreiflich, dass ein Patient, für den man ernsthaft und aufrichtig gearbeitet hat, einen gern hat, und dass man selbst, weil man ziemlich viel Arbeit für einen Patienten aufgewendet hat, ihn gern hat, sei es ein Mann oder eine Frau. Das versteht sich von selbst. Es wäre höchst unnatürlich und neurotisch, wenn aufseiten des Patienten nicht eine persönliche Anerkennung für das vorliegen würde, was man für ihn getan hat. Eine persönliche menschliche Reaktion auf den Analytiker ist normal und vernünftig, und man muss sie daher geschehen lassen; sie verdient es, leben zu dürfen; es ist dann keine Übertragung mehr. Aber eine solche Haltung dem Analytiker gegenüber ist in menschlicher und anständiger Weise nur dann möglich, wenn sie nicht durch unerkannte, unpersönliche Werte verzerrt wird. Das heißt aber andererseits, dass die Bedeutung der archetypischen Bilder voll anerkannt werden muss, von denen manche religiösen Charakter haben. Ob Sie der Meinung sind, dass der Nazisturm in Deutschland einen religiösen Sinn hat oder nicht, spielt keine Rolle. Er hat ihn. Ob Sie glauben, der Duce sei eine religiöse Figur oder nicht, ist unwichtig, weil er eine religiöse Figur *ist.* Man konnte die Bestätigung davon dieser Tage sogar in der Zeitung lesen, wo die Verse auf einen römischen Cäsaren zitiert waren: »Ecce deus, deus ille, Menalca.«[73] Faschismus ist die lateinische Form der Religion, und sein religiöser Charakter erklärt die von ihm ausgehende ungeheure Faszination.

Es mag sein, dass als Folge dieser Anerkennung der unpersönlichen Werte der Patient einer Kirche beitritt oder einem religiösen Glauben oder sonst etwas Ähnlichem. Schwierig wird es,

---

73 Vergil, *Ekloge* V, 64: »Ipsa sonant arbusta: ›Deus, deus ille, Menalca!‹« (Der ganze Hain tönt: »Ein Gott ist, ein Gott Menalcas!«)

wenn er seine Erfahrung des kollektiven Unbewussten nicht in einer gegebenen religiösen Form unterbringen kann. In diesem Fall haben die unpersönlichen Faktoren kein Gefäß, der Patient fällt in die Übertragung zurück, und die archetypischen Bilder verderben die menschliche Beziehung zum Analytiker. Dann *ist* der Analytiker der Erlöser, und wehe ihm, wenn er es nicht ist, aber sein sollte! Er ist eben nur ein menschliches Wesen; er kann weder der Erlöser sein noch sonst ein archetypisches Bild, das im Unbewussten des Patienten aktiviert worden ist.

Im Hinblick auf dieses enorm schwierige und wichtige Problem habe ich eine besondere Technik entwickelt, um diese projizierten un-persönlichen Werte dem Betreffenden wieder zurückzugeben. Es ist eine ziemlich komplizierte Methode, und gestern Abend war ich im Zusammenhang mit dem besprochenen Traum gerade dabei, Ihnen etwas davon zu zeigen. Wenn nämlich das Unbewusste sagt, dass unter der christlichen Kirche der geheime Raum mit der goldenen Schale und dem goldenen Degen liegt, dann lügt es nicht. Das Unbewusste ist Natur, und die Natur lügt nie. Das Gold *ist* da, der Schatz und der große Wert *sind* da.

Wenn ich Zeit dafür gehabt hätte, wäre ich weitergegangen und hätte Ihnen etwas über den Schatz und über die Mittel zu seiner Sicherstellung erzählt. Dann hätten Sie festgestellt, dass die Methode, die es dem Einzelnen erlaubt, mit seinen unpersönlichen Bildern in Beziehung zu bleiben, ihre Berechtigung hat. So wie die Dinge jetzt liegen, kann ich sie nur kurz andeuten und muss Sie bezüglich weiteren Materials auf meine Bücher verweisen.[74]

Diese vierte Stufe der Übertragungsbehandlung nenne ich *die Objektivierung unpersönlicher Bilder*. Sie ist ein wesentlicher Teil des Individuationsprozesses[75].

---

74 Vor allem Kommentar zu »Das Geheimnis der Goldenen Blüte« (GW 13) und Ziele der Psychotherapie (GW 16).

75 Vgl. Jung, Psychologische Typen (GW 6), §§ 825 ff.; Die Beziehungen zwischen dem Ich und dem Unbewussten (GW 7), §§ 266 ff.; Zur Empirie des Individuationsprozesses (GW 9/I).

Ihr Ziel ist, das Bewusstsein vom Objekt zu lösen, so dass der Mensch die Garantie seines Glückes oder gar seines Lebens nicht mehr in Faktoren außerhalb seiner selbst sucht, seien diese Personen, Ideen oder Umstände, sondern erkennt, dass alles darauf ankommt, ob er den Schatz besitzt oder nicht. Ist der Besitz des Goldes erreicht, dann liegt das Zentrum der Schwerkraft im Menschen und nicht mehr in einem Objekt, von dem er abhängig ist. Dem Ziel, einen solchen Zustand der Gelöstheit zu erreichen, dienen östliche Praktiken und auch alle Lehren der Kirche. In den verschiedenen Religionen wird der Schatz in die heiligen Figuren projiziert, aber für den modernen, aufgeklärten Menschen ist diese Hypostasierung nicht mehr möglich. Sehr viele Menschen sind nicht mehr in der Lage, ihre unpersönlichen Werte in historischen Symbolen auszudrücken.

Sie sehen sich daher vor die Notwendigkeit gestellt, eine individuelle Methode zu finden, mittels derer die unpersönlichen Bilder eine Form erlangen können. Denn sie brauchen eine Form, sie müssen ihr für sie charakteristisches Leben leben, andernfalls der Mensch von den Grundfunktionen seiner Psyche abgeschnitten wird, was ihn neurotisch und desorientiert macht und ihn in Konflikt mit sich selbst geraten lässt. Ist er aber fähig, die unpersönlichen Bilder zu objektivieren und mit ihnen in Beziehung zu treten, dann ist er in Berührung mit jener vitalen psychologischen Funktion, der sich seit dem Erwachen des Bewusstseins die Religion angenommen hat.

Es ist mir nicht möglich, auf die Einzelheiten des Problems einzugehen; nicht nur, weil die Zeit nicht mehr reicht, sondern weil es über die wissenschaftliche Begriffssprache hinausgeht, einer lebendigen psychischen Erfahrung adäquaten Ausdruck zu geben. Das Einzige, was wir rational über diesen Zustand der Gelöstheit sagen können, ist, ihn als eine Art Zentrum innerhalb der Psyche des Einzelnen (aber nicht in seinem Ich) zu bezeichnen. Es ist ein Nicht-Ich-Zentrum. Um Ihnen wirklich deutlich zu machen, was ich mit einem Nicht-Ich-Zentrum[76] meine, müsste ich Ihnen wahrscheinlich eine lange Abhandlung über vergleichende Religionsgeschichte geben. So kann ich Sie nur auf die Existenz dieses Problems hinweisen. Es ist in der Tat das wesentliche Problem einer großen Anzahl von Menschen, die in die Analyse kommen, und daher muss der Psychotherapeut eine Methode ausfindig machen, mit der er ihnen helfen kann, es zu lösen.

In der Verwendung einer solchen Methode nehmen wir die Fackel wieder auf, die unsere alten Kollegen des 17. Jahrhunderts niedergelegt hatten, um Chemiker zu werden. Insofern als wir Psychologen uns von chemischen und materiellen Vorstellungen über die Psyche lösen, nehmen wir jene Fackel wieder auf und führen einen Prozess fort, der im Westen im 12. Jahrhundert begann – denn die Alchemie war das Werk von Ärzten, die es mit der Seele zu tun hatten.

Diskussion

Frage:
Darf ich Professor Jung eine ganz elementare Frage stellen? Würden Sie uns eine Definition der Neurose geben?

C.G. Jung:
Die Neurose ist eine auf die Existenz von Komplexen zurückzuführende *Dissoziation der Persönlichkeit*. Komplexe zu haben, ist an und für sich normal; wenn aber die Komplexe inkompatibel werden, dann wird jener Teil der Persönlichkeit, der dem bewussten Teil allzu sehr entgegengesetzt ist, abgespalten. Wenn die Spaltung die organische Struktur erreicht, wird die Dissoziation zur Psychose, einem schizophrenen Zustand, wie es diese Bezeich-

76 Vgl. Jung, *Psychologie und Alchemie* (GW 12), §§ 44, 126, 129, 135 und 325 ff.

nung ausdrückt. Jeder Komplex lebt dann sein eigenes Leben, und es gibt keine Persönlichkeit mehr, um sie zusammenzufügen.

Da die abgespaltenen Komplexe unbewusst sind, können sie sich nur auf indirektem Weg ausdrücken, nämlich durch die neurotischen Symptome. Statt unter einem persönlichen Konflikt zu leiden, leidet man an einer Neurose. Jede charakterliche Inkompatibilität kann eine Dissoziation bewirken; eine zu starke Spaltung zwischen der Denk- und der Fühlfunktion zum Beispiel ist schon eine leichte Neurose. Wenn man bezüglich einer bestimmten Sache nicht ganz eins mit sich selbst ist, nähert man sich einer neurotischen Situation. Die Vorstellung von einer psychischen Dissoziation ist die allgemeinste und vorsichtigste Definition, die ich von der Neurose geben kann. Sie enthält natürlich nicht die Symptomatologie und Phänomenologie der Neurose; sie ist die allgemeinste psychologische Formulierung, die mir möglich ist.

Dr. H. G. Baynes:
Sie haben gesagt, die Übertragung habe keinen praktischen Wert in der Analyse. Kann man ihr nicht einen teleologischen Wert beimessen?

C.G. Jung:
Ich habe es nicht so ausdrücklich gesagt, aber der teleologische Wert der Übertragung ergibt sich aus der Analyse ihrer archetypischen Inhalte. Ihre Zweckmäßigkeit zeigt sich auch in dem, was ich über die Übertragung als Kompensation des Beziehungsmangels zwischen Analytiker und Patient gesagt habe – wenigstens, wenn man annimmt, dass es für Menschen normal ist, en rapport miteinander zu sein. Ich könnte mir natürlich vorstellen, dass ein introvertierter Philosoph eher denkt, die Menschen hätten grundsätzlich keinen Kontakt miteinander. Schopenhauer sagt zum Beispiel, der menschliche Egoismus sei so groß, dass ein Mensch fähig sei, seinen Bruder zu töten, um mit dessen Fett seine eigenen Stiefel zu schmieren.

Dr. Henry V. Dicks:
Wir dürfen wohl annehmen, Professor Jung, dass Sie den Ausbruch einer Neurose als einen Versuch zur Selbstheilung ansehen, als Versuch zur Kompensation durch das Heraufbringen der minderwertigen Funktion?

C.G. Jung:
Ganz richtig.

Dr. Dicks:
Wenn ich recht verstehe, ist also der Ausbruch einer neurotischen Krankheit vom Standpunkt der menschlichen Entwicklung aus als etwas Positives anzusehen?

C.G. Jung:
So ist es, und ich bin froh, dass Sie dieses Thema aufwerfen. Nach meiner Auffassung ist es tatsächlich so. Ich bin nicht völlig pessimistisch in Bezug auf die Neurose. Es gibt viele Fälle, in denen wir sagen müssen: »Gott sei Dank konnte er sich dazu entschließen, neurotisch zu werden.« Die Neurose ist wirklich ein Versuch zur Selbstheilung, genauso wie jede physische Krankheit zum Teil ein Versuch zur Selbstheilung ist. Wir können die Krankheit nicht mehr als ein ens per se betrachten, das heißt als etwas Losgelöstes, als was man sie noch vor nicht allzu langer Zeit ansah. Die moderne Medizin – die innere Medizin zum Beispiel – fasst die Krankheit als ein aus einem störenden Faktor und einem heilenden Faktor zusammengesetztes System auf. Genauso ist es mit der Neurose. Sie ist ein Versuch des selbstregulierenden psychischen Systems, das Gleichgewicht wiederherzustellen, genau wie der Traum – nur eben stärker und drastischer.

Dr. J. A. Hadfield:
Würden Sie uns einen kurzen Überblick über die Technik der Aktiven Imagination geben?

C.G. Jung:
Über dieses Thema hatte ich tatsächlich im Anschluss an die Analyse des Toledo-Traumes heute zu Ihnen sprechen wollen, und daher greife ich es gern auf. Ich kann Ihnen natürlich kein ausführliches empirisches Material vorlegen, aber es gelingt mir vielleicht, Ihnen eine Vorstellung von der Methode zu geben. Vielleicht ist es am besten, wenn ich Ihnen über einen Fall berichte, in dem es sehr schwierig war, dem Patienten die Methode beizubringen.

Ich behandelte einen jungen Künstler, der die größten Schwierigkeiten hatte, zu verstehen, was ich mit Aktiver Imagination meinte. Er versuchte alles Mögliche, es gelang ihm aber nicht. Die Schwierigkeit für ihn lag darin, dass er nicht denken konnte. Musiker, Maler, Künstler aller Art können oft überhaupt nicht denken, da sie ihr Gehirn niemals bewusst einsetzen. Das Gehirn dieses Mannes arbeitete ebenfalls immer für sich allein; es hatte seine künstlerischen Vorstellungen, er konnte es nicht psychologisch brauchen, und daher konnte er nicht verstehen. Ich erleichterte ihm den Versuch in jeder Weise, und er versuchte alle möglichen Kniffe. Ich kann Ihnen nicht alles erzählen, was er tat, aber ich will Ihnen berichten, wie es ihm schließlich gelang, seine Einbildungskraft psychologisch einzusetzen.

Ich lebe außerhalb der Stadt, und um zu mir zu kommen, musste er den Zug nehmen. Dieser fährt von einem kleinen Bahnhof ab, und an der Wand dieses Bahnhofs befand sich ein Plakat. Jedes Mal, wenn er auf seinen Zug wartete, schaute er dieses Plakat an. Es war eine Reklame für Mürren im Berner Oberland, ein farbenfreudiges Bild mit Wasserfällen, einer grünen Wiese, einem Hügel in der Mitte und Kühen auf dem Hügel. So saß er, starrte das Plakat an und dachte daran, dass er nicht herausfinden konnte, was ich mit der Aktiven Imagination meinte. Und dann dachte er eines Tages: »Vielleicht könnte ich mit einer Fantasie über dieses Plakat anfangen. Ich könnte mir zum Beispiel einbilden, dass ich mich selbst auf dem Plakat befinde, dass die Landschaft wirklich ist und ich den Hügel zwischen den Kühen hindurch hinaufsteige und auf der anderen Seite hinunterschauen könnte, und dann würde ich sehen, was hinter dem Hügel liegt.«

In dieser Absicht ging er zum Bahnhof und bildete sich dort ein, er befinde sich im Plakat. Er sah die Wiese und den Weg, stieg den Hügel zwischen den Kühen hindurch hinan, und dann kam er zum Gipfel und sah hinunter, und da war wieder die Wiese, die sich langsam hinabzog, und unten war eine Hecke mit einem Zauntritt. Er ging bergab und stieg über den Zauntritt, und da war ein kleiner Fußpfad, der sich um eine Schlucht herumzog, und ein Felsen, und als er an dem Felsen vorbei war, sah er eine kleine Kapelle, deren Tür etwas offenstand. Er hatte Lust, einzutreten, und daher stieß er die Tür ganz auf und ging hinein, und da stand auf einem mit hübschen Blumen geschmückten Altar eine hölzerne Figur der Muttergottes. Er blickte in ihr Gesicht, und in diesem Augenblick verschwand etwas mit spitzigen Ohren hinter dem Altar. Er dachte: »Ach, das ist alles Unsinn«, und die ganze Fantasie war verschwunden. Er ging weg und sagte sich: »Nun habe ich wieder nicht verstanden, was Aktive Imagination ist.« Und dann, plötzlich, traf ihn der Gedanke:

»Vielleicht war es wirklich doch so; vielleicht ist das, was hinter der Muttergottes mit spitzigen Ohren wie ein Blitz verschwand, wirklich geschehen.« Und er fuhr fort: »Ich will es nochmals versuchen, als Test.« So ging er in der Fantasie zum Bahnhof zurück und sah das Plakat an, und wieder fantasierte er, den Hügel hinaufzusteigen. Und als er zum Gipfel des Hügels kam, fragte er sich, was er wohl auf der anderen Seite sehen werde. Da waren wieder die Hecke, der Zauntritt und der leicht abfallende Hügel. Er sagte: »So weit, so gut. Es hat sich offenbar seither nichts verändert.« Er ging um den Felsen herum, und da war die Kapelle. Er sagte: »Da ist die Kapelle, das ist wenigstens keine Illusion. Es ist alles in Ordnung.« Die Tür stand offen, und er freute sich sehr. Einen Moment lang zögerte er und sagte: »Wenn ich jetzt die Tür aufstoße und die Madonna auf dem Altar sehe, dann muss das Ding mit den spitzigen Ohren hinter der Madonna herunterspringen, und wenn es das nicht tut, ist alles Unsinn!« Und so stieß er die Tür auf und schaute hin – und es war alles da, und das Ding sprang herunter wie zuvor, und nun war er überzeugt. Von da an hatte er den Schlüssel, er wusste, dass er sich auf seine Einbildungskraft verlassen konnte, und lernte, sie zu gebrauchen.

Die Zeit fehlt, um Ihnen über die Entwicklung seiner Bilder zu berichten oder darüber, wie andere Patienten zu der Methode gelangen. Jeder kommt natürlich auf seine eigene Weise dazu. Ich kann nur erwähnen, dass die Aktive Imagination auch von einem Traum oder einem hypnagogischen Eindruck ausgehen kann. Ich ziehe den Ausdruck »Imagination« demjenigen der »Fantasie« vor, weil zwischen den beiden ein Unterschied besteht, den die alten Ärzte vor Augen hatten, wenn sie sagten, dass das »opus nostrum«, unser Werk, »per veram imaginationem et non fantasticam« geschehen sollte – durch echte Imagination und nicht durch eine fantastische.[77] Mit anderen Worten: Nach dieser Definition ist Fantasie reiner Unsinn, ein Fantasma, ein flüchtiger Eindruck; die Imagination jedoch ist aktive, zielgerichtete Schöpfung. Und das ist genau der Unterschied, den ich ebenfalls mache.

Eine Fantasie ist mehr oder weniger eine eigene Erfindung und verbleibt auf der Oberfläche persönlicher Dinge und bewusster Erwartungen. Aktive Imagination hingegen bedeutet, wie es der Ausdruck besagt, dass die Bilder ihr eigenes Leben haben und dass die symbolischen Ereignisse sich sogar nach ihrer eigenen Logik entwickeln – das heißt natürlich, wenn der bewusste Verstand nicht dazwischentritt. Man beginnt mit der Konzentration auf einen bestimmten Punkt. Ich will Ihnen ein Beispiel aus meiner eigenen Erfahrung geben. Als ich ein kleiner Junge war, hatte ich eine ledige Tante, die in einem hübschen, altmodischen Haus wohnte. Es war voll schöner alter kolorierter Stiche. Unter ihnen befand sich ein Bild meines Großvaters mütterlicherseits. Er war

77 Psychologie und Alchemie (GW 12), § 360; Zitat aus: Artis auriferae II, S. 214 f.

eine Art Bischof[78], und auf dem Bild kam er aus dem Haus und stand auf einer kleinen Terrasse. Von der Terrasse führten Geländer und Stufen herunter, und ein Fußpfad führte zur Kathedrale. Er stand, mit all seinen Insignien angetan, oben auf der Terrasse. Jeden Sonntagmorgen durfte ich meine Tante besuchen, und dann kniete ich auf einen Stuhl und sah das Bild so lange an, bis der Großvater die Stufen herabkam. Jedes Mal pflegte meine Tante zu sagen: »Aber liebes Kind, er geht nicht, er steht immer noch dort.« Aber ich wusste, dass ich ihn hatte herabkommen sehen.

Sie sehen, wie es dazu kam, dass sich das Bild zu bewegen begann. In der gleichen Weise beginnt sich ein inneres Bild, auf das man sich konzentriert, zu bewegen, es wird mit Einzelheiten angereichert, es bewegt und entwickelt sich. Jedes Mal misstraut man ihm natürlich und meint, man habe sich das einfach ausgedacht und es sei nur eigene Erfindung. Diesen Zweifel muss man aber überwinden, er ist nicht gerechtfertigt. Wir können eigentlich sehr wenig mit unserem Bewusstsein erfinden. Immer sind wir auf das angewiesen, was ganz buchstäblich in unser Bewusstsein »fällt«; daher nennen wir das im Deutschen Einfälle. Wenn zum Beispiel mein Unbewusstes mir keine Ideen liefern will, dann kann ich in meiner Vorlesung nicht weiterfahren, denn ich könnte den nächsten Schritt nicht erfinden. Sie haben alle schon die Erfahrung gemacht, dass wenn Sie einen sehr bekannten Namen oder ein bestimmtes Wort aussprechen wollen, es sich einfach nicht einstellt; aber einige Zeit später fällt es Ihnen wieder ein. Wir sind vollständig abhängig von der wohlwollenden Mitarbeit unseres Unbewussten. Wenn es nicht mitmacht, sind wir verloren. Ich bin daher überzeugt, dass wir nicht viel an bewusster Erfindung fertigbringen; wir überschätzen die Macht der Absicht und des Willens. Wenn wir uns daher auf ein inneres Bild konzentrieren und darauf achten, den natürlichen Ablauf nicht zu unterbrechen, wird unser

78 Antistes in Basel.

Unbewusstes eine Bilderreihe hervorbringen, die eine ganze Geschichte ergibt.

Ich habe diese Methode mit vielen Patienten und lange Jahre hindurch ausprobiert, und ich besitze eine große Sammlung solcher »opera«. Es ist höchst interessant, den Prozess zu beobachten. Natürlich verwende ich die Aktive Imagination nicht als Allheilmittel für jedermann; es müssen eindeutige Hinweise dafür vorliegen, dass die Methode für den Betreffenden zweckmäßig ist, und es gibt eine große Anzahl von Patienten, bei denen es falsch wäre, sie ihnen aufzudrängen. Aber in den letzten Stadien einer Analyse tritt häufig die Objektivierung von Bildern an die Stelle der Träume. Die Bilder nehmen die Träume vorweg, und so beginnt das Traummaterial zu versanden. Der Teil des Unbewussten, mit dem das Bewusstsein in Beziehung steht, schrumpft. Dann bekommt man alles Material in schöpferischer Form, und dieses hat große Vorzüge gegenüber dem Traummaterial. Es beschleunigt den Reifungsprozess, denn die Analyse ist ein Prozess beschleunigter Reifung. Diese Definition ist nicht meine eigene Erfindung; sie stammt vom alten Professor Stanley Hall.[79]

Da in der Aktiven Imagination das Material bei wachem Bewusstsein hervorgebracht wird, ist es abgerundeter als bei den Träumen mit ihrer unbestimmten Sprache. Es enthält auch viel mehr als die Träume; so sind zum Beispiel die Gefühlswerte darin enthalten, und man kann die Abläufe mit dem Gefühl beurteilen. Sehr oft haben die Patienten selbst den Eindruck, dass ihr Material nach Sichtbarwerden drängt. So sagen sie zum Beispiel: »Dieser Traum war so eindrücklich, ich würde seine Atmosphäre gern zum Ausdruck bringen, wenn ich nur malen könnte.« Oder sie haben das Gefühl, dass eine bestimmte Vorstellung nicht rational, sondern in Symbolen ausgedrückt werden müsste. Oder sie stehen unter einer Emotion, die, wenn sie in eine Form gegossen

[79] Vermutlich Granville Stanley Hall (1846–1924), amerikanischer Philosoph und Psychologe.

werden könnte, verständlich würde, und so weiter. Daher beginnen sie zu zeichnen, zu malen oder ihre Bilder plastisch darzustellen, und Frauen weben zuweilen. Ich habe sogar eine oder zwei Patientinnen gehabt, die ihre unbewussten Figuren tanzten. Natürlich können sie auch durch Schreiben ausgedrückt werden.

Ich besitze viele vollständige Serien solcher Bilder. Sie liefern eine enorme Menge archetypischen Materials. Eben bin ich dabei, die historischen Parallelen von einigen auszuarbeiten. Ich vergleiche sie mit dem in früheren Jahrhunderten, vor allem im Mittelalter, auf ähnliche Weise erzeugten Bildmaterial. Gewisse Elemente der Symbolik gehen auf Ägypten zurück. Im Osten finden wir viele interessante Parallelen zu unserem unbewussten Material, bis hinunter zu den letzten Einzelheiten. Diese vergleichende Arbeit vermittelt eine höchst wertvolle Einsicht in die Struktur des Unbewussten. Man muss die notwendigen Parallelen auch dem Patienten mitteilen, natürlich nicht so ausführlich, wie man sie in einer wissenschaftlichen Studie darlegen würde, aber doch so viel davon, als der Betreffende braucht, um seine archetypischen Bilder zu verstehen. Denn er kann ihren eigentlichen Sinn nur integrieren, wenn er sieht, dass sie nicht einfach eine seltsame persönliche Erfahrung ohne Beziehungen zur Umwelt sind, sondern ein typischer, immer wiederkehrender Ausdruck der objektiven Tatsachen und Vorgänge in der menschlichen Psyche. Durch die Objektivierung seiner unpersönlichen Bilder und das Verständnis der ihnen innewohnenden Vorstellungen wird der Patient befähigt, alle Werte seines archetypischen Materials zu verarbeiten. Dann kann er es wirklich sehen, und das Unbewusste wird ihm verständlich. Überdies hat eine solche Arbeit eine eindeutige Wirkung auf ihn. Was immer er hineingelegt hat, wirkt auf ihn zurück und bewirkt eine Einstellungsänderung, die ich zu definieren suchte, als ich vom Nicht-Ich-Zentrum sprach.

Ich will Ihnen ein interessantes Beispiel erzählen. Ich hatte einen Fall, einen Akademiker, einen sehr einseitigen Intellektuellen. Sein Unbewusstes war in Unruhe geraten und aktiviert worden. Daher projizierte es sich in andere Menschen, die ihm als seine Feinde erschienen, und er fühlte sich furchtbar einsam, weil jedermann gegen ihn zu sein schien. Um seine Sorgen zu vergessen, fing er an zu trinken, wurde dann aber äußerst reizbar, und in diesen Stimmungen begann er mit anderen zu streiten. Ein paarmal hatte er sehr unangenehme Zusammenstöße, und einmal wurde er aus einem Restaurant hinausgeworfen und zusammengeschlagen. Es gab noch mehr Zwischenfälle dieser Art. Dann wurde es ihm wirklich zu viel, und er kam zu mir, um mich zu fragen, was er tun solle. In diesem Gespräch erhielt ich einen sehr deutlichen Eindruck von ihm. Ich sah, dass er bis zum Rande mit archaischem Material angefüllt war, und so sagte ich mir: »Jetzt mache ich einmal ein interessantes Experiment, um dieses Material absolut rein, ohne jegliche Beeinflussung von meiner Seite, zu erhalten, und deshalb werde ich es überhaupt nicht berühren.« Ich schickte ihn daher zu einer Ärztin, die gerade anfing und nicht viel über archetypisches Material wusste. Auf diese Weise war ich absolut sicher, dass sie nicht hineinpfuschen würde. Der Patient fühlte sich so schlecht, dass er sich meinem Vorschlag nicht widersetzte. Er arbeitete daher mit der Ärztin und tat alles, was sie sagte.[80]

Sie sagte ihm, er solle seine Träume beobachten, und er schrieb sie alle, vom ersten bis zum letzten, sehr sorgfältig auf. Ich besitze jetzt ungefähr dreizehnhundert Träume von ihm. Sie enthalten die wundervollsten Serien archetypischer Bilder. Und auf ganz natürliche Weise, ohne dazu aufgefordert worden zu sein, begann er eine Anzahl Bilder zu malen, die er im Traum gesehen hatte, da er spürte, dass sie sehr wichtig waren. In dieser Arbeit an seinen Träumen und Bildern tat er genau das, was andere Patienten in der Aktiven Imagination tun. Er erfand sogar die Aktive Imagination für sich selbst, um gewisse höchst verwickelte Probleme auszuarbeiten, vor die ihn seine Träume gestellt hatten, wie zum Beispiel

80 Dieser Fall lieferte das Material für den Teil II von *Psychologie und Alchemie* (GW 12).

die Frage, wie die Inhalte eines Kreises ins Gleichgewicht zu bringen sind, und Ähnliches. Er bearbeitete das Problem des Perpetuum mobile, nicht auf verrückte Weise, sondern symbolisch. Er arbeitete an allen Problemen, die der mittelalterlichen Philosophie so wichtig waren und von denen unser rationaler Verstand sagt: »Das ist alles Unsinn.« Eine solche Feststellung zeigt nur, dass wir nicht verstehen. Jene verstanden; wir sind die Toren, nicht sie.

Im Lauf dieser Analyse, die ihn durch ungefähr die ersten vierhundert Träume führte, stand er nicht unter meiner Kontrolle. Nach der ersten Besprechung sah ich ihn während acht Monaten nicht mehr. Er war fünf Monate lang bei jener Ärztin, und dann machte er während weiterer drei Monate die ganze Arbeit für sich allein, indem er die Beobachtung seines Unbewussten mit größter Sorgfalt fortführte. Er war in dieser Hinsicht sehr begabt. Am Schluss hatte er während ungefähr zweier Monate eine Anzahl Stunden mit mir. Ich brauchte ihm aber nicht viel von der Symbolik zu erklären.

Die Wirkung dieser Arbeit mit seinem Unbewussten war, dass er ein ganz normaler und vernünftiger Mensch wurde. Er trank nicht mehr, wurde völlig angepasst und in jeder Hinsicht normal. Der Grund dafür leuchtet ein: Jener Mann – er war nicht verheiratet – hatte in einer sehr einseitigen intellektuellen Weise gelebt und verspürte natürlich auch gewisse Wünsche und Bedürfnisse. Er hatte aber überhaupt kein Glück bei Frauen, weil sein Gefühl völlig undifferenziert war. So benahm er sich Frauen gegenüber immer von Anfang an höchst ungeschickt, und sie hatten natürlich keine Geduld mit ihm. Er verhielt sich auch Männern gegenüber unangenehm, und so vereinsamte er total. Aber jetzt hatte er etwas gefunden, das ihn faszinierte; er hatte ein neues Interessenzentrum. Er entdeckte bald, dass seine Träume auf etwas sehr Bedeutungsvolles hinwiesen, und dadurch wurde sein ganzes intuitives und wissenschaftliches Interesse wachgerufen. Statt sich wie ein verlorenes Schaf vorzukommen, dachte er: »Wenn ich am Abend mit meiner Arbeit fertig bin, gehe ich in mein Studierzimmer und werde sehen, was geschieht. Ich werde an meinen Träumen arbeiten und außergewöhnliche Dinge entdecken.« Und so war es auch. Eine rationale Beurteilung würde natürlich sagen, dass er einfach völlig seinen Fantasien verfiel. Aber das war durchaus nicht der Fall. Er leistete wirklich harte Arbeit an seinem Unbewussten und arbeitete seine Bilder wissenschaftlich aus. Als er nach seinen drei Monaten Alleinarbeit zu mir kam, war er schon wieder fast normal. Nur fühlte er sich noch unsicher; es beunruhigte ihn, dass er einen Teil des aus dem Unbewussten ausgegrabenen Materials nicht verstehen konnte. Er befragte mich darüber, und ich gab ihm sehr vorsichtig einige Hinweise auf seine Bedeutung, aber nur insoweit, als ihm dies helfen konnte, mit der Arbeit weiterzufahren und sie zu Ende zu führen. Auf Ende dieses Jahres werde ich eine Auswahl aus seinen ersten vierhundert Träumen publizieren und die Entwicklung eines einzigen Motivs, des Zentralmotivs dieser archetypischen Bilder, aufzeigen.[81] Eine englische Übersetzung wird später herauskommen, und dann werden Sie sehen können, wie sich die Methode in einem von mir oder von irgendeinem anderen Einfluss völlig unberührten Fall auswirkte. Es ist eine höchst erstaunliche Bilderserie, die wirklich zeigt, was die Aktive Imagination vermag. In dem Fall war sie allerdings nur teilweise eine Methode zur Objektivierung der Bilder in anschaulicher Form, da viele der Symbole direkt in den Träumen auftraten; sie zeigt aber doch die Art von Atmosphäre, die in der Aktiven Imagination zu erreichen ist. Ich habe Patienten, die Abend für Abend an diesen Bildern arbeiten, indem sie ihre Beobachtungen und Erfahrungen malen und formen. Die Arbeit ist faszinierend für sie; es ist die Faszination, die die Archetypen immer auf das Bewusstsein ausüben. Aber indem man sie objektiviert, wird die Gefahr der Überschwemmung des Bewusstseins abgewendet, und ihre positive Wirkung kann sich entfalten. Es ist fast unmöglich, diese Wirkung in rationalen Begriffen zu be-

81 Traumsymbole des Individuationsprozesses (GW 12).

schreiben; es ist eine Art »magischer« Wirkung, das heißt ein suggestiver Einfluss, der von den Bildern zum Menschen geht, und auf diese Weise wird dessen Bewusstsein erweitert und verändert.

Wie ich höre, hat Dr. Bennet einige Bilder von einem Patienten mitgebracht. Würden Sie so freundlich sein, sie uns zu zeigen.

Dieses Bild (Abb. 14) soll eine Schale oder eine Vase darstellen. Es ist natürlich sehr ungeschickt ausgedrückt und bloß ein Versuch, nur die Andeutung einer Vase oder einer Schale. Das Motiv des Gefäßes ist selbst ein archetypisches Bild, das einen bestimmten Zweck hat, und von diesem Bild her kann ich beweisen, welcher Zweck das ist. Ein Gefäß ist ein Gerät, das etwas enthalten soll. Es enthält zum Beispiel Flüssigkeiten und verhindert sie am Verschüttetwerden. Unser deutsches Wort Gefäß ist das Hauptwort von »fassen«, das heißt enthalten, etwas ergreifen. Das Wort Fassung bedeutet Einpassung und im übertragenen Sinn

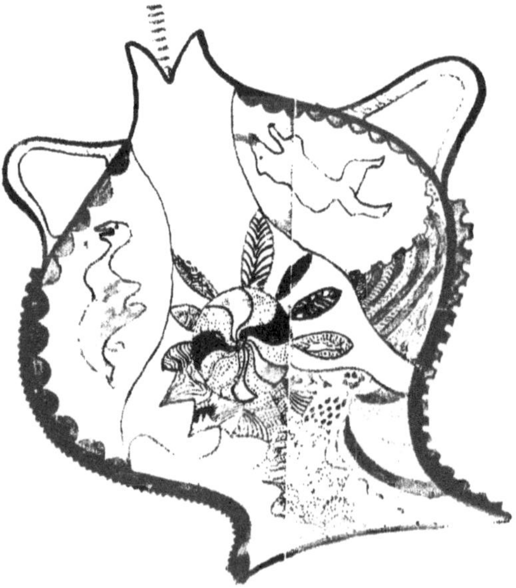

Abb. 14: Bild, von einem Patienten gemalt

Haltung, Gesammeltbleiben. So deutet das Gefäß auf diesem Bild die Bewegung des Enthaltens an, um etwas zu sammeln und zusammenzuhalten. Man muss etwas zusammenhalten, was sonst auseinanderfallen würde. Aus der Art, wie dieses Bild zusammengesetzt ist, und aus einzelnen Zügen davon geht klar hervor, dass dieser Mann eine Anzahl disparater Elemente in sich trägt. Das Bild ist typisch für einen schizophrenen Zustand. Ich kenne den Fall überhaupt nicht, aber Dr. Bennet bestätigt mir, dass meine Schlussfolgerung zutrifft. Man sieht die disparaten Elemente auf dem ganzen Bild verteilt; es sind eine Anzahl Dinge darauf, die ganz unmotiviert sind und nicht zusammengehören. Überdies sehen Sie die merkwürdigen Linien, die das Feld zerschneiden. Diese Linien sind charakteristisch für eine schizophrene Mentalität; ich nenne sie die Bruchlinien. Wenn ein Schizophrener ein Selbstporträt malt, drückt er natürlich die schizophrene Spaltung in seiner eigenen inneren Struktur aus, und daher findet man diese Bruchlinien, die oft mitten durch eine spezielle Figur hindurchgehen wie die Bruchlinien in einem Spiegel. In diesem Bild weisen die Figuren selbst keine Bruchlinien auf; sie gehen nur über das ganze Feld hinweg.

Dieser Mann versucht also, alle seine disparaten Elemente in dem Gefäß zu sammeln. Das Gefäß soll sein ganzes Wesen, seine unvereinbaren Einheiten zusammenfassen. Wenn er versuchen würde, sie in seinem Ich zu sammeln, wäre das eine unmögliche Aufgabe, weil das Ich immer nur mit einem Teil zu gleicher Zeit identisch sein kann. So weist er durch das Symbol des Gefäßes darauf hin, dass er versucht, ein Behältnis für sämtliche Inhalte zu finden, und durch die Art Ball oder Kugel in der Mitte deutet er ein Nicht-Ich-Zentrum an.

Das Bild ist ein Versuch zur Selbstheilung. Es bringt alle disparaten Elemente ans Licht, und es versucht auch, sie im Gefäß zusammenzubringen. Diese Vorstellung eines Behältnisses ist eine archetypische Idee. Man findet sie überall, und sie ist eines der zentralen Motive unbewusster Bilder. Sie ist die Idee des magischen Kreises, der um etwas herum gezogen wird, das nicht entfliehen darf oder gegen feindliche Einflüsse geschützt werden muss. Als apotropäischer Zauber wird der magische Kreis seit archaischen Zeiten benützt, und man findet diese Verwendung noch in der Folklore. Wenn zum Beispiel jemand nach einem Schatz gräbt, zieht er als Schutz gegen den Teufel einen magischen Kreis um das Feld. Beim Ausstecken des Grundrisses einer Stadt pflegte ein ritueller Gang oder Ritt um die Peripherie stattzufinden, um den inneren Raum zu beschützen. In einigen schweizerischen Dörfern ist es immer noch Sitte, dass der Priester und der Stadtrat um die Felder herumreisen, wenn der Segen für den Schutz der Ernte erteilt wird. Im Zentrum des magischen Kreises oder heiligen Bezirks befindet sich der Tempel. Eines der wundervollsten Beispiele hierfür ist der Tempel von Borobudur in Java. Die Umschreitung, die circumambulatio, ist spiralförmig; die Pilger schreiten an den Figuren der verschiedenen Leben von Buddha vorbei, bis sie auf dem Gipfel zum unsichtbaren Buddha kommen, zum Buddha, der noch erscheinen wird. Der Grundriss von Borobudur ist ein Kreis innerhalb eines Quadrats. Diese Struktur wird im Sanskrit ein Mandala genannt. Das Wort bedeutet Kreis, insbesondere magischer Kreis. Im Osten trifft man Mandalas nicht nur als Grundrisse von Tempeln, sondern auch als Bilder in den Tempeln oder als Zeichnungen für den Tag gewisser religiöser Feste. Genau in der Mitte des Mandalas befindet sich der Gott oder das Symbol der göttlichen Kraft, der diamantene Blitz. Um diesen innersten Kreis herum zieht sich ein Kreuzgang mit vier Toren. Dann kommt ein Garten, und um diesen herum ist als äußerer Umfang ein weiterer Kreis angelegt. Das Symbol des Mandalas hat genau diese Bedeutung eines heiligen Ortes, eines temenos, der die Mitte zu beschützen hat. Es ist auch eines der wichtigsten Symbolmotive in der Objektivierung unbewusster Bilder.[82] Es ist ein Mittel, um das Zentrum der Persönlichkeit

[82] Vgl. Jung, Kommentar zu »Das Geheimnis der Goldenen Blüte«

davor zu schützen, nach außen gezogen und von außen beeinflusst zu werden.

Das Bild des Patienten von Dr. Bennet ist der Versuch, ein solches Mandala zu zeichnen. Es hat einen Mittelpunkt, und es enthält alle seine psychischen Elemente, und die Vase wäre der magische Kreis, der temenos, um den herum er die circumambulatio vollziehen muss. Die Aufmerksamkeit ist also auf das Zentrum gerichtet, und zu gleicher Zeit werden alle disparaten Elemente zusammen beobachtet und zu vereinigen versucht. Die circumambulatio musste immer in Richtung des Uhrzeigers erfolgen. Die Bewegung in der anderen Richtung war sehr ungünstig. Die Idee der circumambulatio in diesem Bild ist der erste Versuch des Patienten, ein Zentrum und ein Gefäß für seine ganze Psyche zu finden. Er hat damit aber keinen Erfolg. Die Zeichnung ist nicht im Gleichgewicht, und die Vase kippt um. Sie kippt sogar nach links um, das heißt nach der Seite des Unbewussten. Das Unbewusste ist also noch übermächtig. Wenn seine apotropäische Magie wirksam sein soll, muss er es anders anfangen. Wir wollen sehen, was er im nächsten Bild tut.

In diesem Bild (Abb. 15) unternimmt er einen Versuch zur Symmetrie. Jetzt sind die unvereinbaren, monströsen Dinge, die er vorher nicht fassen konnte, in günstigeren, weniger pathologischen Formen gesammelt und assimiliert. Er kann jetzt die lebendigen Einheiten seines Unbewussten, in der Form von Schlangen, in die heilige Vase aufnehmen. Die Vase steht fest, sie kippt nicht mehr um, und ihre Form hat sich verbessert. Seine Absicht hat noch keinen Erfolg; aber wenigstens kann er den Tieren eine gewisse Form geben. Es sind alles Tiere der Unterwelt, Fische der Tiefsee und Schlangen der Dunkelheit. Sie symbolisieren die tieferen Zentren seiner Psychologie, das sympathische Nervensystem. Höchst bemerkenswert ist, dass er auch die Sterne einsammelt. Das heißt, dass der Kosmos, seine ganze Welt, in dem Bild

(GW 13); Über Mandalasymbolik (GW 9/I); Mandalas (GW 9/I).

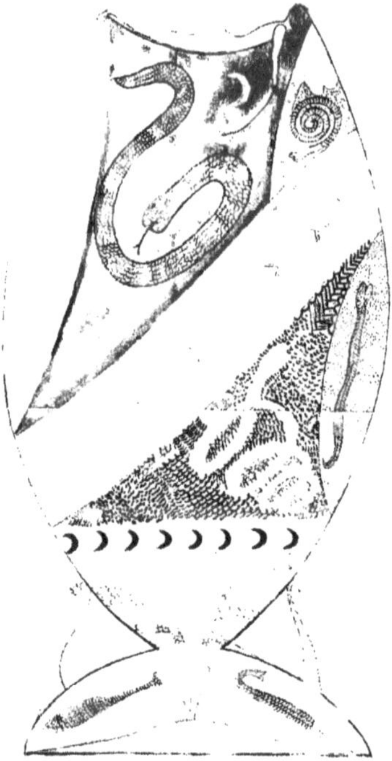

Abb. 15: Bild, von einem Patienten gemalt

gesammelt erscheint. Es ist eine Andeutung der unbewussten Astrologie, die uns in den Knochen sitzt, wenn wir auch nichts davon wissen. Auf dem obersten Teil des Bildes befindet sich die Personifizierung des Unbewussten, eine nackte Animafigur, die den Rücken kehrt. Das ist eine typische Position; zu Beginn der Objektivierung dieser Bilder dreht einem die Anima oft den Rücken zu. Am Fuß der Vase befinden sich acht Zeichen des zunehmenden Mondes; der Mond ist ebenfalls ein Symbol des Unbewussten. Für den Mann ist das Unbewusste die Mondwelt, das heißt die nächtliche Welt, deren Kennzeichen der Mond ist, und Luna ist weiblichen Geschlechts, weil das Unbewusste weiblich ist. Es gibt noch eine Reihe von Bruchlinien in diesem Bild, die

die Harmonie stören. Ich möchte aber annehmen, dass der Patient sehr wahrscheinlich auf dieser konstruktiven Linie weiterfahren wird, wenn nicht noch besondere Störungen auftreten. Die Hoffnung, dass er sich wieder ganz auffangen wird, scheint nicht unbegründet, denn das Auftauchen der Anima ist eher ein positives Zeichen. Sie ist ebenfalls eine Art Vase oder Gefäß, denn im Anfang enthält sie das ganze Unbewusste, statt dass dieses in seine verschiedenen Einheiten aufgesplittert ist. Ferner versucht der Patient die Motive in rechts und links zu trennen, was einen Schritt zur bewussten Orientierung andeutet. Der Ball oder die Kugel aus dem ersten Bild ist verschwunden, aber das ist kein schlechtes Zeichen. Das ganze Gefäß ist jetzt das Zentrum, es kippt auch nicht mehr um, sondern steht fest auf seiner Grundlage. All dies weist darauf hin, dass er in echter Weise versucht, sich in Ordnung zu bringen.

Man soll die Bilder den Patienten zurückgeben, da sie sehr wichtig sind. Man kann Kopien erhalten; Patienten fertigen gern Kopien für den Arzt an. Sie sollen die Originale aber behalten, da sie sie anschauen wollen; und wenn sie sie anschauen, spüren sie, dass ihr Unbewusstes sich darin ausdrückt. Die objektive Form wirkt auf sie zurück, und sie wirkt wie ein Zauber. Der suggestive Einfluss des Bildes wirkt auf das psychologische System des Patienten ein und setzt dort das Gleiche in Gang, was er in das Bild hineingelegt hat. Auf diesem Vorgang beruht die Herstellung von Götzenbildern und die magische Verwendung heiliger Bilder, von Ikonen. Sie gießen ihre Magie in unser System und bringen uns in Ordnung, vorausgesetzt, dass wir uns selbst in sie hineinversetzen. Wenn man sich in eine Ikone hineinversetzt, spricht sie zu einem. Nehmen Sie ein lamaistisches Mandala mit einem Buddha oder einem Shiva im Zentrum. In dem Ausmaß, in dem Sie sich in es hineinversetzen können, spricht es zu Ihnen und kommt Ihnen nahe. Es hat eine magische Wirkung.

Weil diese Bilder aus dem Unbewussten die gegenwärtige psychologische Situation des Verfassers zum Ausdruck bringen, kann man sie zu diagnostischen Zwecken verwenden. Aufgrund eines solchen Bildes kann man sofort feststellen, wo der Patient steht, ob er schizophren oder nur neurotisch ist. Man kann daraus sogar eine Prognose ableiten. Bei einiger Erfahrung sind solche Malereien außerordentlich hilfreich. Man muss natürlich vorsichtig sein. Jede Dogmatik wäre fehl am Platz, und man kann nicht zu jedem Patienten sagen: »Malen Sie!« Es gibt Leute, die meinen: »Dr. Jungs Behandlung besteht darin, dass er den Patienten sagt, sie sollen malen«, genauso, wie sie früher fanden: »Er unterscheidet sie in Introvertierte und Extravertierte und sagt: ›Sie sollten so und so leben, da Sie zu dem oder jenem Typus gehören.‹« Das ist sicher keine Behandlung. Jeder Patient stellt ein neues Problem für den Arzt dar, und er kann von seiner Neurose nur geheilt werden, wenn man ihm hilft, seinen persönlichen Weg zur Lösung seiner Konflikte zu finden.

Der Vorsitzende:
Meine Damen und Herren, durch Ihren Applaus haben Sie etwas von dem zum Ausdruck gebracht, was Professor Jung für Sie bedeutet. Dies ist das letzte Mal in dieser Vorlesungsreihe, dass wir die Ehre und Freude haben, Professor Jung zu hören. Wir können nur sehr unvollkommen ausdrücken, wie dankbar wir ihm für diese Vorlesungen sind, die so anregend und aufrüttelnd waren und die so vieles in uns zurücklassen, worüber wir in Zukunft nachzudenken haben, so vieles, was für uns alle, besonders für die Psychotherapeuten, von enormer Eindrücklichkeit ist. Ich glaube, Herr Professor, dass Sie dieses Ziel im Auge hatten, und Sie haben es erreicht. Wir von diesem Institut sind außerordentlich stolz darauf, dass Sie hier zu uns gesprochen haben, und ich glaube, wir hegen alle die Hoffnung, dass Sie recht bald wieder nach England kommen, um zu uns zu sprechen und uns noch mehr über diese großen Probleme nachdenken zu lassen.